DK 人体百科全书 精致版

详解人体运转奥秘 给孩子的生命健康教育

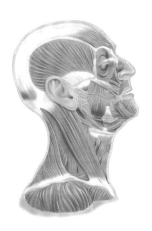

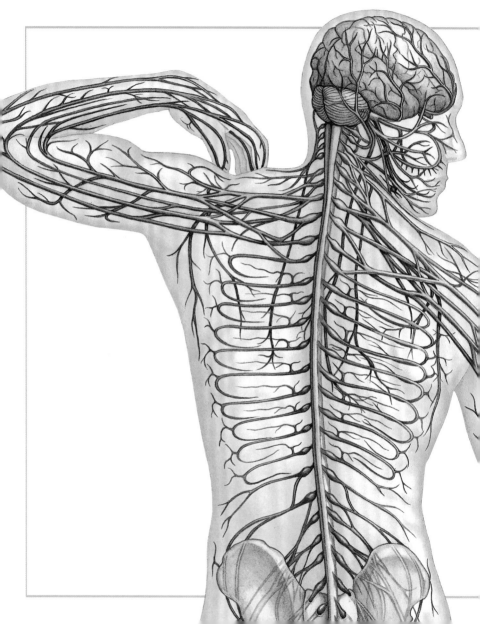

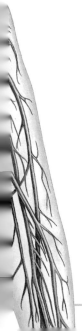

DK 人体百科全书 精致版

英国DK出版公司◎编著　　　张放 等◎译

◆ 四川少年儿童出版社

Original Title:Human Body

Copyright © Dorling Kindersley Limited 2001

A Penguin Random House Company

图书在版编目（CIP）数据

DK人体百科全书：精致版 / 英国DK出版公司编著；
张放等译. —— 成都：四川少年儿童出版社, 2019.10（2025.4重印）
ISBN 978-7-5365-9612-2

Ⅰ.①D… Ⅱ.①英… ②张… Ⅲ.①人体 – 儿童读物
Ⅳ.①R32-49

中国版本图书馆CIP数据核字(2019)第198615号
四川省版权局著作权合同登记号：图进字21-2020-210

出 版 人：	余 兰	地 址：	成都市锦江区三色路238号
项目统筹：	高海潮	网 址：	http://www.sccph.com.cn
责任编辑：	赖昕明	网 店：	http://www.scsnetcbs.tmall.com
特约编辑：	唐迪雅	经 销：	新华书店
美术编辑：	汪丽华	印 刷：	鸿博昊天科技有限公司
责任印制：	李 欣	尺 寸：	165mmx137mm
	DK RENTI BAIKEQUANSHU JINGZHIBAN	开 本：	40
书 名：	DK人体百科全书：精致版	印 张：	11
授 权：	英国DK出版公司	字 数：	220千
编 著：	英国DK出版公司	版 次：	2020年7月第1版
翻 译：	张 放 赵英希 韩明月	印 次：	2025年4月第7次印刷
	孙一冰 沈 莹 吴 亮	书 号：	ISBN 978-7-5365-9612-2
出 版：	四川少年儿童出版社	定 价：	98.00元

版权所有 翻印必究
若发现印装质量问题，请及时向市场营销部联系调换。
地 址：成都市锦江区三色路238号新华之星A座23层四川少
年儿童出版社发行部
邮 编：610023

混合产品
纸张 |
支持负责任林业
FSC® C018179

www.dk.com

目 录

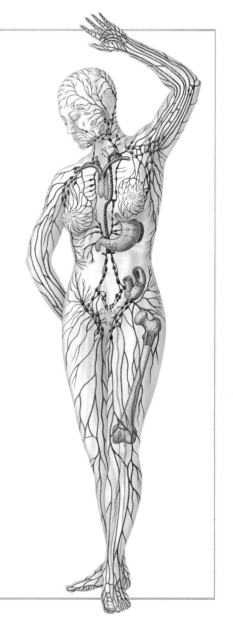

使用指南

　　这是一本有关人体结构、人体内部运转和常见疾病的手册。本书主要分为两部分，第一部分是人体解剖，先展示人体局部图集，随后对身体各系统进行单独介绍，最后讲述人类生命周期；第二部分介绍了一些常见的身体疾病。本书最后还附有一个医学术语词汇表。

人体解剖

局部图集

　　以图解的形式详细介绍了人体的每一部分。这些图集阐明了肌肉、血管及主要器官等身体内部结构如何按区域排列在一起。

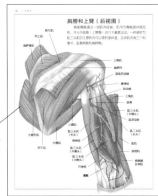

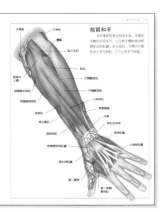

解剖图谱
　　以详尽注释展现身体特定部位的构造。

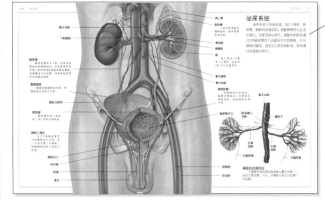

系统概述
　　每一个人体系统介绍都包含一个概要论述和显示相关器官位置的详尽图示。

人体系统
　　本节对主要的人体系统进行了描述和说明。首先对每个系统进行整体概述，然后对主要组成部分及其具体部位进行详细介绍。

单个器官

详细介绍了人体系统中各个部分和器官的结构和功能。

剖视图

剖视图展示了器官内部结构。

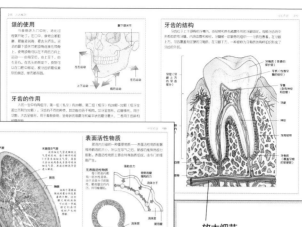

放大细节

放大身体的细微结构，从而可以清楚地看到关键细节。

图解

图解帮助阐述复杂的人体生命活动。

疾病和紊乱

人体疾病

对人体最常见的一些疾病，如损伤、感染和癌症等，进行系统说明和描述。

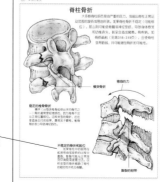

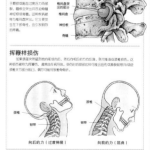

解释性文本

所有图示都附有清晰易懂的解释性文本。

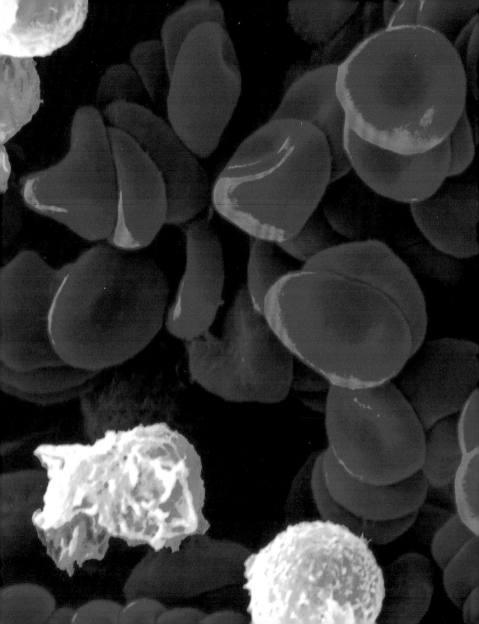

人体解剖

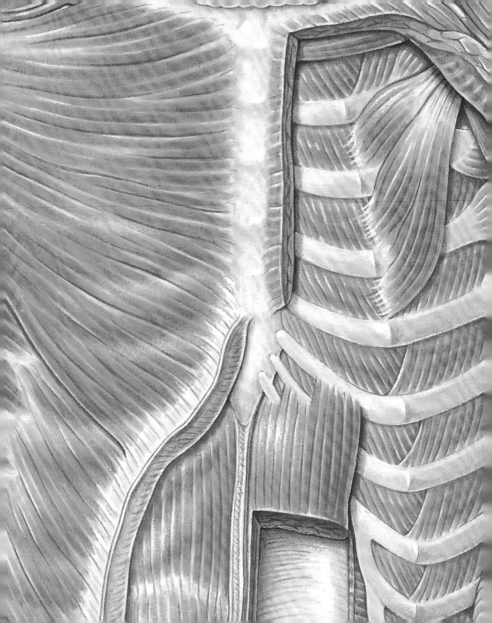

人体局部图集

人体的内部器官和人体结构组合在一起，形成一个复杂而有生命力的整体。通过将身体分成诸如头部、胸部、腹部和盆部等区域，我们就可以明确知道特定区域的各个部分相对于其他区域的定位是什么。这一图集将展示整个人体的主要区域。

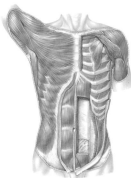

躯干
躯干是人体的中心部分，由胸部和腹部等部分组成。

头部和颈部 1

头部包括了受颅骨保护的大脑。覆盖在颅骨上的肌肉层由面神经分支控制，在这些肌肉的帮助下，你可以做出各种各样的面部表情。颈动脉和颈静脉分支组成的血管网，是向头部输送血液和血液回流的通道。颈部不仅支撑着头部，也连接着头部与身体其他部位。

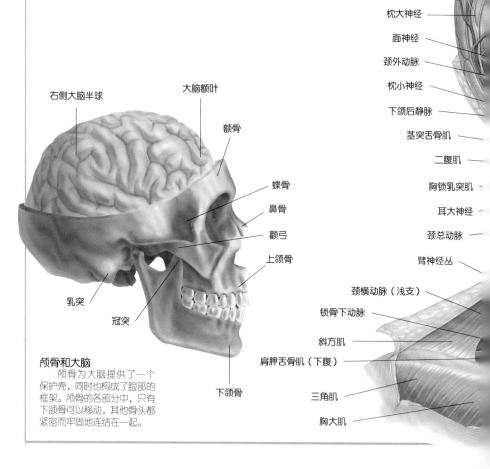

右侧大脑半球

大脑额叶

额骨

蝶骨

鼻骨

颧弓

上颌骨

乳突

冠突

下颌骨

颞浅静脉（顶支）

颞浅动脉（顶支）

耳颞神经

枕静脉

枕动脉

枕大神经

面神经

颈外动脉

枕小神经

下颌后静脉

茎突舌骨肌

二腹肌

胸锁乳突肌

耳大神经

颈总动脉

臂神经丛

颈横动脉（浅支）

锁骨下动脉

斜方肌

肩胛舌骨肌（下腹）

三角肌

胸大肌

颅骨和大脑

颅骨为大脑提供了一个保护壳，同时也构成了脸部的框架。颅骨的各部分中，只有下颌骨可以移动，其他骨头都紧密而牢固地连结在一起。

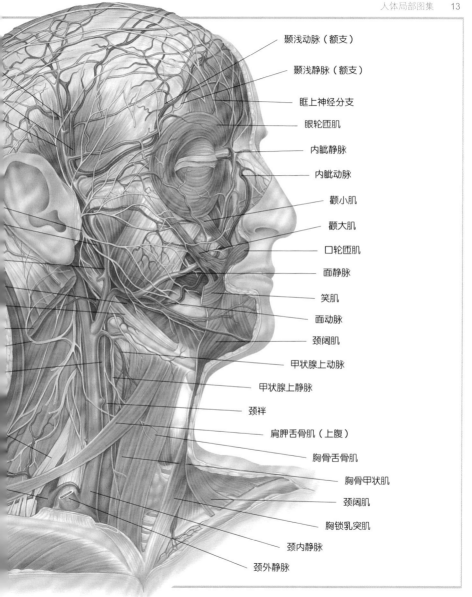

颞浅动脉（额支）

颞浅静脉（额支）

眶上神经分支

眼轮匝肌

内眦静脉

内眦动脉

颧小肌

颧大肌

口轮匝肌

面静脉

笑肌

面动脉

颈阔肌

甲状腺上动脉

甲状腺上静脉

颈袢

肩胛舌骨肌（上腹）

胸骨舌骨肌

胸骨甲状肌

颈阔肌

胸锁乳突肌

颈内静脉

颈外静脉

头部和颈部 2

　　面部骨骼有助于定义面部特征，并为主要感觉器官——眼睛、鼻子和舌头——构建周围的框架。上下颌骨固定牙齿。有力的颈部肌肉可允许头部左右转动；也能对头部施加向后的拉力，使其保持直立，防止头部前倾。

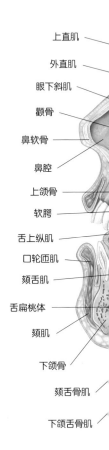

上直肌
外直肌
眼下斜肌
颧骨
鼻软骨
鼻腔
上颌骨
软腭
舌上纵肌
口轮匝肌
颏舌肌
舌扁桃体
颏肌
下颌骨
颏舌骨肌
下颌舌骨肌

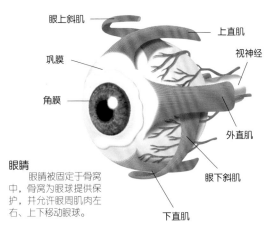

眼上斜肌
巩膜
角膜
上直肌
视神经
外直肌
眼下斜肌
下直肌

眼睛

　　眼睛被固定于骨窝中，骨窝为眼球提供保护，并允许眼周肌肉左右、上下移动眼球。

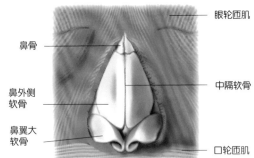

眼轮匝肌
鼻骨
中隔软骨
鼻外侧软骨
鼻翼大软骨
口轮匝肌

鼻子

　　鼻子的外部结构主要由软骨组成。鼻骨的小突起形成了鼻梁。

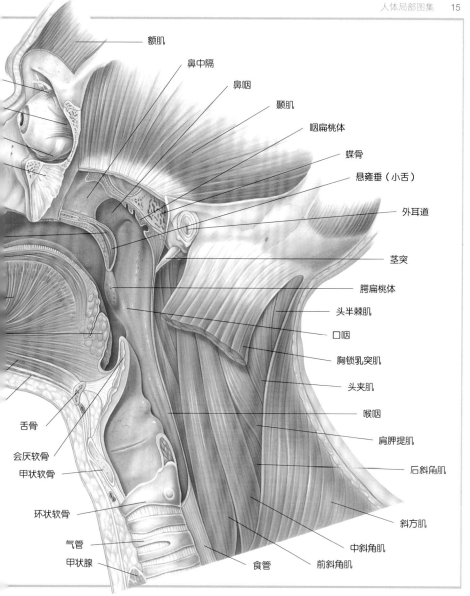

额肌

鼻中隔

鼻咽

颞肌

咽扁桃体

蝶骨

悬雍垂（小舌）

外耳道

茎突

腭扁桃体

头半棘肌

口咽

胸锁乳突肌

头夹肌

喉咽

肩胛提肌

后斜角肌

斜方肌

中斜角肌

前斜角肌

食管

舌骨

会厌软骨

甲状软骨

环状软骨

气管

甲状腺

颈部（主视图）

　　颈部包括与呼吸和吞咽有关的肌肉及其他各种结构。气管是气体进出肺部的通道。喉咽与气管相连，喉这一器官在发音中起着关键作用。唾液腺分泌唾液，唾液可在食物通过喉咙前软化它，以帮助吞咽和消化。

下颌下腺（唾液腺）

下颌骨

腮腺（唾液腺）

甲状舌骨肌

颈内静脉

肩胛舌骨肌（上腹）

颈总动脉

舌骨

会厌软骨

甲状舌骨膜

甲状软骨上角

脂肪体

小角软骨

前庭襞（假声带）

甲状软骨

杓状软骨

喉结

声襞（真声带）

环状软骨

环甲韧带

气管软骨

气管

锁骨下动脉　臂神经丛

锁骨下静脉　锁骨

斜方肌

头静脉

三角肌

腋动脉

腋静脉

胸大肌

喉

　　喉部主要由软骨和韧带组成。当空气通过声带时，声音会在喉部产生。吞咽时，会厌软骨会关闭气道，以防止食物进入肺部。

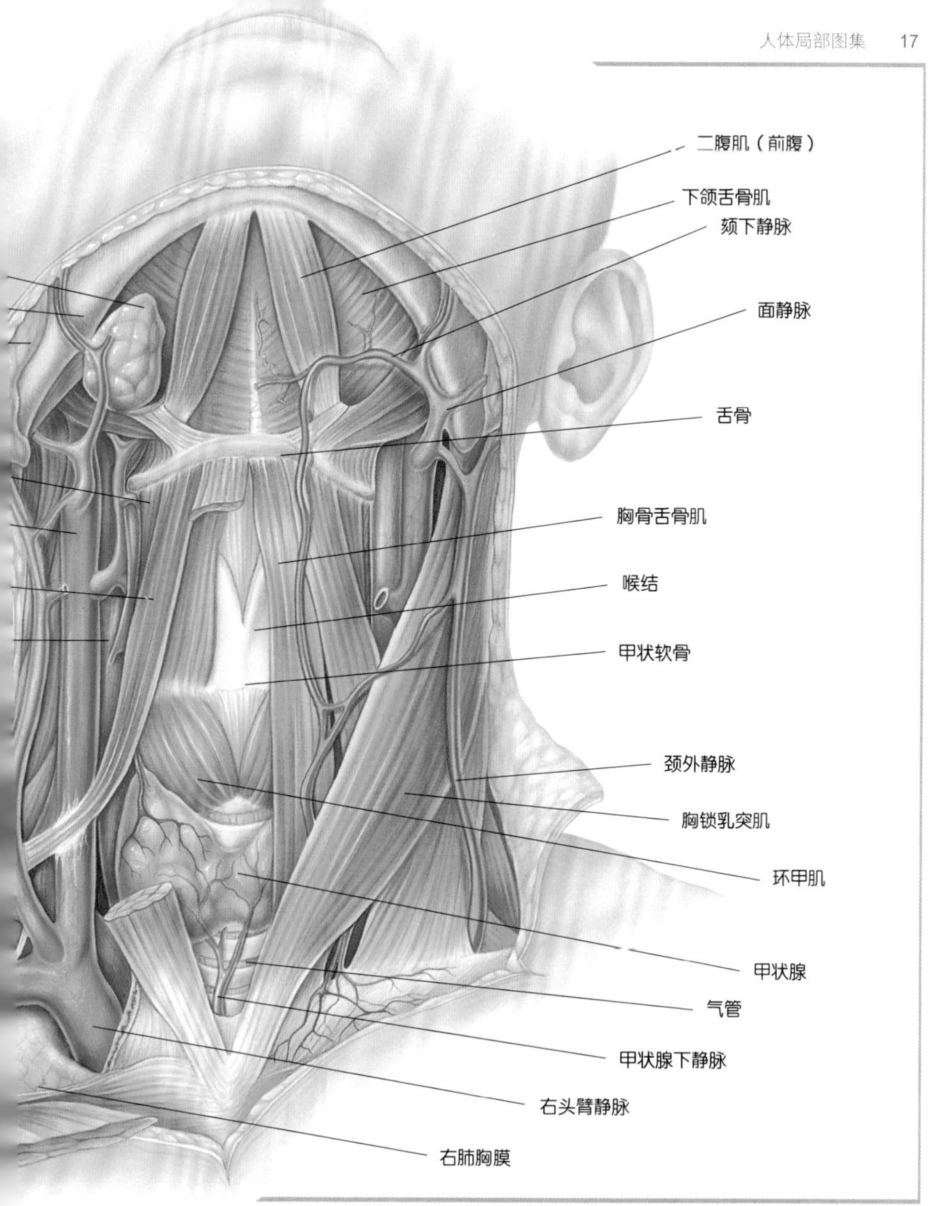

二腹肌（前腹）

下颌舌骨肌

颏下静脉

面静脉

舌骨

胸骨舌骨肌

喉结

甲状软骨

颈外静脉

胸锁乳突肌

环甲肌

甲状腺

气管

甲状腺下静脉

右头臂静脉

右肺胸膜

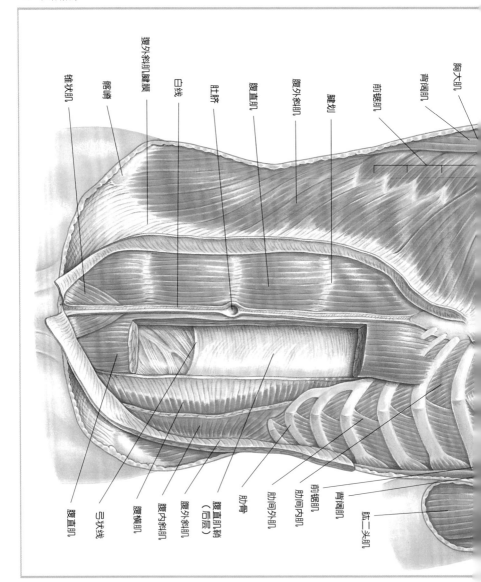

胸大肌

背阔肌

前锯肌

腱划

腹外斜肌

腹直肌

肚脐

白线

髂嵴

腹外斜肌腱膜

锥状肌

腹直肌

弓状线

腹横肌

腹内斜肌

腹外斜肌

腹直肌鞘
（后层）

肋骨

肋间外肌

肋间内肌

前锯肌

背阔肌

肱二头肌

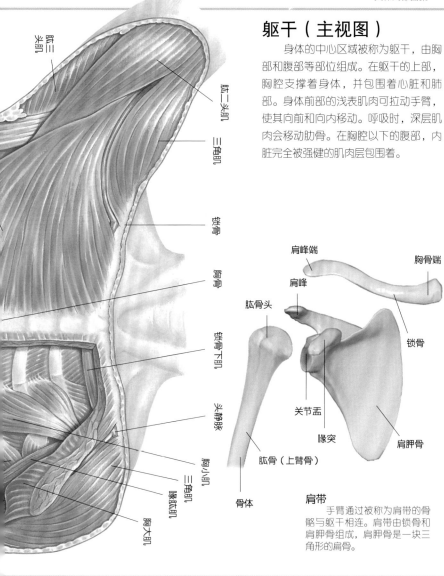

躯干（主视图）

　　身体的中心区域被称为躯干，由胸部和腹部等部位组成。在躯干的上部，胸腔支撑着身体，并包围着心脏和肺部。身体前部的浅表肌肉可拉动手臂，使其向前和向内移动。呼吸时，深层肌肉会移动肋骨。在胸腔以下的腹部，内脏完全被强健的肌肉层包围着。

肱三头肌

肱二头肌

三角肌

锁骨

胸骨

锁骨下肌

头静脉

胸小肌

三角肌

喙肱肌

胸大肌

肩峰端

肩峰

胸骨端

肱骨头

锁骨

关节盂

喙突

肩胛骨

肱骨（上臂骨）

骨体

肩带

　　手臂通过被称为肩带的骨骼与躯干相连。肩带由锁骨和肩胛骨组成，肩胛骨是一块三角形的扁骨。

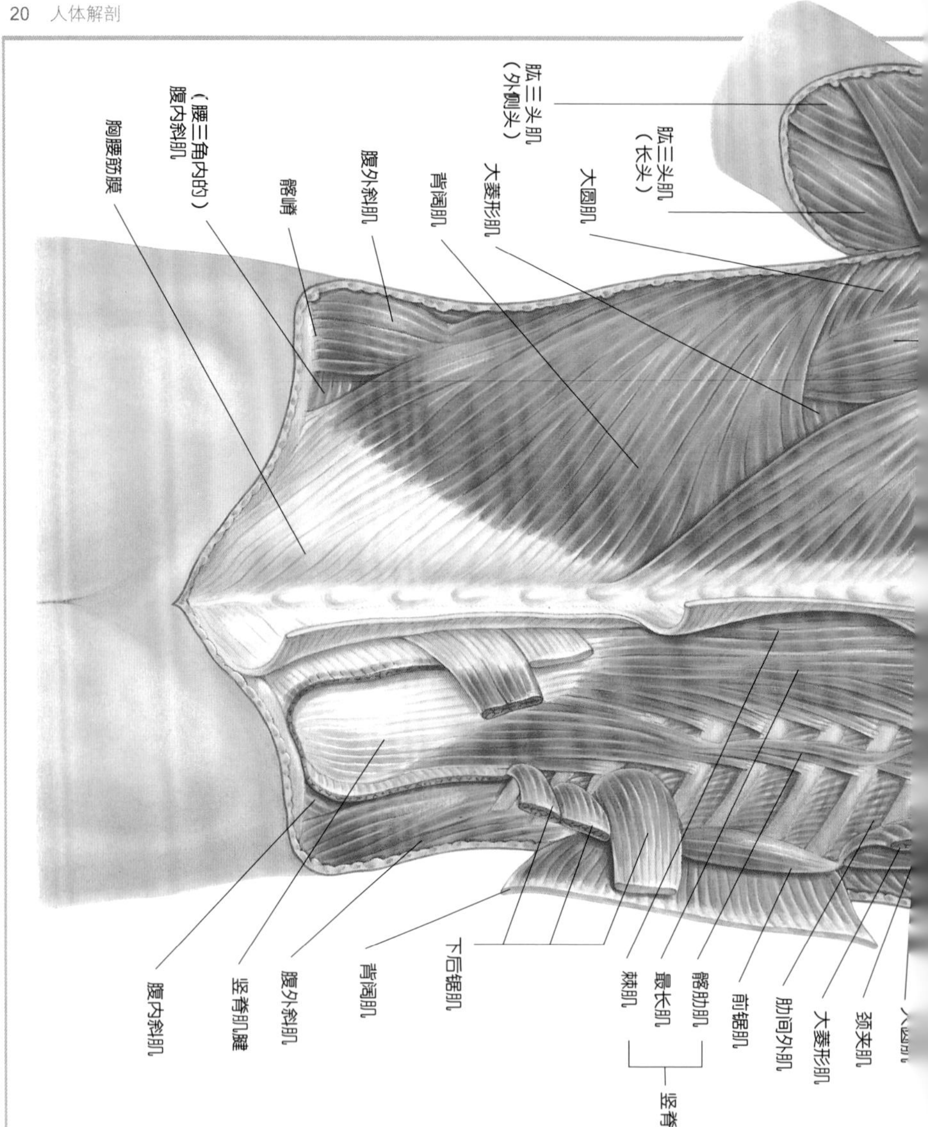

胸腰筋膜

(腰三角内的)
腹内斜肌

髂嵴

腹外斜肌

背阔肌

大菱形肌

大圆肌

肱三头肌
(长头)

肱三头肌
(外侧头)

腹内斜肌

竖脊肌腱

腹外斜肌

背阔肌

下后锯肌

棘肌

最长肌

髂肋肌

前锯肌

肋间外肌

大菱形肌

颈夹肌

竖脊肌

躯体（后视图）

　　脊柱的骨柱有助于保持身体直立，同时还能保护脊髓。脊髓通过脊髓神经发送和接受来自身体其他部位的神经冲动。躯干后部的肌肉可使肩部保持平直，并允许手臂向后移动。一组强壮的深层肌肉拉直躯干，并控制躯干进行前屈运动。

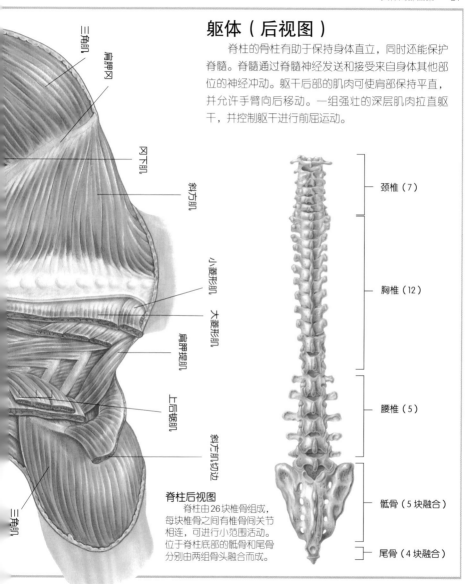

三角肌

肩胛冈

冈下肌

斜方肌

小菱形肌　大菱形肌

肩胛提肌

上后锯肌

斜方肌切边

三角肌

颈椎（7）

胸椎（12）

腰椎（5）

骶骨（5 块融合）

尾骨（4 块融合）

脊柱后视图

　　脊柱由 26 块椎骨组成，每块椎骨之间有椎骨间关节相连，可进行小范围活动。位于脊柱底部的骶骨和尾骨分别由两组骨头融合而成。

胸腔

　　胸腔是躯干的上部区域，由被称为"横膈膜"的肌肉（膈肌）与腹腔分隔。在胸腔内，胸腔及其相关肌肉将心脏、肺（详见下图）以及人体的主要血管和气道包围住。肺部周围包裹着一层薄膜（胸膜），以防止呼吸过程中的摩擦；另有一个膜囊保护心脏，这一膜囊被称为心包膜。

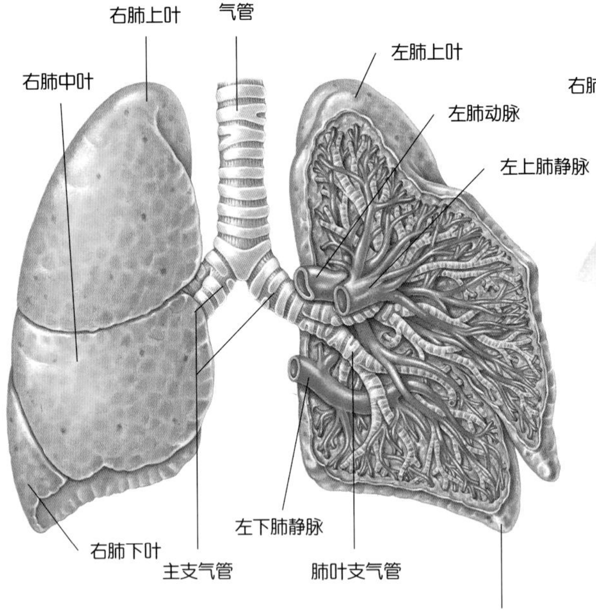

右颈总动脉
右颈内静脉
右头臂静脉
上腔静脉
右肺上叶
胸大肌
胸小肌
右肺中叶

前锯肌的指状突起
肋间内肌
肋间外肌
右肺下叶
腹外斜肌
胸膜

右肺上叶　气管　左肺上叶
右肺中叶　　　　左肺动脉
左上肺静脉
右肺中叶

左下肺静脉
右肺下叶　主支气管　肺叶支气管
左肺下叶

肺

　　肺被分成多个叶片：右肺有三叶，左肺有两叶。空气通过主支气管进入肺部，主支气管从气管分支，然后在肺内分支为更小的气道。

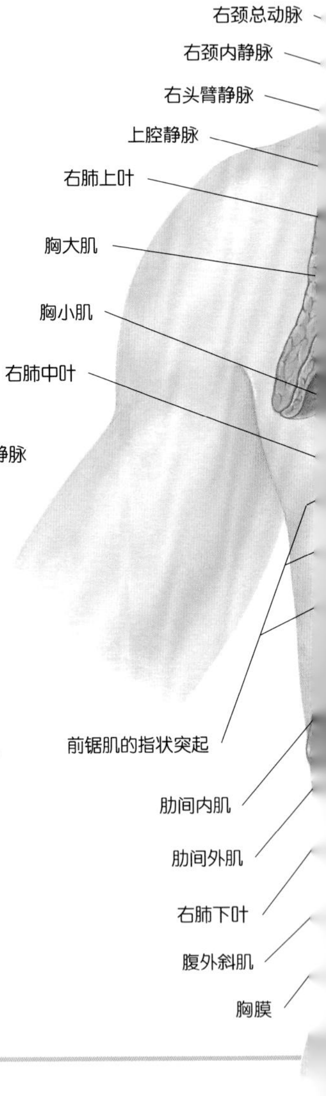

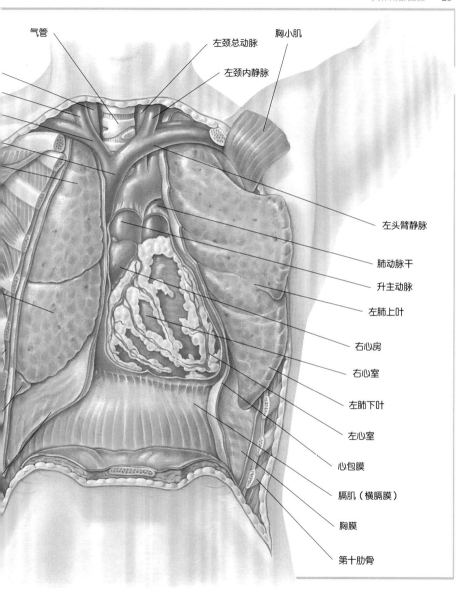

气管

左颈总动脉

胸小肌

左颈内静脉

左头臂静脉

肺动脉干

升主动脉

左肺上叶

右心房

右心室

左肺下叶

左心室

心包膜

膈肌（横膈膜）

胸膜

第十肋骨

腹部 1

腹部是胸腔和盆部之间的部分。由肌肉组成的腹壁固定着消化器官（胃、肠、肝脏和胰腺）和脾脏，脾脏是免疫系统的一部分。肾脏位于这些器官的后方。肠的前方是被称为大网膜的脂肪折叠膜，像围裙一样覆盖在肠道前面。

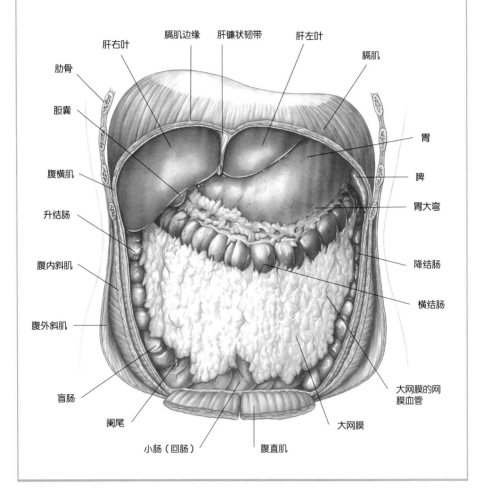

膈肌边缘　肝镰状韧带

肝右叶　　　　　　肝左叶

肋骨

胆囊

膈肌

腹横肌

胃

脾

升结肠

胃大弯

腹内斜肌

降结肠

腹外斜肌

横结肠

盲肠

大网膜的网膜血管

阑尾

大网膜

小肠（回肠）　腹直肌

腹部 2

　　下图是移除肝脏后的腹部，以展示食管。食管将食物从咽喉传送到胃时，要通过分隔腹腔与胸腔的膈肌。主动脉是人体的主要血管，终止于腹部的下部。它会分为两条动脉，分别向盆部和腿部供血。

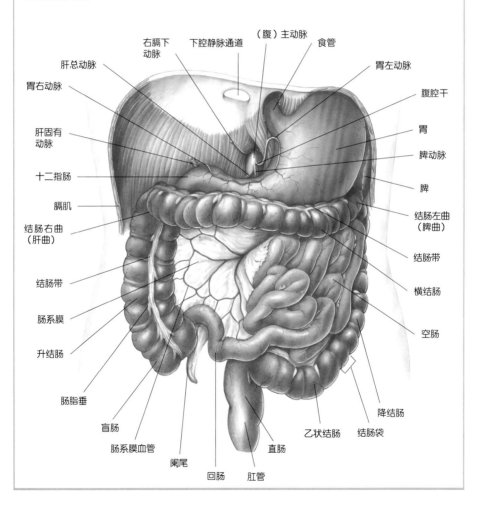

男性盆腔

　　盆腔位于腹部下方。这个空腔由骨盆带的骨骼和被称为骶骨的下部脊柱的融合骨骼围成。无论男女，盆腔区域都包含消化系统和泌尿系统的下部器官，包括直肠和膀胱。男性生殖系统的一部分位于盆腔内，但主要生殖器官悬挂在体外。

臀中肌
髂肌
腹外斜肌
腹内斜肌
腹横肌
腰大肌
髂外静脉
髂外动脉
腹直肌
腹膜壁层
输精管
膀胱壁
输尿管开口
白线
耻骨联合
尿道前列腺部
阴茎悬韧带
尿道海绵体
阴茎海绵体
尿道阴茎海绵体部

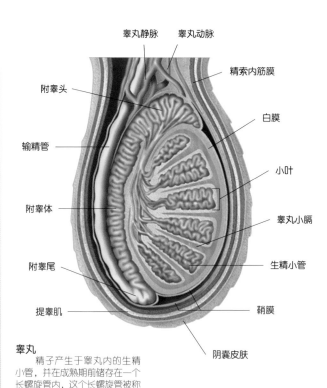

睾丸静脉　　睾丸动脉
精索内筋膜
附睾头
白膜
输精管
小叶
睾丸小膈
附睾体
生精小管
附睾尾
鞘膜
提睾肌
阴囊皮肤

睾丸

　　精子产生于睾丸内的生精小管，并在成熟期前储存在一个长螺旋管内，这个长螺旋管被称为附睾。精子从附睾进入输精管，并通过输精管射出。

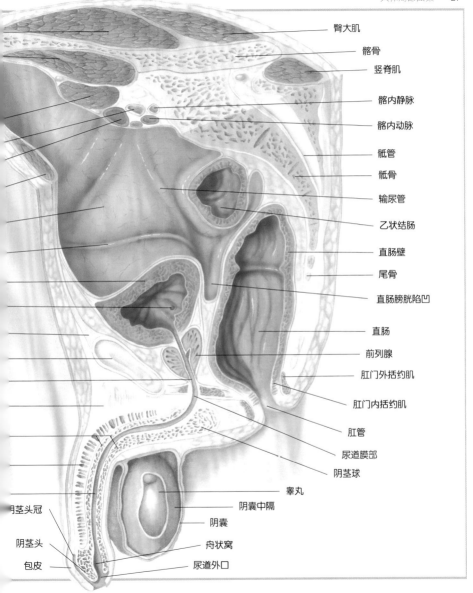

臀大肌

髂骨

竖脊肌

髂内静脉

髂内动脉

骶管

骶骨

输尿管

乙状结肠

直肠壁

尾骨

直肠膀胱陷凹

直肠

前列腺

肛门外括约肌

肛门内括约肌

肛管

尿道膜部

阴茎球

睾丸

阴囊中隔

阴囊

阴茎头冠

舟状窝

阴茎头

包皮

尿道外口

女性盆腔

　　女性的盆腔内几乎包含了所有的生殖器官。厚壁子宫位于膀胱和直肠之间，通常向前倾。它由韧带固定并由盆底肌肉支撑。输卵管从子宫的两侧伸出，其自由端终止于卵巢上部被称为输卵管伞的指状突起。阴道是连接子宫与外生殖器的通道。

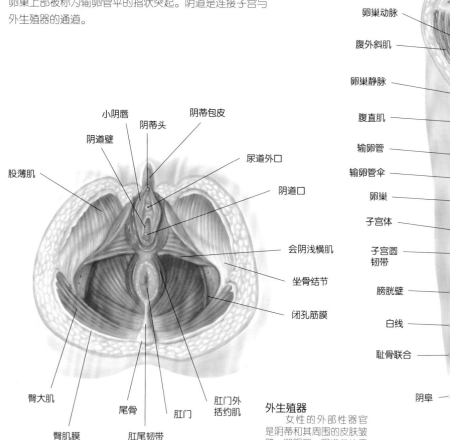

髂肌

腰大肌

卵巢动脉

腹外斜肌

卵巢静脉

腹直肌

输卵管

输卵管伞

卵巢

子宫体

子宫圆韧带

膀胱壁

白线

耻骨联合

阴阜

小阴唇

阴蒂包皮

阴蒂头

阴道壁

尿道外口

股薄肌

阴道口

会阴浅横肌

坐骨结节

闭孔筋膜

臀大肌

尾骨

肛门

肛门外括约肌

臀肌膜

肛尾韧带

外生殖器

　　女性的外部性器官是阴蒂和其周围的皮肤皱襞，即阴唇。阴道口位于尿道外口和肛门之间。

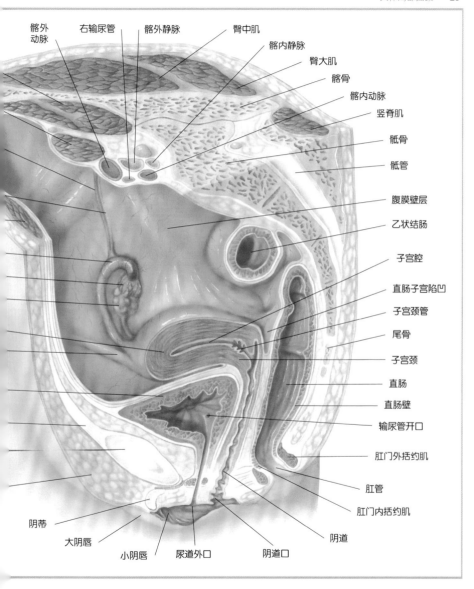

髂外动脉
右输尿管
髂外静脉
臀中肌
髂内静脉
臀大肌
髂骨
髂内动脉
竖脊肌
骶骨
骶管
腹膜壁层
乙状结肠
子宫腔
直肠子宫陷凹
子宫颈管
尾骨
子宫颈
直肠
直肠壁
输尿管开口
肛门外括约肌
肛管
肛门内括约肌
阴道
阴蒂
大阴唇
小阴唇
尿道外口
阴道口

肩膀和上臂（后视图）

肩部骨骼通过一组肌肉连接，肌肉为骨骼提供稳定性，并允许肱骨（上臂骨）进行大幅度运动。一种被称为肱三头肌的主要肌肉可以使肘部伸直，这块肌肉有三个附着点：肱骨两侧和肩胛骨。

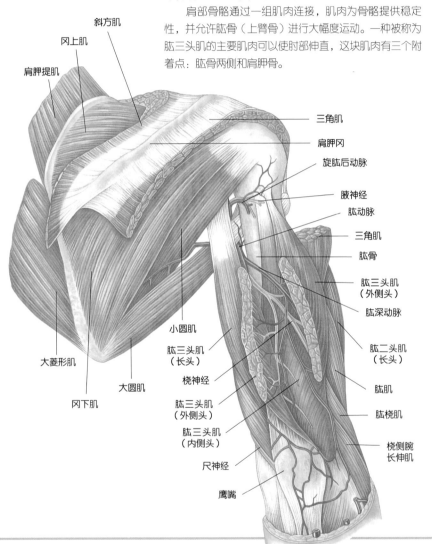

斜方肌

冈上肌

肩胛提肌

三角肌

肩胛冈

旋肱后动脉

腋神经

肱动脉

三角肌

肱骨

肱三头肌（外侧头）

肱深动脉

小圆肌

肱三头肌（长头）

桡神经

肱三头肌（外侧头）

肱三头肌（内侧头）

尺神经

鹰嘴

大菱形肌

大圆肌

冈下肌

肱二头肌（长头）

肱肌

肱桡肌

桡侧腕长伸肌

前臂和手

　　手的柔韧性是由组成手指、手掌和手腕的许多关节，以及将手骨附接到前臂肌肉的肌腱上来实现的。手臂的外侧肌肉大多为伸肌，它可以将关节伸直。

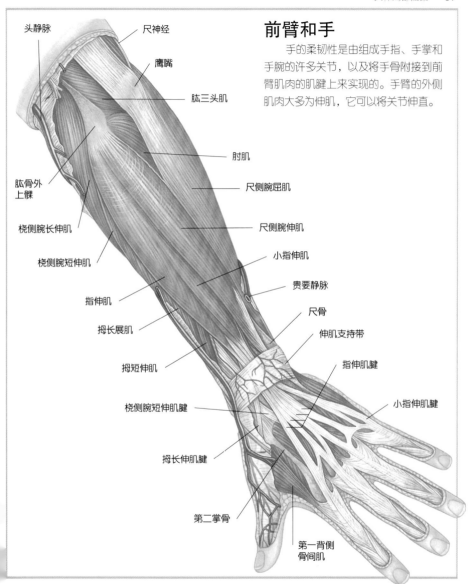

头静脉

尺神经

鹰嘴

肱三头肌

肘肌

尺侧腕屈肌

尺侧腕伸肌

肱骨外上髁

小指伸肌

桡侧腕长伸肌

贵要静脉

桡侧腕短伸肌

尺骨

指伸肌

伸肌支持带

拇长展肌

指伸肌腱

拇短伸肌

小指伸肌腱

桡侧腕短伸肌腱

拇长伸肌腱

第二掌骨

第一背侧骨间肌

大腿

　　大腿上的几组肌肉发挥着不同的功能，比如在步行、奔跑和攀爬过程中时使腿部伸直或弯曲，以及使身体稳定站立。人体中最大的神经——坐骨神经——从大腿后部向下延伸（见下页），在膝盖上方分成两个分支。

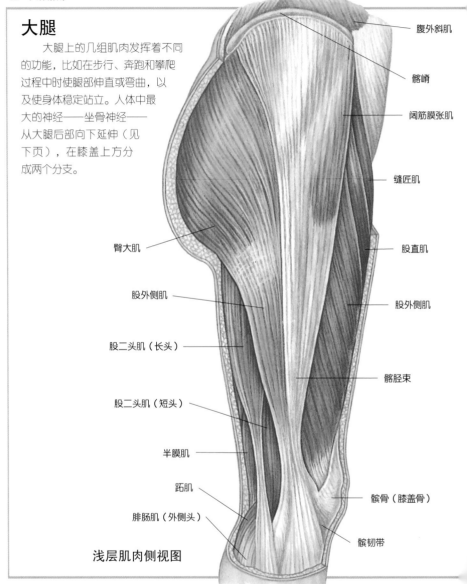

腹外斜肌

髂嵴

阔筋膜张肌

缝匠肌

臀大肌

股直肌

股外侧肌

股外侧肌

股二头肌（长头）

髂胫束

股二头肌（短头）

半膜肌

跖肌

髌骨（膝盖骨）

腓肠肌（外侧头）

髌韧带

浅层肌肉侧视图

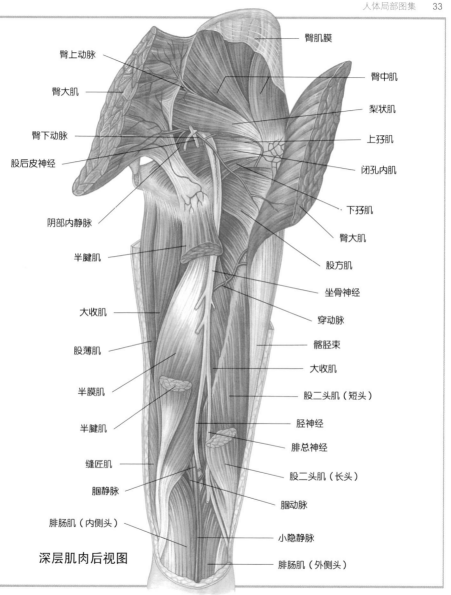

臀上动脉
臀大肌
臀下动脉
股后皮神经
阴部内静脉
半腱肌
大收肌
股薄肌
半膜肌
半腱肌
缝匠肌
腘静脉
腓肠肌（内侧头）

臀肌膜
臀中肌
梨状肌
上孖肌
闭孔内肌
下孖肌
臀大肌
股方肌
坐骨神经
穿动脉
髂胫束
大收肌
股二头肌（短头）
胫神经
腓总神经
股二头肌（长头）
腘动脉
小隐静脉
腓肠肌（外侧头）

深层肌肉后视图

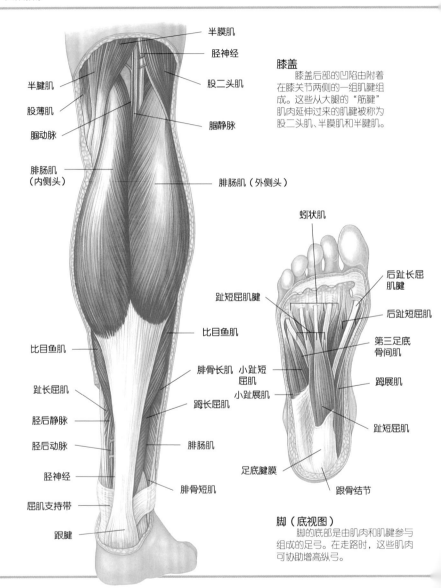

半膜肌

胫神经

股二头肌

腘静脉

半腱肌

股薄肌

腘动脉

腓肠肌（内侧头）

腓肠肌（外侧头）

膝盖

膝盖后部的凹陷由附着在膝关节两侧的一组肌腱组成。这些从大腿的"筋腱"肌肉延伸过来的肌腱被称为股二头肌、半膜肌和半腱肌。

蚓状肌

趾短屈肌腱

比目鱼肌

后趾长屈肌腱

后趾短屈肌

第三足底骨间肌

比目鱼肌

腓骨长肌

小趾短屈肌

趾长屈肌

小趾展肌

踇展肌

胫后静脉

踇长屈肌

趾短屈肌

胫后动脉

腓肠肌

胫神经

足底腱膜

腓骨短肌

跟骨结节

屈肌支持带

跟腱

脚（底视图）

脚的底部是由肌肉和肌腱参与组成的足弓。在走路时，这些肌肉可协助增高纵弓。

小腿和足部

小腿后部的肌肉形成隆起，其主要功能是通过跟腱拉动脚跟骨，使踝关节伸直，并在行走和跑步时提供向前的动力。供给小腿和足部的血液通过胫骨动脉输送。

足部

足部的大部分活动能力由腿部前侧延伸出的肌肉提供，这些肌肉通过长肌腱附着在足部骨骼上。这些肌肉能使脚向上弯曲，使脚趾伸直。向足部输送血液的主要血管从踝关节通过。

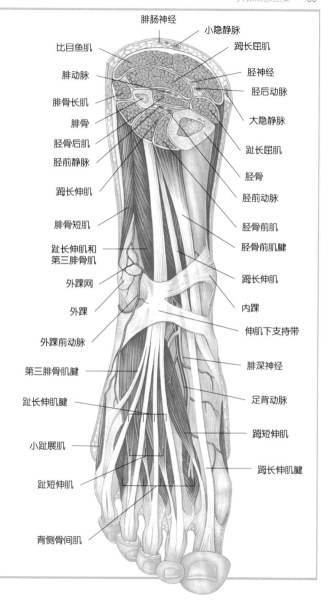

腓肠神经
小隐静脉
比目鱼肌
瞬长屈肌
腓动脉
胫神经
腓骨长肌
胫后动脉
腓骨
大隐静脉
胫骨后肌
趾长屈肌
胫前静脉
胫骨
瞬长伸肌
胫前动脉
腓骨短肌
胫骨前肌
趾长伸肌和第三腓骨肌
胫骨前肌腱
外踝网
瞬长伸肌
外踝
内踝
外踝前动脉
伸肌下支持带
第三腓骨肌腱
腓深神经
趾长伸肌腱
足背动脉
小趾展肌
瞬短伸肌
趾短伸肌
瞬长伸肌腱
背侧骨间肌

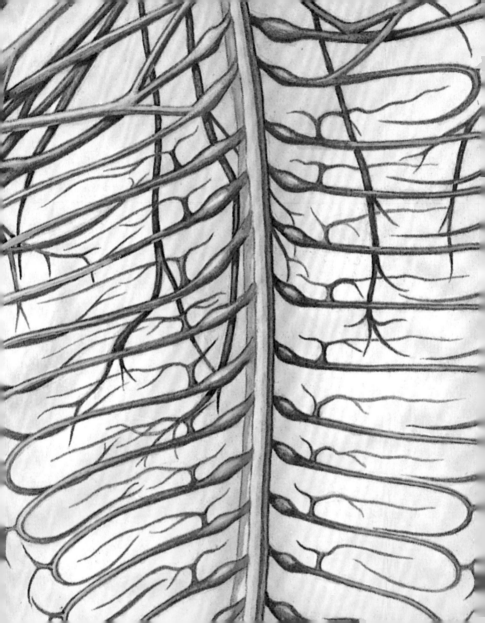

人体系统

　　人体系统是指一组相互联系、共同执行特定功能（如呼吸或消化）的身体部位，包括器官和组织。虽然每个系统都可视为独立发挥功能，但也需要从其他系统获取物理与生化支持。只有各系统高效协作，人体才能保持健康，更好地生活。

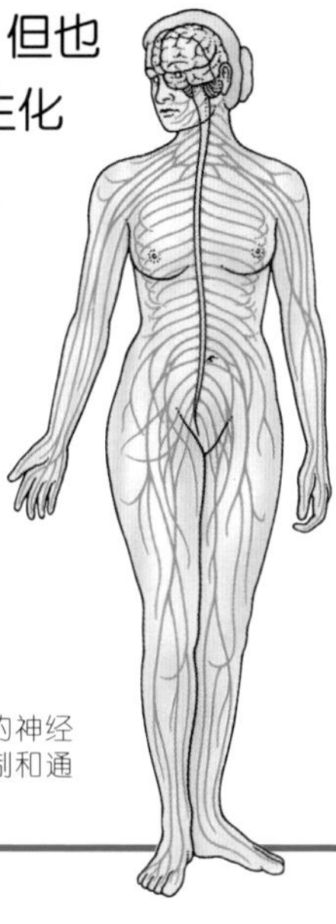

神经系统
身体的神经网络起控制和通信的作用。

骨骼系统

除了构建身体的框架，骨骼在其他系统中也发挥着重要作用。红细胞和白细胞在骨骼内被称为红骨髓的脂肪组织中生长和发育。此外，包括钙在内的人体必需矿物质也储存在骨骼中，当身体需要时就会被释放出来。

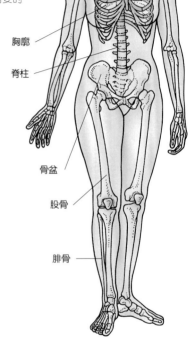

颅骨

胸廓

脊柱

骨盆

股骨

腓骨

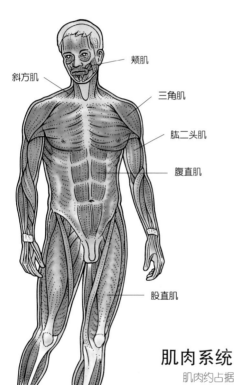

颊肌

斜方肌

三角肌

肱二头肌

腹直肌

股直肌

肌肉系统

肌肉约占据身体体积的一半。在骨骼配合下，随意肌可以使人体做出精准动作，如举起物体和说话。包括心肌和平滑肌在内的非随意肌为呼吸系统、心血管系统和消化系统提供必要的能量。

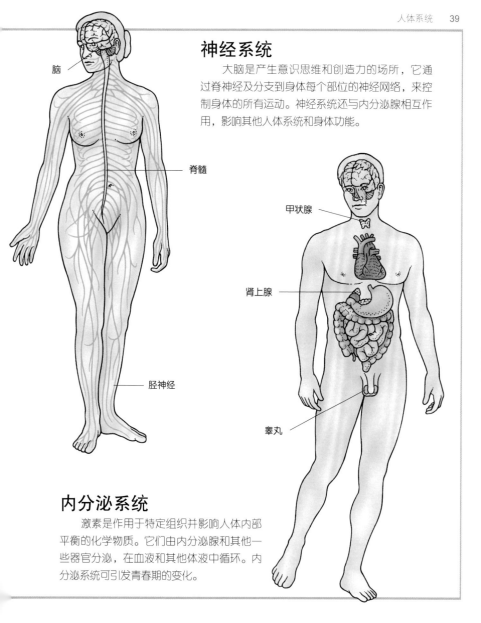

神经系统

　　大脑是产生意识思维和创造力的场所，它通过脊神经及分支到身体每个部位的神经网络，来控制身体的所有运动。神经系统还与内分泌腺相互作用，影响其他人体系统和身体功能。

脑

脊髓

胫神经

甲状腺

肾上腺

睾丸

内分泌系统

　　激素是作用于特定组织并影响人体内部平衡的化学物质。它们由内分泌腺和其他一些器官分泌，在血液和其他体液中循环。内分泌系统可引发青春期的变化。

心血管系统

心血管系统的基本功能是向身体各处泵血，这个维持生命的循环只要暂停几秒就会导致意识丧失。该系统将氧合血液输送到身体的各个组织和器官，且可以迅速适应需求的变化。血液循环还可以清除体内废物。

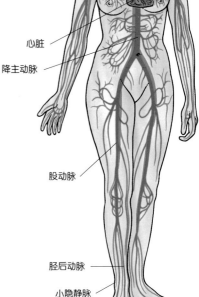

心脏

降主动脉

股动脉

胫后动脉

小隐静脉

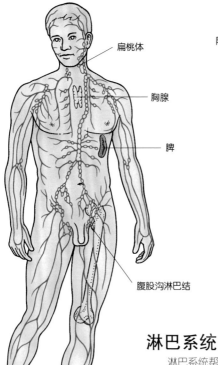

扁桃体

胸腺

脾

腹股沟淋巴结

淋巴系统

淋巴系统帮助人体抵抗传染病，并防止体内组织出现异常。对一个健康的人来说，相互关联且错综复杂的物理、细胞和化学防御是抵御许多威胁的屏障。总体健康状况不佳会降低各个系统的效力。

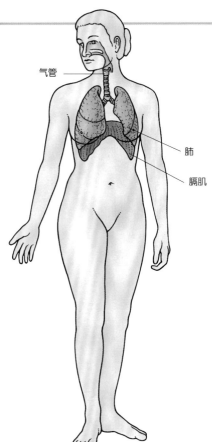

气管

肺

膈肌

呼吸系统

　　呼吸道与呼吸肌协同工作，运送空气进出肺部，氧气和二氧化碳在肺部进行交换。心血管系统将这些气体输送到身体各组织。

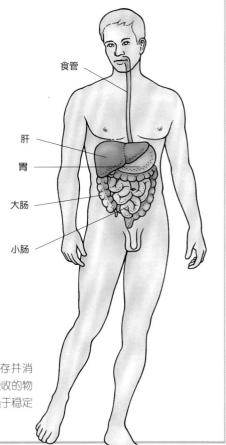

食管

肝

胃

大肠

小肠

消化系统

　　消化系统具有一系列功能：储存并消化食物，将食物分解成可以被细胞吸收的物质，排出废物。健康的消化系统依赖于稳定的神经系统。

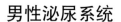

男性泌尿系统

　　肾脏形成的尿液清除了体内的废物和多余的液体,有助于维持人体化学平衡。尿液的产生受血流量、血压、激素,以及各种身体节律和周期的影响。尿液通过尿道离开人体。男性尿道于阴茎末端开口,亦同时运输精液。

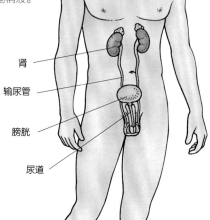

肾

输尿管

膀胱

尿道

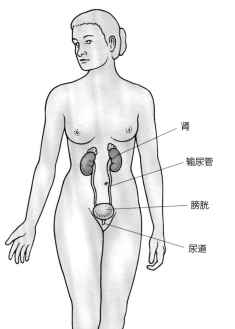

肾

输尿管

膀胱

尿道

女性泌尿系统

　　女性尿液的形成和排出的过程与男性相同。但相较于男性而言,女性输尿管在盆腔中的位置稍低。女性尿道开口位于阴道前方,尿道也比男性短得多。

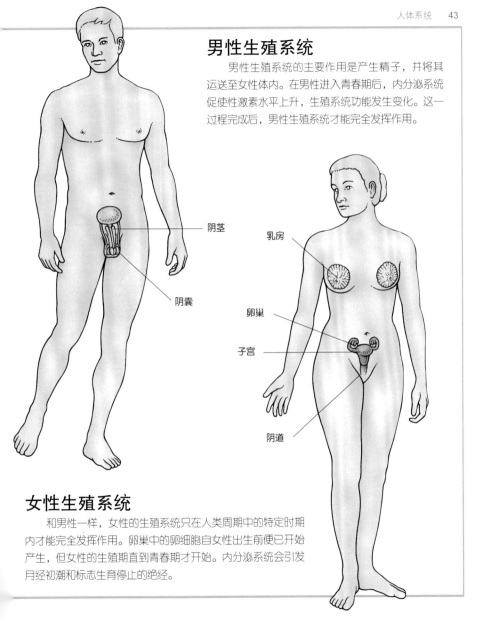

男性生殖系统

　　男性生殖系统的主要作用是产生精子，并将其运送至女性体内。在男性进入青春期后，内分泌系统促使性激素水平上升，生殖系统功能发生变化。这一过程完成后，男性生殖系统才能完全发挥作用。

阴茎

阴囊

乳房

卵巢

子宫

阴道

女性生殖系统

　　和男性一样，女性的生殖系统只在人类周期中的特定时期内才能完全发挥作用。卵巢中的卵细胞自女性出生前便已开始产生，但女性的生殖期直到青春期才开始。内分泌系统会引发月经初潮和标志生育停止的绝经。

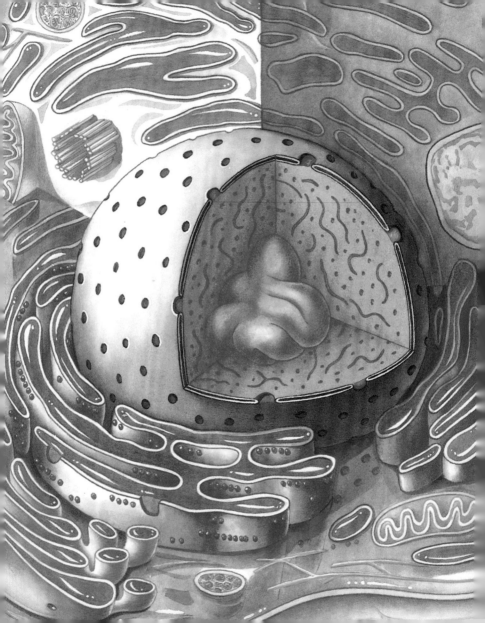

细胞、皮肤与特化组织

　　细胞是生命的基本单位，能够完成呼吸和繁殖等基本过程。人体由数十亿个细胞组成。形成皮肤外表面及许多内脏器官内膜的细胞为上皮细胞。它们结构多样，排列层次不一。

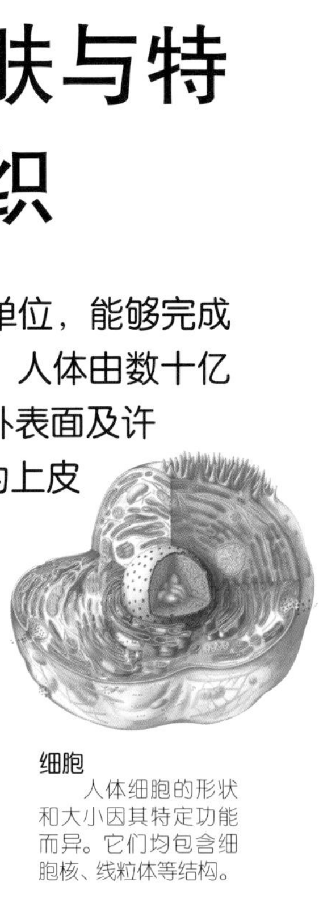

细胞
　　人体细胞的形状和大小因其特定功能而异。它们均包含细胞核、线粒体等结构。

细胞结构

　　人体的大多数细胞中都含有被称为细胞器的结构，每种细胞器都有特定的功能，如制造蛋白质。细胞器一般由膜包覆，漂浮于一种叫作细胞质的胶状物质中。细胞质中有90%是水，其中还包含酶、氨基酸及细胞发挥功能所需的其他物质。

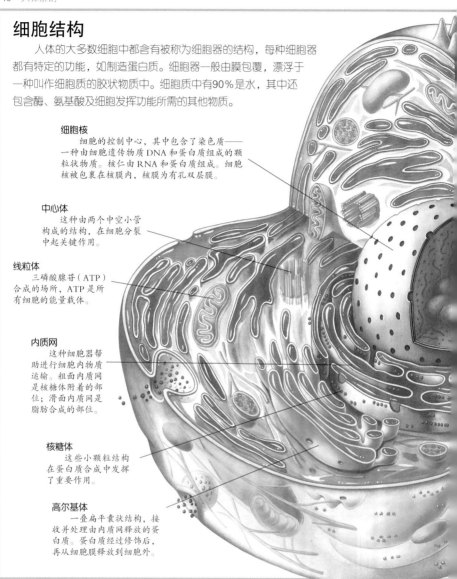

细胞核
　　细胞的控制中心，其中包含了染色质——一种由细胞遗传物质DNA和蛋白质组成的颗粒状物质。核仁由RNA和蛋白质组成。细胞核被包裹在核膜内，核膜为有孔双层膜。

中心体
　　这种由两个中空小管构成的结构，在细胞分裂中起关键作用。

线粒体
　　三磷酸腺苷（ATP）合成的场所，ATP是所有细胞的能量载体。

内质网
　　这种细胞器帮助进行细胞内物质运输。粗面内质网是核糖体附着的部位；滑面内质网是脂肪合成的部位。

核糖体
　　这些小颗粒结构在蛋白质合成中发挥了重要作用。

高尔基体
　　一叠扁平囊状结构，接收并处理由内质网释放的蛋白质。蛋白质经过修饰后，再从细胞膜释放到细胞外。

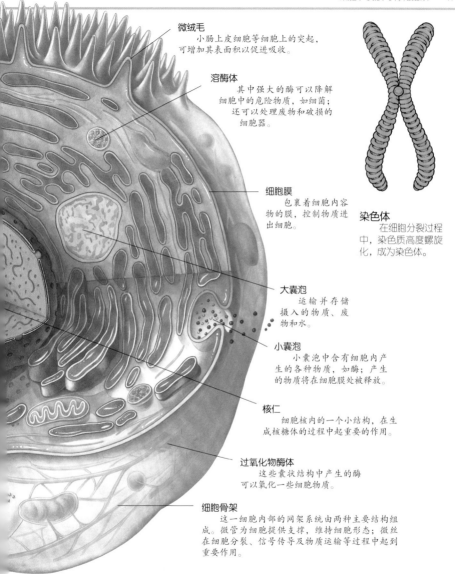

微绒毛
　　小肠上皮细胞等细胞上的突起，可增加其表面积以促进吸收。

溶酶体
　　其中强大的酶可以降解细胞中的危险物质，如细菌；还可以处理废物和破损的细胞器。

细胞膜
　　包裹着细胞内容物的膜，控制物质进出细胞。

染色体
　　在细胞分裂过程中，染色质高度螺旋化，成为染色体。

大囊泡
　　运输并存储摄入的物质、废物和水。

小囊泡
　　小囊泡中含有细胞内产生的各种物质，如酶；产生的物质将在细胞膜处被释放。

核仁
　　细胞核内的一个小结构，在生成核糖体的过程中起重要的作用。

过氧化物酶体
　　这些囊状结构中产生的酶可以氧化一些细胞物质。

细胞骨架
　　这一细胞内部的网架系统由两种主要结构组成。微管为细胞提供支撑，维持细胞形态；微丝在细胞分裂、信号传导及物质运输等过程中起到重要作用。

细胞的类型

　　人类的每个细胞都有与其功能相适应的特定形状、大小与生命周期。神经细胞具有传递神经信号的轴突。白细胞具有柔性膜，因而可变形以通过毛细血管壁上的狭小空间。肌细胞可以改变长度，进而改变收缩力。卵细胞在受精后会在表面形成保护膜，以阻止其他精子进入。精子的鞭状尾巴可以帮助它们游过女性的生殖道，并与卵细胞结合。

细胞核

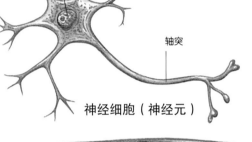

轴突

神经细胞（神经元）

细胞核

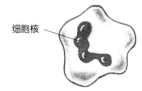

白细胞

平滑肌细胞（肌细胞）

细胞核

头

红细胞

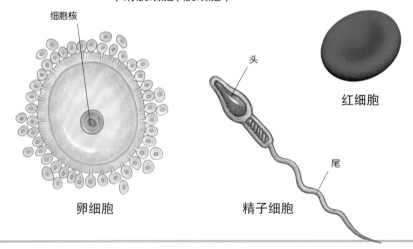

尾

卵细胞

精子细胞

跨膜运输机制

　　细胞膜调节物质进出细胞。由于细胞膜只允许特定物质通过，故被称为选择性渗透，这一特性在某种程度上由细胞的功能决定。细胞膜可能含有几种受体蛋白，分别对特定分子起作用。一些膜蛋白相互结合，形成细胞连接。

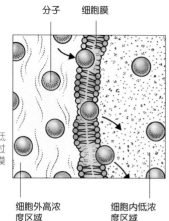

分子　　细胞膜

简单扩散

　　扩散指分子从高浓度区域到低浓度区域的随机运动。在简单扩散过程中，水和气体等物质会通过细胞膜上的间隙。

细胞外高浓度区域　　　细胞内低浓度区域

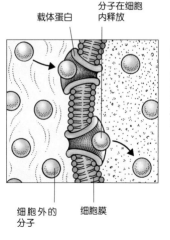

载体蛋白　　分子在细胞内释放

协助扩散

　　载体蛋白与细胞膜外的大分子暂时结合。然后它改变形状，向细胞内部开放。每种物质都由某种特定的蛋白质转运。

细胞外的分子　　细胞膜

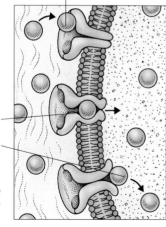

受点的分子

蛋白质形成通道

分子在细胞内释放

主动运输

　　将物质从低浓度区域运送至高浓度区域，能量由 ATP 提供。分子与细胞膜上的受点结合，触发蛋白质形成一个通道，分子将从这个通道被挤压和排出。

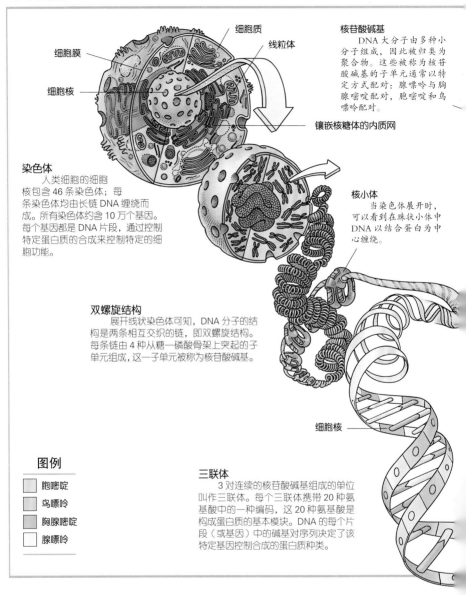

细胞质

线粒体

细胞膜

细胞核

核苷酸碱基

　　DNA 大分子由多种小分子组成，因此被归类为聚合物。这些被称为核苷酸碱基的子单元通常以特定方式配对：腺嘌呤与胸腺嘧啶配对，胞嘧啶和鸟嘌呤配对。

镶嵌核糖体的内质网

染色体

　　人类细胞的细胞核包含 46 条染色体；每条染色体均由长链 DNA 缠绕而成。所有染色体约含 10 万个基因。每个基因都是 DNA 片段，通过控制特定蛋白质的合成来控制特定的细胞功能。

核小体

　　当染色体展开时，可以看到在珠状小体中 DNA 以结合蛋白为中心缠绕。

双螺旋结构

　　展开线状染色体可知，DNA 分子的结构是两条相互交织的链，即双螺旋结构。每条链由 4 种从糖—磷酸骨架上突起的子单元组成，这一子单元被称为核苷酸碱基。

细胞核

图例

- 胞嘧啶
- 鸟嘌呤
- 胸腺嘧啶
- 腺嘌呤

三联体

　　3 对连续的核苷酸碱基组成的单位叫作三联体。每个三联体携带 20 种氨基酸中的一种编码，这 20 种氨基酸是构成蛋白质的基本模块。DNA 的每个片段（或基因）中的碱基对序列决定了该特定基因控制合成的蛋白质种类。

DNA

遗传物质DNA（脱氧核糖核酸）是细胞核中的染色体的组成部分，决定着蛋白质的合成和遗传。这里显示的是DNA指导化合物形成控制细胞特定功能的蛋白质的过程。DNA特定位点螺旋结构的展开标志着蛋白质合成的开始。

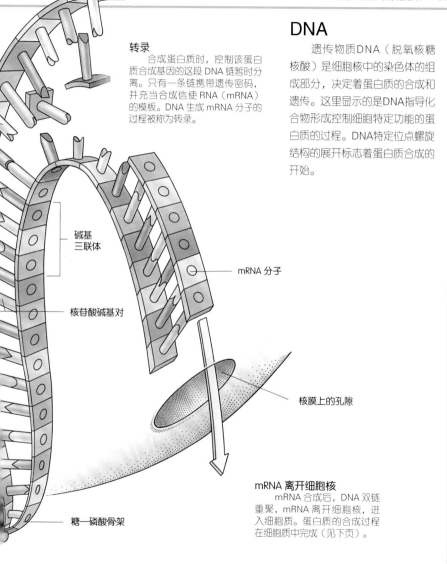

转录

合成蛋白质时，控制该蛋白质合成基因的这段 DNA 链暂时分离。只有一条链携带遗传密码，并充当合成信使 RNA（mRNA）的模板。DNA 生成 mRNA 分子的过程被称为转录。

碱基三联体

mRNA 分子

核苷酸碱基对

核膜上的孔隙

糖—磷酸骨架

mRNA 离开细胞核

mRNA 合成后，DNA 双链重聚，mRNA 离开细胞核，进入细胞质。蛋白质的合成过程在细胞质中完成（见下页）。

蛋白质合成

　　mRNA离开细胞核后（见上页），附着在细胞质中的核糖体上。核糖体沿着mRNA链移动，按照核苷酸碱基三联体序列将氨基酸置于适当位置，进而合成蛋白质。

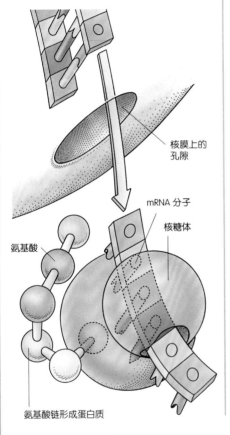

核膜上的孔隙

mRNA 分子

核糖体

氨基酸

氨基酸链形成蛋白质

蛋白质的作用

　　人体许多重要功能需要蛋白质的参与。一些蛋白质构成身体结构，如毛发、肌肉；另一些蛋白质作为抗体、激素或者酶发挥作用，或像载氧血红蛋白一样，协助体内物质运输。

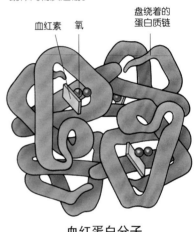

血红素　氧　　盘绕着的蛋白质链

血红蛋白分子

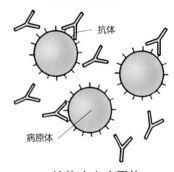

抗体

病原体

抗体攻击病原体

有丝分裂

　　有丝分裂是细胞进行分裂时重新分配DNA的复制过程，它在所有细胞正常生长或组织置换期间持续发生。该过程会产生两个和母细胞完全相同的子细胞。在真正分裂前，也就是分裂间期，DNA分子进行复制，并松散地排列成延伸的细丝网，即染色质。

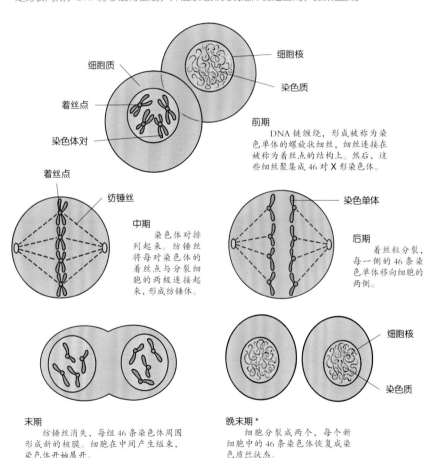

细胞质　细胞核　染色质　着丝点　染色体对

前期
　　DNA链缠绕，形成被称为染色单体的螺旋状细丝，细丝连接在被称为着丝点的结构上。然后，这些细丝聚集成46对X形染色体。

着丝点　纺锤丝

中期
　　染色体对排列起来。纺锤丝将每对染色体的着丝点与分裂细胞的两极连接起来，形成纺锤体。

染色单体

后期
　　着丝粒分裂，每一侧的46条染色单体移向细胞的两侧。

末期
　　纺锤丝消失，每组46条染色体周围形成新的核膜。细胞在中间产生缢束，染色体开始展开。

细胞核　染色质

晚末期 *
　　细胞分裂成两个，每个新细胞中的46条染色体恢复成染色质丝状态。

---

* 有丝分裂是一个连续的过程，为了描述方便，习惯上按先后顺序划分为间期、前期、中期、后期、末期，晚末期通常包含于末期。——编者注

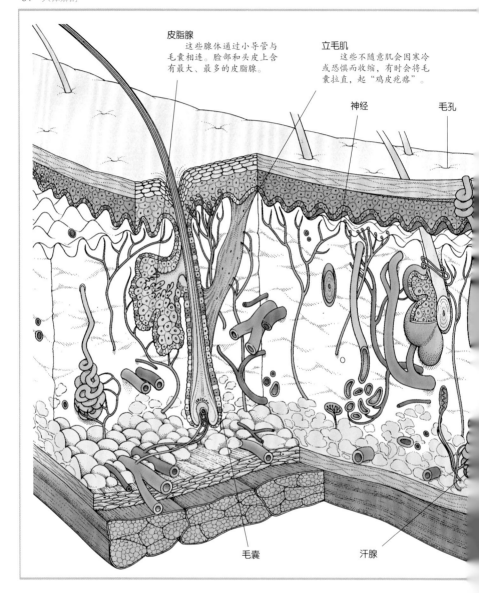

皮脂腺
这些腺体通过小导管与毛囊相连。脸部和头皮上含有最大、最多的皮脂腺。

立毛肌
这些不随意肌会因寒冷或恐惧而收缩，有时会将毛囊拉直，起"鸡皮疙瘩"。

神经

毛孔

毛囊

汗腺

皮肤结构

皮肤主要由两层组成。最外层的、薄薄的表皮是一种被称为复层鳞状上皮的组织，由多层片状细胞组成。在它下面是更深层的真皮层，包括含有血管、神经纤维、毛囊和汗腺的纤维和弹性组织。真皮的最深层将皮肤锚定在下面的组织上。

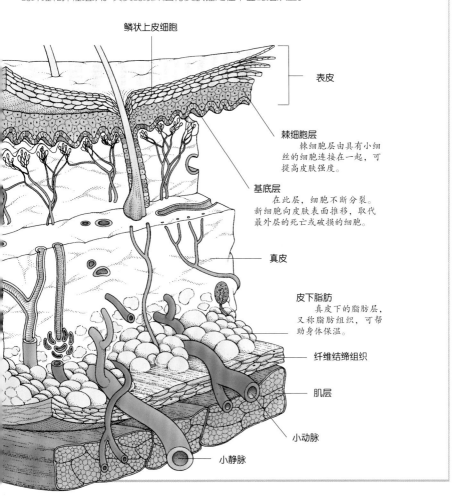

鳞状上皮细胞

表皮

棘细胞层
棘细胞层由具有小细丝的细胞连接在一起，可提高皮肤强度。

基底层
在此层，细胞不断分裂。新细胞向皮肤表面推移，取代最外层的死亡或破损的细胞。

真皮

皮下脂肪
真皮下的脂肪层，又称脂肪组织，可帮助身体保温。

纤维结缔组织

肌层

小动脉

小静脉

指甲结构

　　指甲由角蛋白（一种硬质纤维蛋白质，也是头发的主要成分）构成。它们位于甲床上，富含血管的甲床使指甲呈现鲜艳的颜色。指甲生长于富含甲基质活跃细胞的皮肤角质层和指甲基部呈月牙形的甲半月区域。

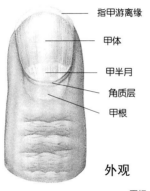

- 指甲游离缘
- 甲体
- 甲半月
- 角质层
- 甲根

外观

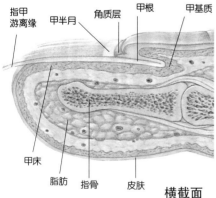

指甲游离缘　甲半月　角质层　甲根　甲基质

甲床　脂肪　指骨　皮肤

横截面

毛发生长

　　毛细胞在名为毛囊的皮肤凹陷中产生，毛囊向下延伸至真皮层，毛干会长出皮肤表面。在毛发的基底处，新细胞不断产生，老细胞向上推进，使得毛发长度增加。每个毛囊都有生长和休息的阶段。

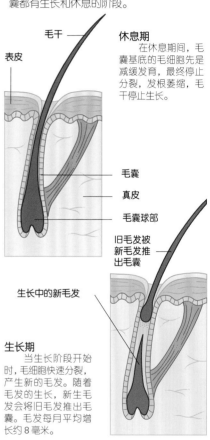

毛干

表皮

休息期

　　在休息期间，毛囊基底的毛细胞先是减缓发育，最终停止分裂，发根萎缩，毛干停止生长。

毛囊
真皮
毛囊球部

旧毛发被新毛发推出毛囊

生长中的新毛发

生长期

　　当生长阶段开始时，毛细胞快速分裂，产生新的毛发。随着毛发的生长，新生毛发会将旧毛发推出毛囊。毛发每月平均增长约8毫米。

特化组织

上皮组织不仅见于皮肤，还以多种形态在身体其他部位发挥特殊的功能。其主要类别有：由一层鳞状、立方状或柱状上皮细胞组成的单层上皮；包含两层或多层细胞的复层上皮；看起来分层，但只包含一层柱状上皮细胞，表面有纤毛或分泌黏液的假复层上皮；包含多层细胞、可变形的变移上皮。

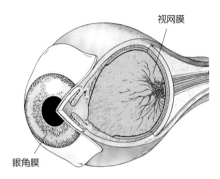

视网膜

眼角膜

眼睛

层状鳞状上皮覆盖眼外角膜，在那里形成透明的保护性涂层。视网膜的着色层中有另一种类型的上皮组织——单层立方上皮。

气管

气管上皮细胞可分泌黏液，并向上运送吸入的异物。

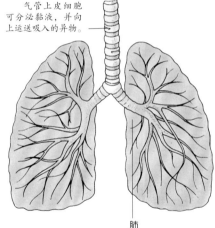

肺

主要的气道黏膜为假复层上皮。

呼吸系统

气管内壁的上皮组织由不同的单层细胞组成，是假复层上皮。其中一些细胞或是具有能够捕捉或移动外来颗粒的纤毛细胞，或是能分泌黏液的杯状细胞。

输尿管

输尿管内层的上皮细胞分泌黏液，保护输尿管免受酸性尿液腐蚀。

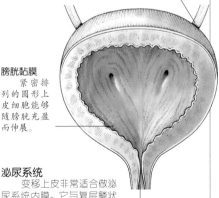

膀胱黏膜

紧密排列的圆形上皮细胞能够随膀胱充盈而伸展。

尿道

泌尿系统

变移上皮非常适合做泌尿系统内膜。它与复层鳞状上皮类似，但基底层具有圆形的、非常柔韧的表层细胞，可以拉伸而不撕裂。

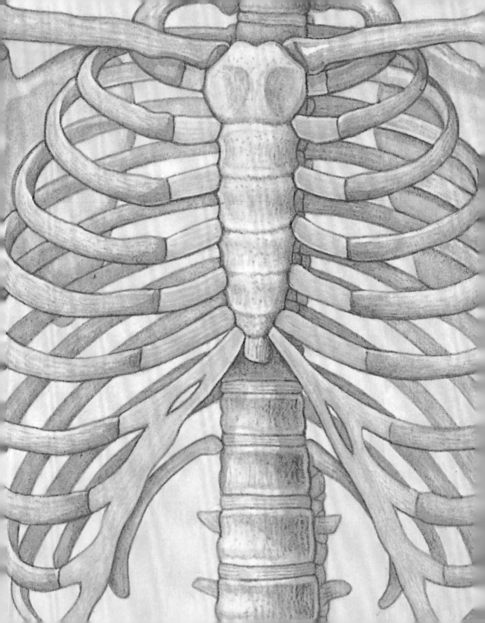

骨骼系统

　　人体骨架是一个坚韧、灵活的结构，起到支撑身体重量和保护内脏的作用。骨组织不断更新，并储存人体所必需的矿物质，如钙和磷。骨头连接处叫作关节，多数可以进行大范围的运动；活动性较差的关节可以提供更大的稳定性，如脊柱中的关节。

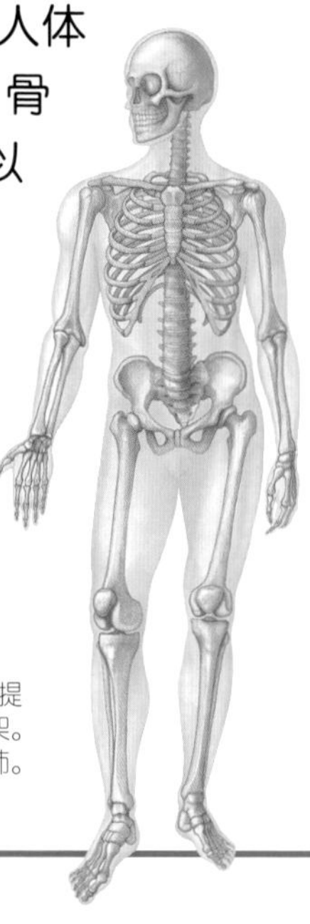

骨架
　　骨骼为身体的软组织提供了一个轻便但坚固的框架。胸廓（左图）包围着心脏和肺。

骨架1

　　成年人骨架中，骨骼的精确数量因人而异。但平均来说，一个成年人有206块形状、大小不同的骨头。骨架分为两个主要部分：颅骨、肋骨、脊柱和胸骨的中央骨骼构成中轴骨；手臂和腿的骨头，连同肩胛骨、锁骨和骨盆组成附肢骨骼。

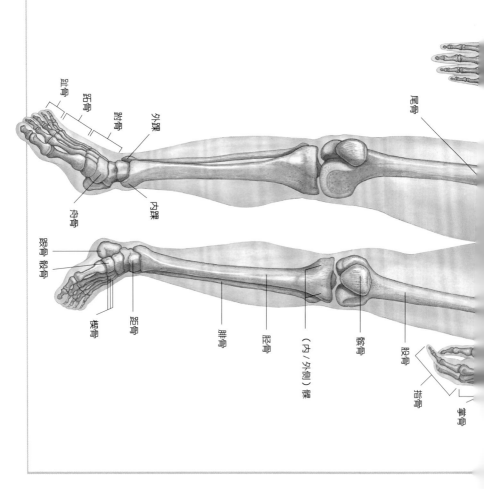

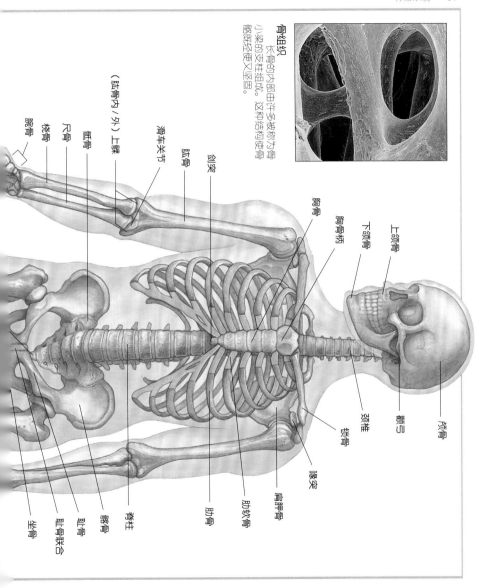

骨组织

长骨的内部由许多被称为骨小梁的支柱组成。这种结构使骨骼既轻便又坚固。

颅骨

上颌骨

颧弓

下颌骨

颈椎

胸骨

胸骨柄

剑突

肱骨

滑车关节

（肱骨内/外）上髁

尺骨

桡骨

腕骨

骶骨

髂骨

耻骨

耻骨联合

坐骨

脊柱

肋骨

肋软骨

喙突

肩胛骨

锁骨

骨架2

　　脊柱中的椎骨呈圆柱形且上下连接，为脊髓提供强有力的骨骼保护。在肌肉和韧带的帮助下，椎骨支撑头骨并使身体保持直立。灵活的脊柱结构使躯干可以扭动和弯曲。胸腔上部覆盖的翼形肩胛骨使手臂和肩膀具有很大的灵活性。

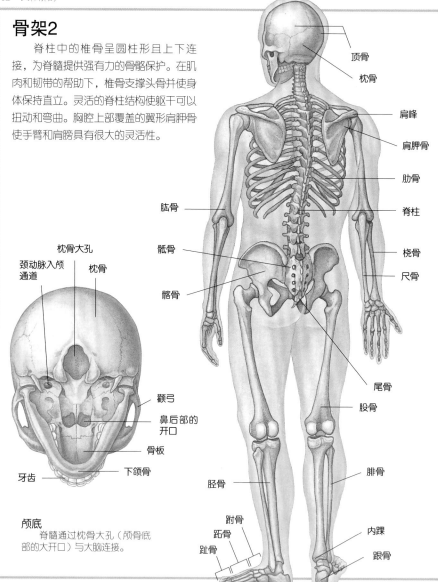

顶骨

枕骨

肩峰

肩胛骨

肋骨

肱骨

脊柱

骶骨

桡骨

髂骨

尺骨

尾骨

股骨

腓骨

胫骨

内踝

跟骨

枕骨大孔

颈动脉入颅通道

枕骨

颧弓

鼻后部的开口

骨板

牙齿

下颌骨

颅底
　　脊髓通过枕骨大孔（颅骨底部的大开口）与大脑连接。

跗骨

距骨

趾骨

骨的形状

　　骨骼的形状反映了它们的功能。长骨起着升高和降低的杠杆作用，距骨等短骨起着连接、过渡的桥梁作用，包括颅骨在内的扁骨可形成保护壳，髌骨等小而圆的籽骨嵌入肌腱内部。人体中还有一些不规则骨——椎骨、髋骨（骨盆）以及部分颅骨，如位于颅底的蝶骨。

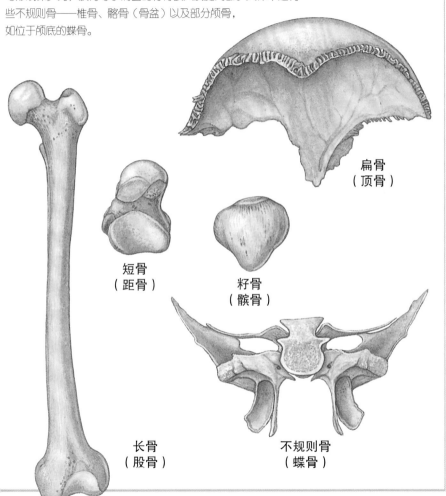

扁骨
（顶骨）

短骨
（距骨）

籽骨
（髌骨）

长骨
（股骨）

不规则骨
（蝶骨）

手部和脚部的骨骼

　　手和脚的骨骼结构相似，两个部位都由小骨头互联。手有14块指骨、5块掌骨和8块腕骨。脚部的趾骨也有14块，但趾骨通常比手部相应部位的骨骼短。脚的其余部分由5块跖骨（脚底骨）和7块跗骨（踝骨）组成。

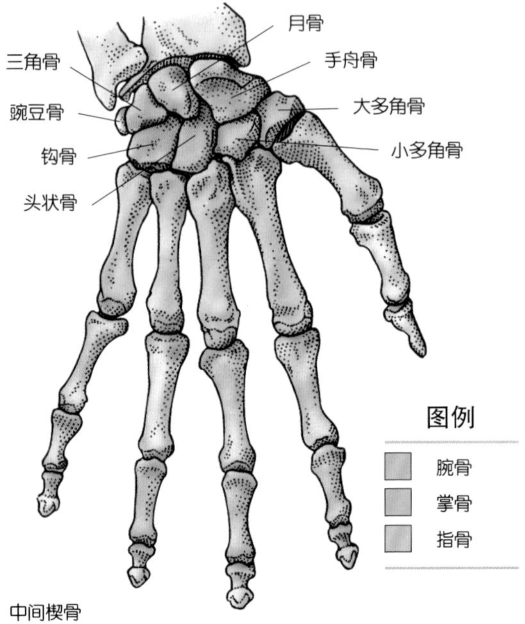

月骨

三角骨

手舟骨

豌豆骨

大多角骨

钩骨

小多角骨

头状骨

手

图例

腕骨

掌骨

指骨

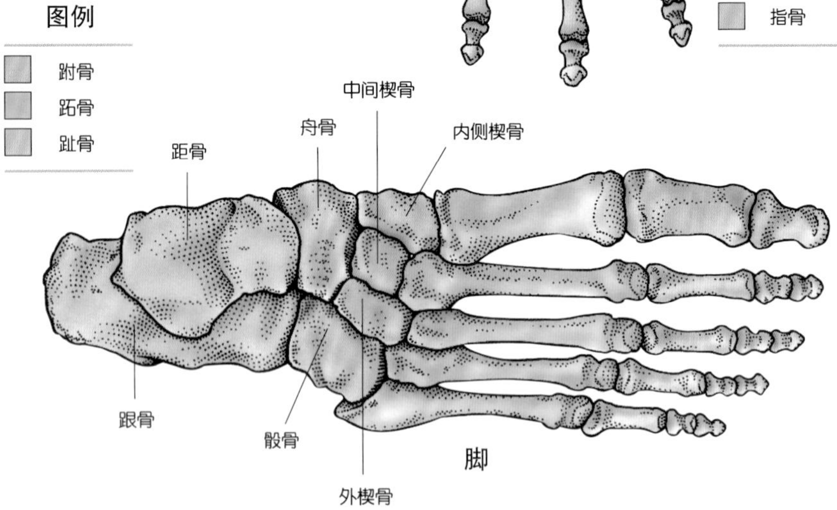

图例

跗骨

距骨

趾骨

中间楔骨

舟骨

内侧楔骨

距骨

跟骨

骰骨

外楔骨

脚

胸廓

　　胸腔内的骨笼可以保护心脏、肺和其他器官。构成骨笼的12对肋骨都与脊柱相连。上部7对"真肋"通过肋软骨直接与胸骨相连。下部的3对"假肋"通过软骨与上面的肋骨相连，间接地附着在胸骨上；剩下的2对"浮肋"没有与胸骨相连接。（下方的图例中，最下面的两对肋骨被肝和胃挡住了。）

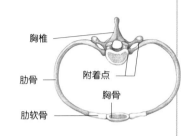

胸椎

肋骨

附着点

胸骨

肋软骨

肋骨如何附着
　　每根肋骨在两个点与对应的胸椎连接。柔韧的肋软骨将部分肋骨附着于胸骨上。

肺

真肋

胸骨柄

胸骨体

剑突

心脏

膈肌

假肋

脾

浮肋

胸骨

肋软骨

肝

胃

骨盆骨

　　骨盆的形状因性别而异。总的来说，男女的骨盆外观相似，但女性的骨盆更浅、更宽，以适应生育这种特殊功能。融合的骨盆呈环状，为上半身提供坚实的基础，并为生殖、消化和泌尿系统的部分结构提供保护。

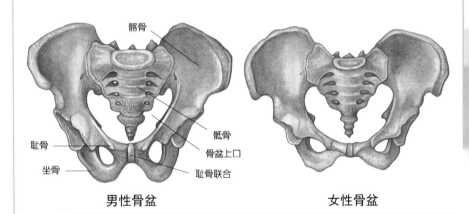

髂骨

骶骨

骨盆上口

耻骨

坐骨

耻骨联合

男性骨盆

女性骨盆

头骨的骨骼1

　　结构复杂的头骨可以分成两组不同的骨骼：包裹并保护大脑的8块骨头被称为颅顶，另外15块骨头构成了脸的骨架。除下颌骨之外，成年人的头部骨骼都通过缝线（一种关节）连接在一起。在头骨表面可以看到的骨头之间的缝即为颅骨缝。

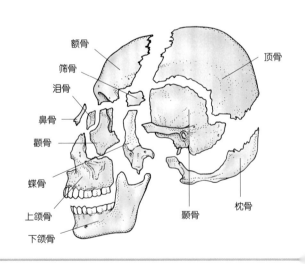

额骨

筛骨

泪骨

鼻骨

颧骨

蝶骨

上颌骨

下颌骨

顶骨

颞骨

枕骨

头骨的骨骼2

　　从正面看，最突出的颅骨是形成额头的额骨、形成脸颊的颧骨，以及上颌骨和下颌骨。颅骨的背面和侧面主要包括枕骨和顶骨。中耳内有3块被称为听小骨的小骨头，严格意义上说，这3块能将声波从耳膜传导到内耳的小骨头并不是头骨的一部分。

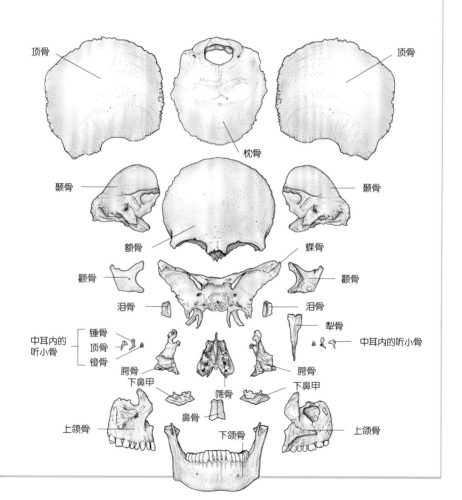

- 顶骨
- 顶骨
- 枕骨
- 颞骨
- 颞骨
- 额骨
- 蝶骨
- 颧骨
- 颧骨
- 泪骨
- 泪骨
- 犁骨
- 中耳内的听小骨
  - 锤骨
  - 顶骨
  - 镫骨
- 中耳内的听小骨
- 腭骨
- 腭骨
- 下鼻甲
- 下鼻甲
- 筛骨
- 上颌骨
- 鼻骨
- 上颌骨
- 下颌骨

脊柱的结构

　　脊柱由26块骨骼组成，这些环状骨骼被称为椎骨，它们通过一系列活动关节连接在一起。夹在相邻椎骨之间的是有弹性的、外层具有坚韧软骨的减震椎间盘。椎骨主要有3种类型：颈部的颈椎、上背部的胸椎和腰部的腰椎。脊柱底部是楔形骶骨和尾骨，这两部分均由几块融合在一起的椎骨组成。

脊髓

　　被脊柱上的33块椎骨保护的脊髓是神经组织的重要线路，可在大脑和身体不同部位之间传递信息。

椎骨的棘突

　　这些骨性突起从每块椎骨的后面延伸出来。3个突起是肌肉的定位点，另外4个形成与相邻椎骨之间的关节突。

脊神经

　　有31对神经与脊髓相连，它们从椎骨之间的间隙伸出，并延伸到身体的各个组织和器官。

骶骨

　　骶骨由融合在一起的5块椎骨组成。

尾骨

　　构成尾骨的4块尾椎比其他椎骨小得多。

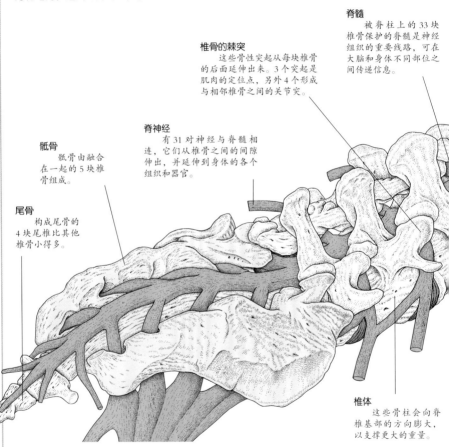

椎体

　　这些骨柱会向脊椎基部的方向膨大，以支撑更大的重量。

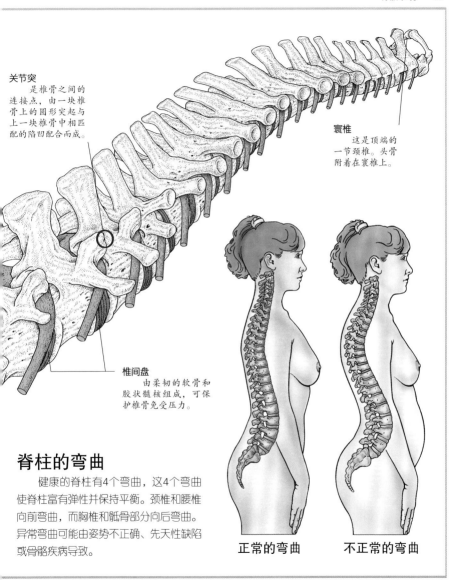

关节突
　　是椎骨之间的连接点，由一块椎骨上的圆形突起与上一块椎骨中相匹配的陷凹配合而成。

寰椎
　　这是顶端的一节颈椎。头骨附着在寰椎上。

椎间盘
　　由柔韧的软骨和胶状髓核组成，可保护椎骨免受压力。

脊柱的弯曲

　　健康的脊柱有4个弯曲，这4个弯曲使脊柱富有弹性并保持平衡。颈椎和腰椎向前弯曲，而胸椎和骶骨部分向后弯曲。异常弯曲可能由姿势不正确、先天性缺陷或骨骼疾病导致。

正常的弯曲　　**不正常的弯曲**

脊柱的区域

脊柱的每一部分都与特定的功能相适应。颈椎支撑头部和颈部，胸椎固定肋骨，脊柱底部强壮的承重区可让人体在运动期间保持稳定的重心。虽然形状各不相同，但椎骨通常包括被称为椎体的骨柱和可供肌肉附着的突起。

颈椎（7块）

颈椎

一块典型的颈椎骨有两个翼状的侧面突起。两个突起上各有一个孔，允许动脉通过以将血液运送到大脑。

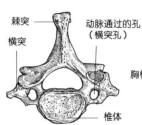

棘突

横突

动脉通过的孔（横突孔）

椎体

胸椎（12块）

胸椎

胸椎是胸部保护性胸廓的一部分。每块胸椎骨中的突起和椎体上都有可供一对肋骨嵌入的小陷凹。

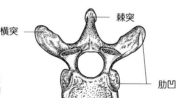

横突

棘突

肋凹

椎体

腰椎（5块）

腰椎

腰椎骨有很大的椎体，这表示它在支撑身体主要部分的重量中起很大作用。关节突有助于运动。

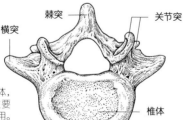

横突

棘突

关节突

椎体

骶骨（5块融合）

尾骨（4块融合）

脊柱关节的运动

　　脊柱结构坚固，可以保持头部和身体的直立，但它也足够灵活，可以让上半身弯曲、扭动。椎骨之间的软骨盘可以承受巨大的力量，在剧烈活动时，每平方厘米可承受达几百公斤的压力。脊柱周围强劲的韧带和肌肉一方面可使椎骨保持稳固，另一方面也帮助控制运动。

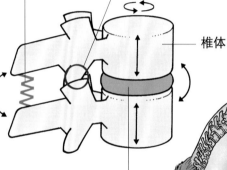

韧带
　　在运动时稳定椎骨，并使它们保持在一条直线上。

关节突
　　有助于确定椎骨之间的活动程度。

椎体

椎间盘
　　承受脊柱轴线方向的力，在脊柱弯曲或扭动时起到滚珠轴承的作用。

脊柱关节
　　单个的脊柱关节无法大范围活动，但是所有关节一起发挥作用，会使脊柱有很大的灵活性，可以使其向后拱起、左右扭动或向前弯曲。

灵活性
　　椎骨的形状限制了人体能够向前弯曲。组成颈椎的 7 块椎骨是最灵活的。

骨的结构

骨骼由骨基质中的特化细胞组成，骨基质主要包含蛋白质纤维、水和矿物质。长骨的中心是髓管，其中包含了骨髓和血管。骨髓周围是松质骨（海绵状骨）和皮质骨（硬骨），松质骨中也包含骨髓。骨的表面覆盖着骨膜。

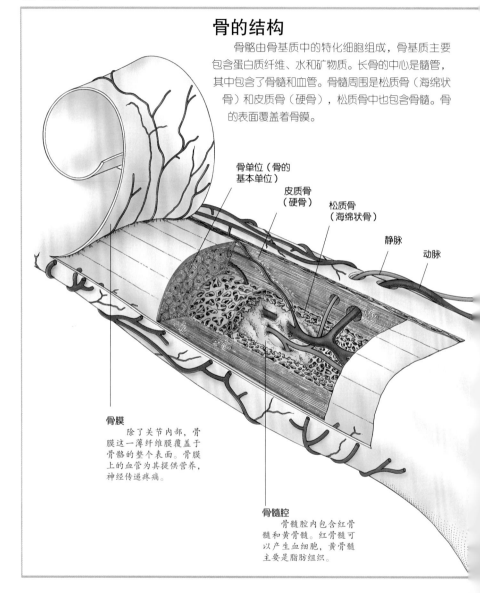

骨单位（骨的基本单位）

皮质骨（硬骨）

松质骨（海绵状骨）

静脉

动脉

骨膜
　　除了关节内部，骨膜这一薄纤维膜覆盖于骨骼的整个表面。骨膜上的血管为其提供营养，神经传递疼痛。

骨髓腔
　　骨髓腔内包含红骨髓和黄骨髓。红骨髓可以产生血细胞，黄骨髓主要是脂肪组织。

长骨

长骨主要位于四肢，其两端都有一个被称为骨骺的区域。儿童的骨骺主要由软骨组成，成年人的骨骺硬化成为松质骨（海绵状骨）。长骨的中心轴叫作骨干。

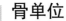

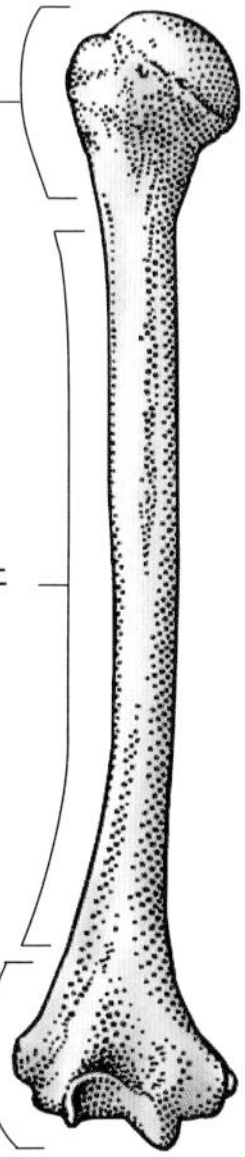

骨骺 —

骨干 —

骨骺 —

骨单位

骨单位，又被称为哈弗斯系统，是组成皮质骨（硬骨）的结构单元。骨单位是棒状单元，被称为骨板的同心层骨组织包围着中心管。

骨板
在每层骨组织中，胶原蛋白纤维（一种蛋白质）面向不同的方向以增加强度。

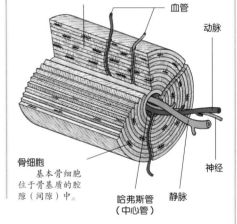

血管

动脉

神经

静脉

骨细胞
基本骨细胞位于骨基质的腔隙（间隙）中。

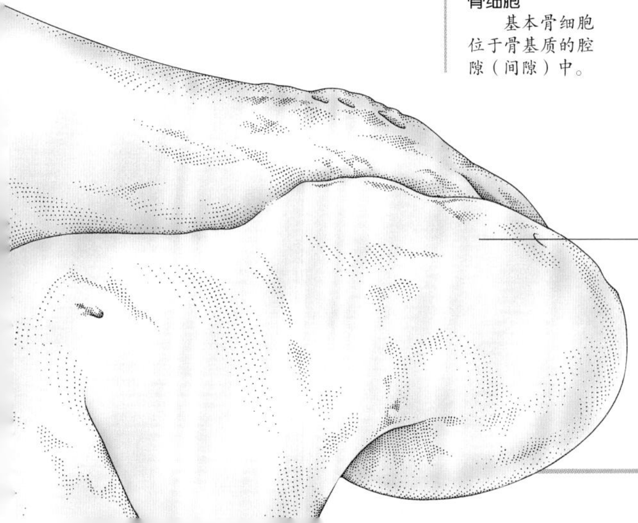

哈弗斯管（中心管）

骨骺
长骨的两端被称为骨骺。

骨的生长

　　在长骨骨柄（骨干）和长骨末端（骨骺）之间的是生长区域，叫作骺板。软骨细胞在这里增殖并形成柱状物，将老的细胞推向骨干中部。软骨细胞逐渐增大，最终死亡，给新骨细胞留下生长空间。骨骼生长持续到17岁左右。

生长

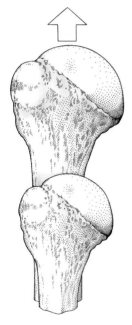

骺板的位置
　　灰色区域是骺板。这部分区域靠近长骨的末端。

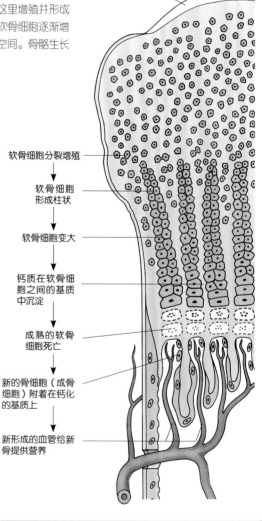

关节软骨

软骨细胞分裂增殖

软骨细胞形成柱状

软骨细胞变大

钙质在软骨细胞之间的基质中沉淀

成熟的软骨细胞死亡

新的骨细胞（成骨细胞）附着在钙化的基质上

新形成的血管给新骨提供营养

骨的修复

　　骨骼是一种活组织，在人的一生中，骨组织在不断地分解、重建。如果发生骨折，骨骼可以再生，最终骨折线会与新的组织连接在一起。修复机制在骨骼受损后迅速激活，但是新骨可能需要几周的时间才能长成。修复完成后，骨折的部位要几个月的时间才能达到临床愈合。

血凝块形成

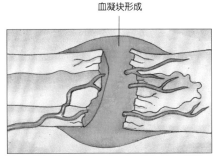

纤维组织网

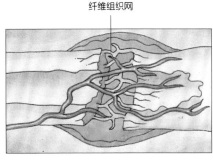

骨折 1 小时后
　　骨折后，骨骼几乎是第一时间开启愈合程序。在受伤部位，受损血管的血液迅速形成凝块，阻止再次出血。

几天后
　　成纤维细胞开始建立纤维组织网，即骨痂。骨痂逐渐弥合了骨折端之间的空隙，并取代了血凝块。

松质骨形成

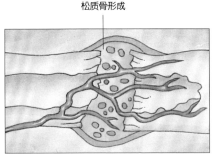

新的密质骨

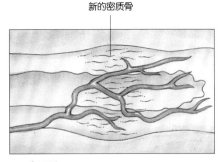

1~2 周后
　　柔软的松质骨在骨痂上沉积，填充纤维网并维持骨端稳定。损伤的血管已经愈合，并穿过受损区域生长。

2~3 个月后
　　新的密质骨取代了骨痂，修复完成。骨折部位周围的肿胀逐渐减轻，骨骼逐渐达到临床愈合。

关节结构

关节是两块骨骼连接的地方,可按结构或活动方式将其进行分类。身体中的大多数关节都是滑膜关节。滑膜关节是灵活、润滑的关节,接触表面可相互滑动,例如下图展示的膝关节。关节软骨覆盖骨端,韧带提供稳定性,关节囊附着于关节的周围,周围的肌肉带动关节活动。

关节软骨
在骨端接触的地方,结缔组织提供了一个平滑的保护面,以便于骨端进行移动。

外韧带
增厚的包膜形成了这些纤维索,它们可使关节保持稳定,尤其是保证了运动中的关节的稳定。一些关节还有内韧带以增加稳定性,如膝关节。

半月板
半月板是膝关节中的软骨板。它们帮助承重骨缓冲震动。

内韧带

关节囊(剖面图)

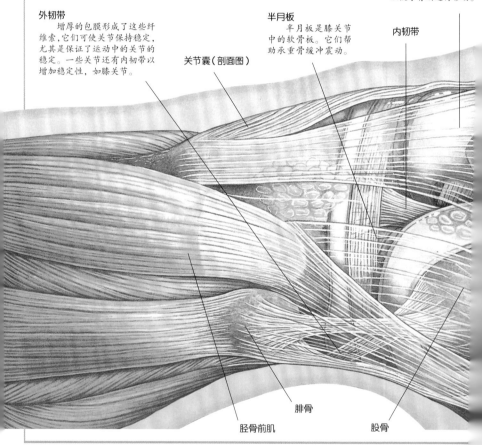

腓骨

胫骨前肌

股骨

不动关节和微动关节

　　并非所有关节都可以自由移动。人体的生长完成后，颅骨的骨骼被纤维组织固定在一起，形成不可移动的缝合关节。在小腿，胫骨和腓骨由韧带固定，仅允许小幅度移动。

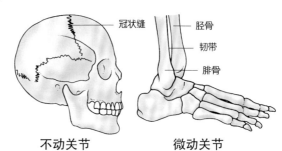

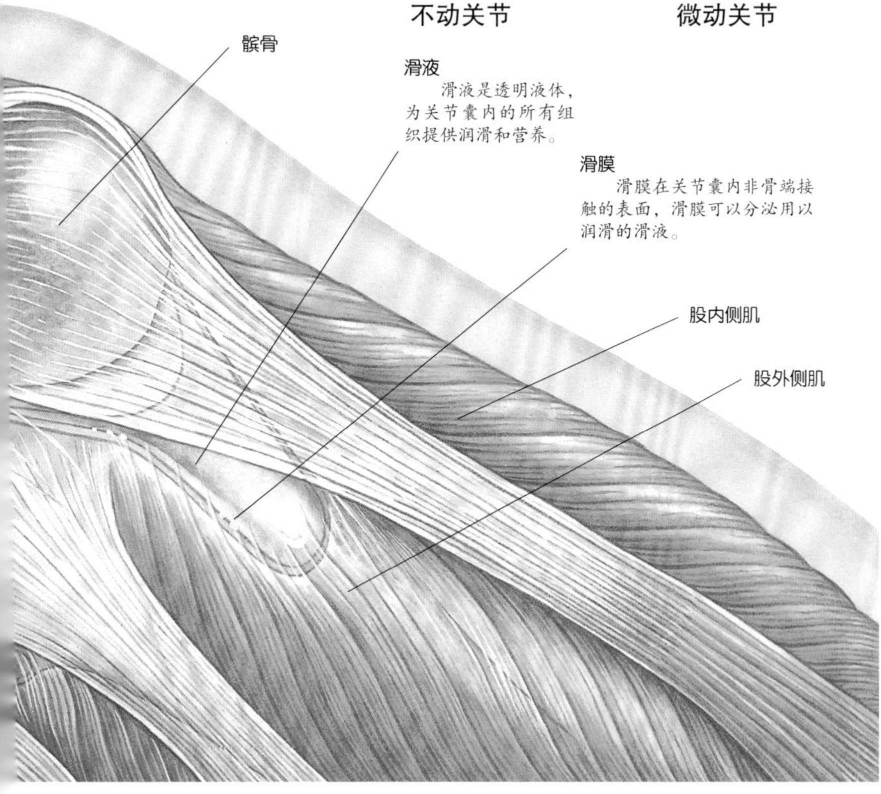

冠状缝

胫骨
韧带
腓骨

不动关节　　　　**微动关节**

髌骨

滑液
　　滑液是透明液体，为关节囊内的所有组织提供润滑和营养。

滑膜
　　滑膜在关节囊内非骨端接触的表面，滑膜可以分泌用以润滑的滑液。

股内侧肌

股外侧肌

滑膜关节的类型

在滑膜关节中，关节软骨表面的形状和它们的组合方式决定了关节运动的范围和方向。屈戌关节和车轴关节仅能在一个平面内移动（例如从一侧到另一侧或从上到下），而椭圆关节则能够在两个平面上以相互垂直的角度移动。身体中的大多数关节可以在两个以上的平面内移动，从而使大范围运动成为可能。

车轴关节

一块骨的突起在另一块骨的环状骨窝内转动，或者环状骨窝绕着骨突转动。脊柱最上方的两块颈椎骨形成的车轴关节使得头部可以左右转动，这样才能摇头表示"不"。

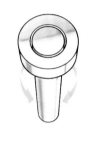

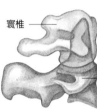

寰椎

枢椎

屈戌关节

一种最常见的关节，一块骨的凸面对应另一块骨的凹面。这种关节只能在一个平面上移动。肘部和膝部是改进版的屈戌关节：在一个平面上它们很容易就能完成上下弯曲，也能够在非常有限的范围内旋转。

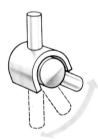

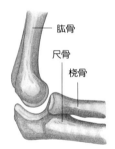

肱骨

尺骨

桡骨

椭圆关节

表现为被置于椭圆形空腔内部的椭圆形或卵形的骨端，前臂的桡骨和手部的舟骨便由椭圆关节相连。这种类型的关节可以弯曲或伸展，并能从一侧移动到另一侧，但在旋转方面较为受限。

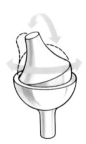

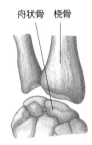

舟状骨　桡骨

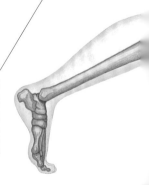

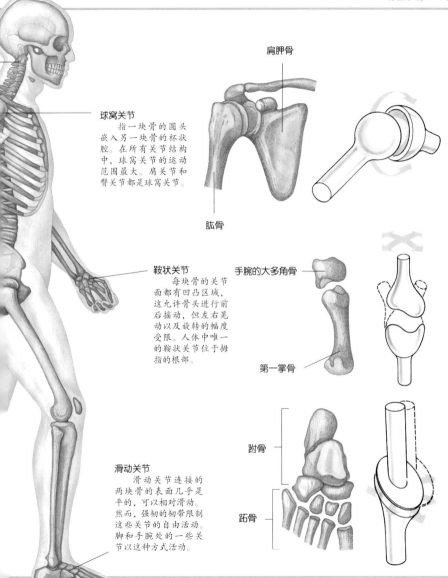

肩胛骨

球窝关节

　　指一块骨的圆头嵌入另一块骨的杯状腔。在所有关节结构中，球窝关节的运动范围最大。肩关节和臀关节都是球窝关节。

肱骨

鞍状关节

　　每块骨的关节面都有凹凸区域，这允许骨头进行前后摇动，但左右晃动以及旋转的幅度受限。人体中唯一的鞍状关节位于拇指的根部。

手腕的大多角骨

第一掌骨

滑动关节

　　滑动关节连接的两块骨的表面几乎是平的，可以相对滑动。然而，强韧的韧带限制这些关节的自由活动。脚和手腕处的一些关节以这种方式活动。

跗骨

跖骨

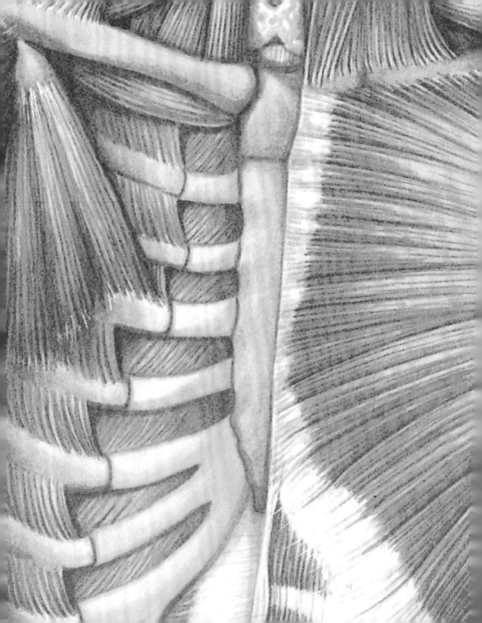

肌肉系统

　　骨骼肌几乎占人体总重量的一半，它们会为身体的运动和保持姿势提供力量。大部分骨骼肌横跨关节，将一块骨与另一块骨连接起来，并且在神经冲动的作用下成组活动；骨骼肌通常可以随意运动。

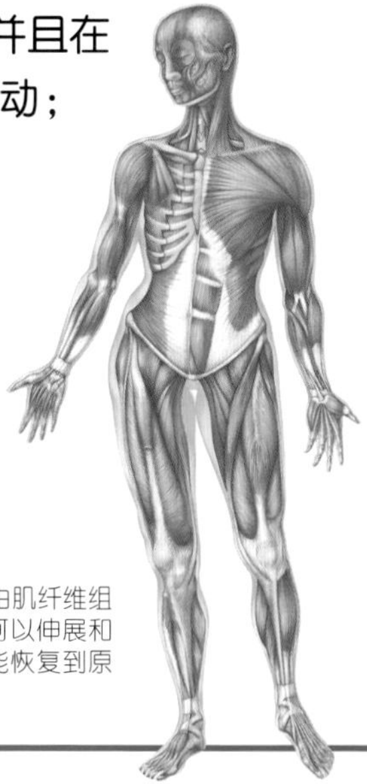

肌肉
　　肌肉由肌纤维组成，它们可以伸展和收缩，并能恢复到原来的形状。

人体的肌肉1

人体中有600多块骨骼肌，它们在不同层面上相互交叠。骨骼肌通常附着在骨的一端，跨过骨关节附在另一块骨上。肌肉收缩时会带动一块骨移动，而另一块骨保持稳定。皮肤下面的肌肉叫作浅层肌肉（图示的右半边），浅层肌肉下方是深层肌肉（图示的左半边）。

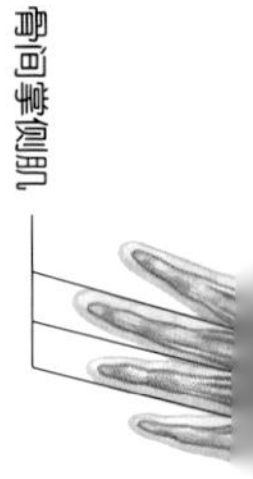

骨间掌侧肌

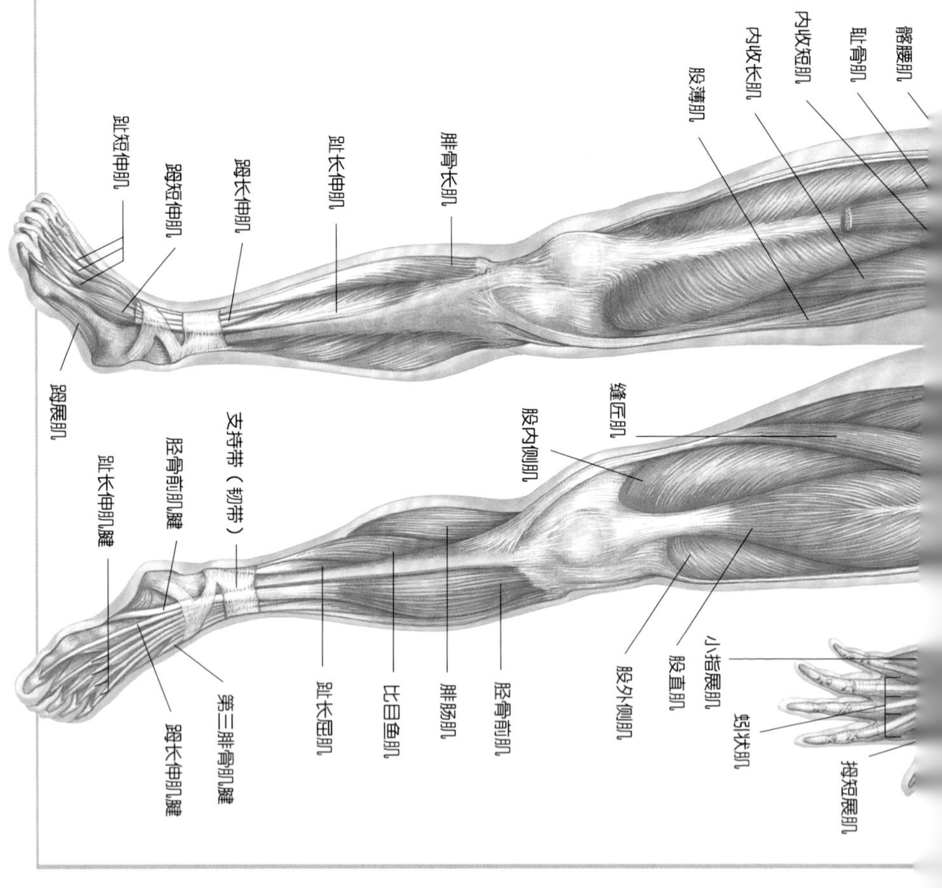

髂腰肌

趾骨肌

内收短肌

内收长肌

股薄肌

趾短伸肌

蹈短伸肌

蹈长伸肌

趾长伸肌

腓骨长肌

缝匠肌

股内侧肌

蹈展肌

支持带（韧带）

胫骨前肌腱

趾长伸肌腱

第三腓骨肌腱

蹈长伸肌腱

趾长屈肌

比目鱼肌

腓肠肌

胫骨前肌

股直肌

小指展肌

股外侧肌

蚓状肌

拇短展肌

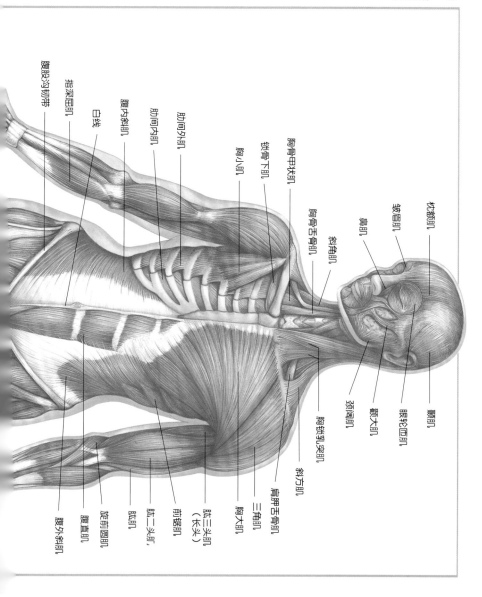

腹股沟韧带
指深屈肌
白线
腹内斜肌
肋间内肌
肋间外肌
肋骨下肌
胸小肌
胸骨甲状肌
胸骨舌骨肌
斜角肌
鼻肌
皱眉肌
枕额肌
颞肌

颞肌
眼轮匝肌
颧大肌
颊肌
胸锁乳突肌
颈阔肌
斜方肌
肩胛舌骨肌
三角肌
胸大肌
肱三头肌（长头）
前锯肌
肱肌
肱二头肌
旋前圆肌
腹直肌
腹外斜肌

人体的肌肉 2

上背部的颈肌和巨大的三角肌可稳定头部和肩部，并带动头、肩进行一系列的复杂活动。人体中最强健的肌肉是脊柱沿侧的肌肉，它们负责维持体姿，并提供上举和推动的力量。图片为身体肌肉分布的后视图，左侧标示的是深层肌肉，右侧为浅层肌肉。

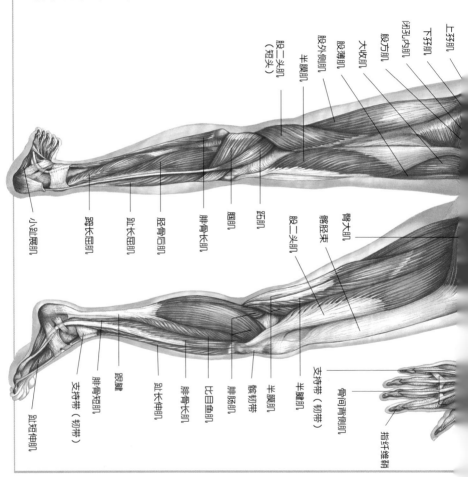

上孖肌
下孖肌
闭孔内肌
股方肌
大收肌
股薄肌
股外侧肌
半膜肌
股二头肌（短头）

臂大肌
髂胫束
股二头肌

小趾展肌
跛长屈肌
趾长屈肌
胫骨后肌
腓骨长肌
腘肌
跖肌
趾短伸肌

趾短伸肌
支持带（韧带）
腓骨短肌
跟腱
趾长伸肌
腓骨长肌
比目鱼肌
腓肠肌
腘绳肌
半膜肌
半腱肌
支持带（韧带）
骨间背侧肌
指纤维鞘

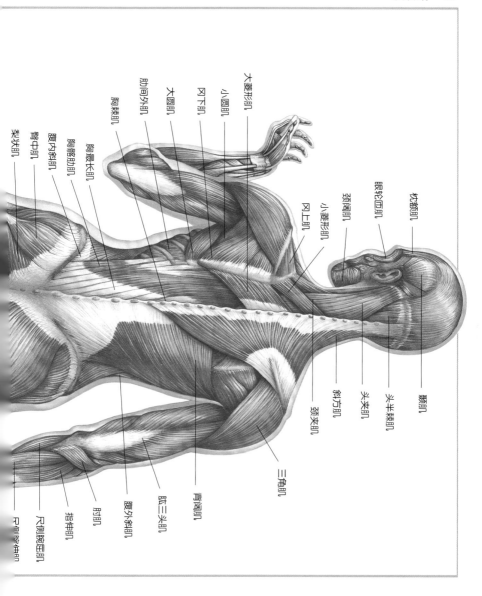

大菱形肌
冈下肌
小圆肌
大圆肌
肋间外肌
胸棘肌
胸最长肌
胸髂肋肌
腹内斜肌
臀中肌
梨状肌

小菱形肌
冈上肌

枕额肌
眼轮匝肌
颈阔肌

颞肌
头半棘肌
头夹肌
斜方肌
颈夹肌

三角肌

背阔肌
肱三头肌
腹外斜肌
肘肌
指伸肌
尺侧腕屈肌
尺侧腕伸肌

头部和面部肌肉

　　面部肌肉附着在皮肤上，控制各种动作。嘴和眼睛周围的浅层肌肉和深层肌肉的层次特别复杂，这些肌肉参与自发的动作，如说话时动嘴唇或扬起眉毛等。头部和颈部的其他肌肉控制其他一些功能，如把食物含在嘴中、咀嚼、吞咽和移动舌头（舌头本身也有肌肉）等。

头和颈的后面

　　颈部背部和两侧的大块肌肉（如胸锁乳突肌），可帮助头部进行屈伸、旋转等动作。图片左侧标示的是浅层肌肉，右侧为深层肌肉。

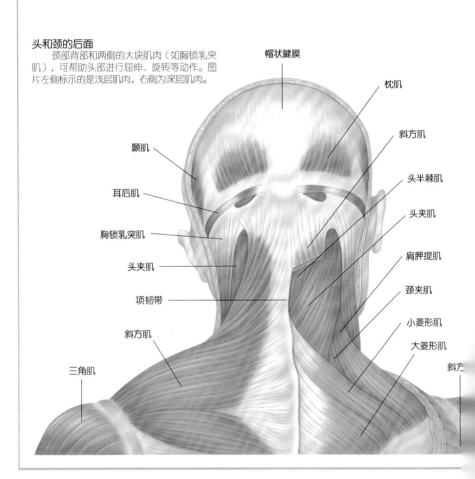

帽状腱膜

枕肌

斜方肌

头半棘肌

头夹肌

肩胛提肌

颈夹肌

小菱形肌

大菱形肌

斜方

颞肌

耳后肌

胸锁乳突肌

头夹肌

项韧带

斜方肌

三角肌

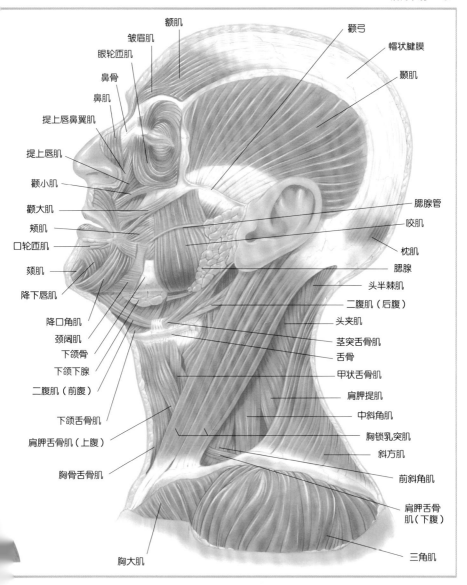

额肌

皱眉肌

眼轮匝肌

鼻骨

鼻肌

提上唇鼻翼肌

提上唇肌

颧小肌

颧大肌

颊肌

口轮匝肌

颏肌

降下唇肌

降口角肌

颈阔肌

下颌骨

下颌下腺

二腹肌（前腹）

下颌舌骨肌

肩胛舌骨肌（上腹）

胸骨舌骨肌

胸大肌

颧弓

帽状腱膜

颞肌

腮腺管

咬肌

枕肌

腮腺

头半棘肌

二腹肌（后腹）

头夹肌

茎突舌骨肌

舌骨

甲状舌骨肌

肩胛提肌

中斜角肌

胸锁乳突肌

斜方肌

前斜角肌

肩胛舌骨肌（下腹）

三角肌

面部表情

　　面部表情是一种重要的交流方式，它可以传达一个人的情绪和情感。表情所涉及的肌肉系统非常复杂，这一复杂系统可以表现许多细微的差别。面部肌肉嵌入皮肤内（附在可动部分上），这意味着即使是轻微的肌肉收缩也会使面部皮肤运动。

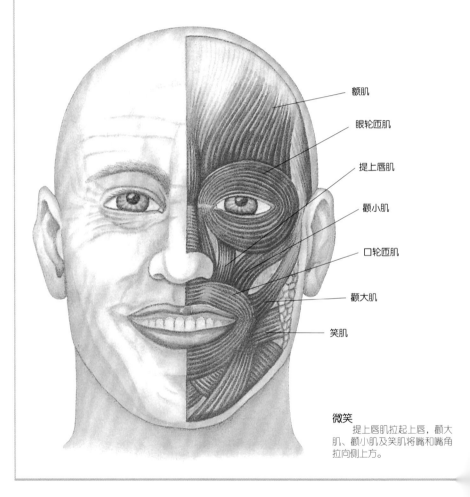

额肌

眼轮匝肌

提上唇肌

颧小肌

口轮匝肌

颧大肌

笑肌

微笑
　　提上唇肌拉起上唇，颧大肌、颧小肌及笑肌将嘴和嘴角拉向侧上方。

皱眉

　　额肌和皱眉肌使眉毛皱起，鼻肌可使鼻孔扩大，眼轮匝肌使眼睛缩小。颈阔肌和降肌将嘴和嘴角拉向下侧方，颏肌使下巴皱起。

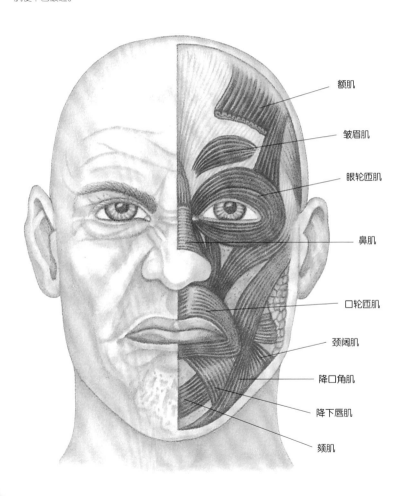

额肌

皱眉肌

眼轮匝肌

鼻肌

口轮匝肌

颈阔肌

降口角肌

降下唇肌

颏肌

肌腱连接

　　肌腱是连接骨骼肌和骨骼结缔组织的纤维束。有些肌腱有腱鞘包裹，尤其是位于手脚的肌腱。腱鞘内有滑液，可以减少肌腱在运动时的摩擦。附着在手骨上的肌腱伸展到肘部，控制手肘附近的肌肉。

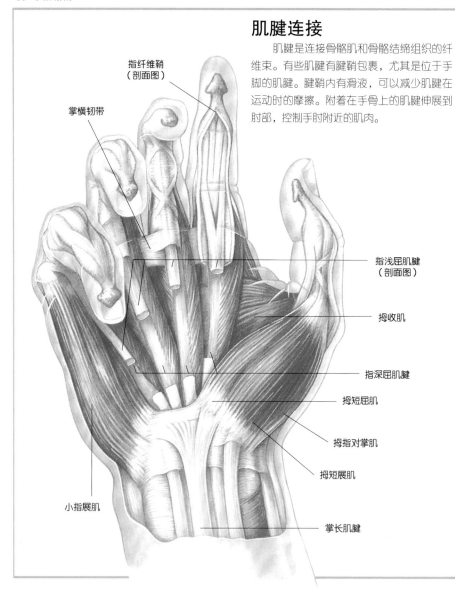

指纤维鞘
（剖面图）

掌横韧带

指浅屈肌腱
（剖面图）

拇收肌

指深屈肌腱

拇短屈肌

拇指对掌肌

拇短展肌

小指展肌

掌长肌腱

足部的肌腱

足部骨骼运动的控制方式与手部类似。长肌腱从腿部前后的肌肉向下延伸到足部，使脚踝和脚趾的铰链关节弯折（弯曲）、伸展（伸直）。

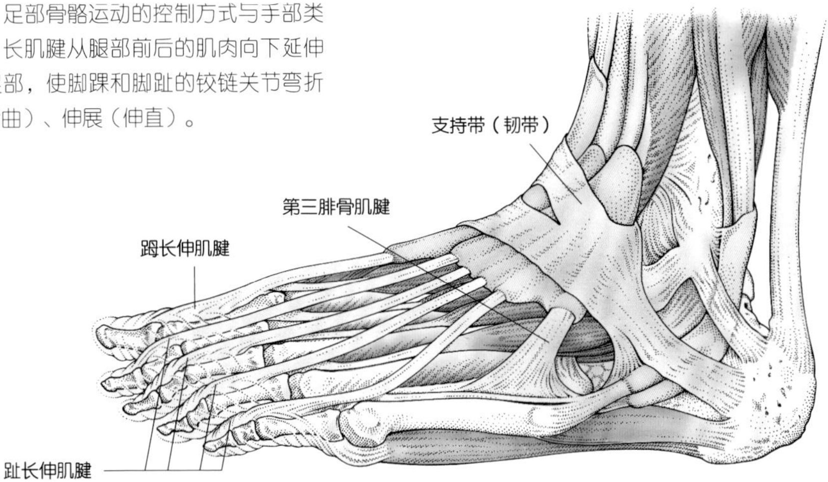

支持带（韧带）

第三腓骨肌腱

蹈长伸肌腱

趾长伸肌腱

腱骨连接

夏贝氏纤维（也叫贯通纤维）将肌腱与骨骼紧密连接。这些连接组织是胶原（蛋白）纤维的延伸，这种纤维是肌腱的主要成分。它们穿过骨表面膜（骨膜），紧密附着在骨的外部。夏贝氏纤维提供的坚固锚定使肌腱牢固地附着在骨骼上，即使在运动时也是如此。

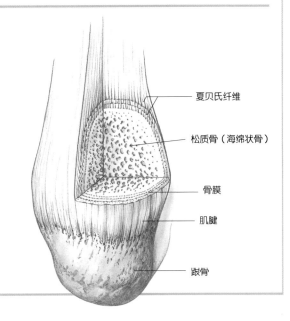

夏贝氏纤维

松质骨（海绵状骨）

骨膜

肌腱

跟骨

肌肉的结构

骨骼肌由排列紧密的细长细胞组成，这些细胞叫作肌纤维。肌纤维通过纤维结缔组织连接在一起。肌肉组织中有无数毛细血管穿过，为肌肉提供收缩所需的大量氧气和葡萄糖。

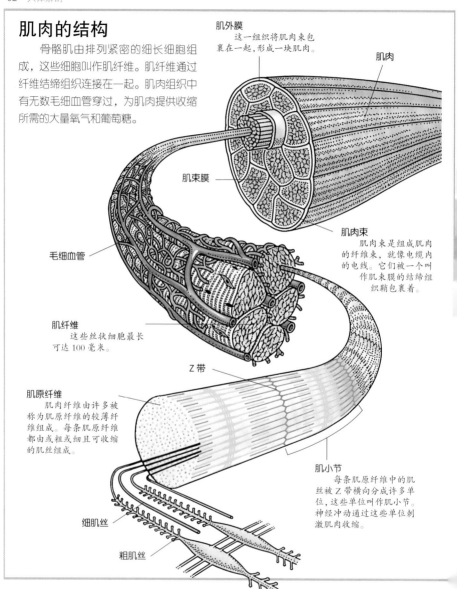

肌外膜
这一组织将肌肉束包裹在一起，形成一块肌肉。

肌肉

肌束膜

肌肉束
肌肉束是组成肌肉的纤维束，就像电缆内的电线。它们被一个叫作肌束膜的结缔组织鞘包裹着。

毛细血管

肌纤维
这些丝状细胞最长可达 100 毫米。

Z 带

肌原纤维
肌肉纤维由许多被称为肌原纤维的较薄纤维组成。每条肌原纤维都由或粗或细且可收缩的肌丝组成。

肌小节
每条肌原纤维中的肌丝被 Z 带横向分成许多单位，这些单位叫作肌小节。神经冲动通过这些单位刺激肌肉收缩。

细肌丝

粗肌丝

肌肉的类型

　　肌肉共分为3种类型：骨骼肌、平滑肌和心肌。骨骼肌由成束的长条状肌纤维（细胞）组成；平滑肌由短的梭形肌纤维层叠而成，主要出现在肠等内脏器官的壁上；心肌由短且相互连接的肌纤维组成，心肌仅存在于心脏中。

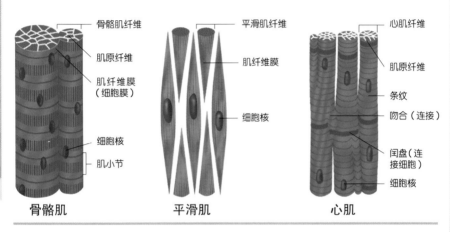

骨骼肌纤维
肌原纤维
肌纤维膜（细胞膜）
细胞核
肌小节

骨骼肌

平滑肌纤维
肌纤维膜
细胞核

平滑肌

心肌纤维
肌原纤维
条纹
吻合（连接）
闰盘（连接细胞）
细胞核

心肌

肌肉如何收缩

　　在松弛的肌肉中，粗肌丝和细肌丝部分重叠。当肌肉收缩时，粗肌丝像交错的手指一样在细肌丝之间进一步滑动。这种活动将整条肌肉纤维缩短。

　　肌肉纤维越短，整块肌肉的收缩程度越大。

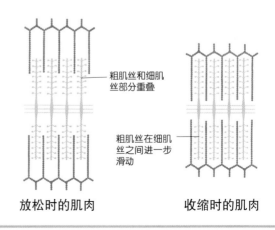

粗肌丝和细肌丝部分重叠

粗肌丝在细肌丝之间进一步滑动

放松时的肌肉　　　　**收缩时的肌肉**

杠杆系统

　　大多数身体运动利用的都是杠杆原理，施加到刚性杠杆臂某部分的力经由枢轴点或支点，转而支撑杠杆上其他地方的重量。在身体中，肌肉施加力量，骨骼充当杠杆，关节作为支点，这一杠杆系统使身体部位移动。

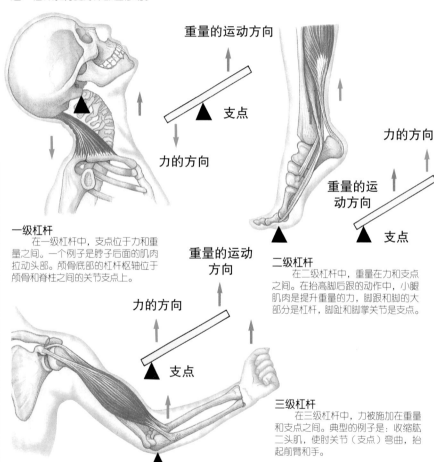

一级杠杆

　　在一级杠杆中，支点位于力和重量之间。一个例子是脖子后面的肌肉拉动头部。颅骨底部的杠杆枢轴位于颅骨和脊柱之间的关节支点上。

二级杠杆

　　在二级杠杆中，重量在力和支点之间。在抬高脚后跟的动作中，小腿肌肉是提升重量的力，脚跟和脚的大部分是杠杆，脚趾和脚掌关节是支点。

三级杠杆

　　在三级杠杆中，力被施加在重量和支点之间。典型的例子是：收缩肱二头肌，使肘关节（支点）弯曲，抬起前臂和手。

稳定作用的肌肉

　　颈部和上背部的肌肉提供力量和支持。颈部肌肉帮助承担头部的重量，并使头部保持直立。肩部关节的运动范围比身体任何其他关节都要大，附着在三角状肩胛骨上的上背部肌肉有助于稳定肩部。在右图中，右侧标示的是浅层肌肉，左侧标示的是深层肌肉。

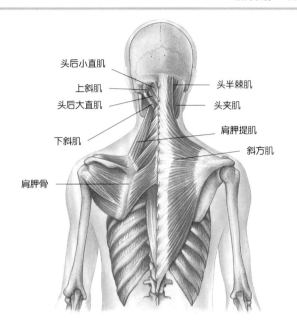

头后小直肌

上斜肌

头后大直肌

下斜肌

肩胛骨

头半棘肌

头夹肌

肩胛提肌

斜方肌

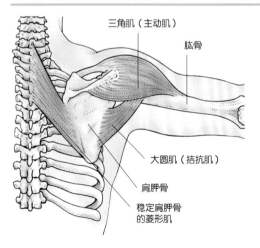

三角肌（主动肌）

肱骨

大圆肌（拮抗肌）

肩胛骨

稳定肩胛骨的菱形肌

肌肉的合作

　　收缩进而引发运动的肌肉被称为主动肌，放松的肌肉被称为拮抗肌。为了抬高上臂，三角肌的前部和后部彼此平衡，肌肉中部的纤维收缩，将手臂向上拉动。连接肱骨与肩胛骨下部的大圆肌放松，以允许这一运动发生。有时，起稳定作用的肌肉也在这种协调的肌肉活动中发挥作用。

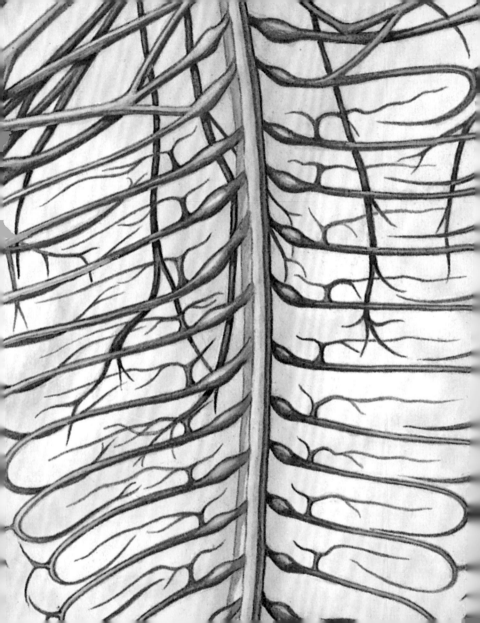

神经系统

大脑和身体的其他部分持续不断地
受数亿个电信号和化学信号影响。这种
不间断的活动源于神经元、神经细胞及
神经纤维。大脑和脊髓中的神经
元组成了中枢神经系统，中枢
神经系统通过周围神经与身体
其他部分相连。

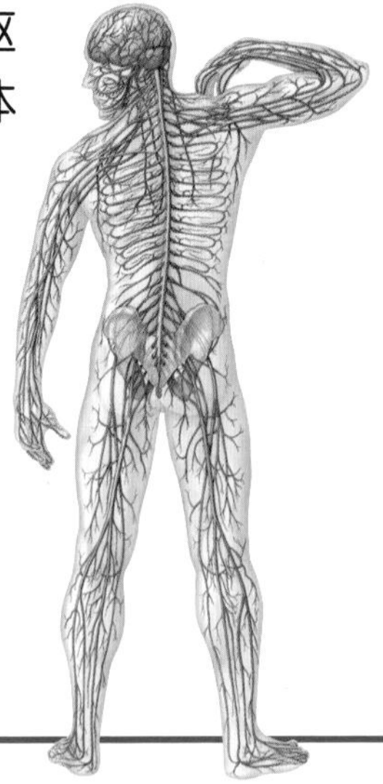

神经
神经网络遍布全
身。从脊髓（左页）产
生的神经延展至躯干和
四肢。

神经系统

　　神经系统有两个主要部分。中枢神经系统（CNS）由脑和脊髓组成。神经纤维从中枢神经系统延伸至全身，形成了周围神经系统（PNS）。周围神经系统不断地向中枢神经系统传递信息，中枢神经系统对信息进行处理，再反馈至周围神经系统。周围神经系统中的一些神经纤维会聚集成组，以保证重要区域处于精密控制之下。

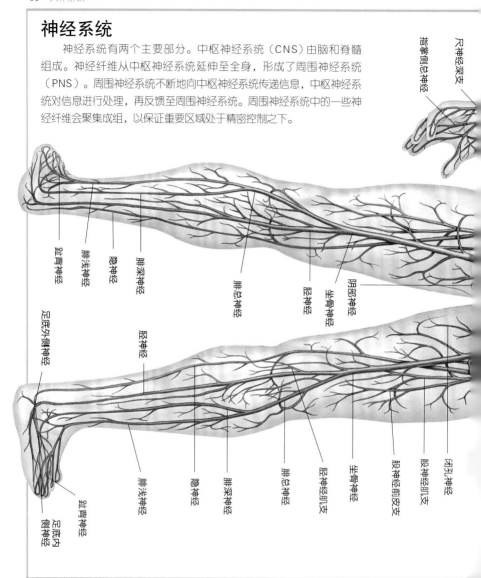

尺神经深支
掌侧总神经

趾背神经
腓浅神经
隐神经
腓深神经
腓总神经
胫神经
阴部神经
坐骨神经

足底外侧神经
胫神经

趾背神经
足底内侧神经
腓浅神经
隐神经
腓深神经
腓总神经
胫神经肌支
坐骨神经
股神经前皮支
股神经肌支
闭孔神经

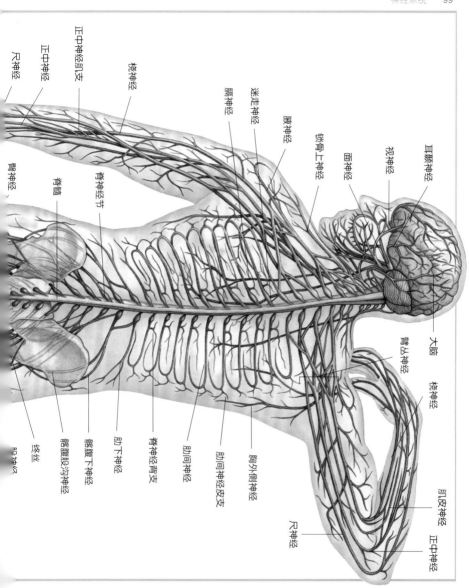

尺神经

正中神经

正中神经肌支

桡神经

膈神经

迷走神经

锁骨上神经

面神经

视神经

耳颞神经

臂神经

脊神经节

脊髓

臀神经

终丝

髂腹股沟神经

髂腹下神经

脊神经背支

助下神经

肋间神经

肋间神经皮支

胸外侧神经

臂丛神经

大脑

桡神经

尺神经

肌皮神经

正中神经

周围神经系统

　　周围神经系统由3个部分组成：自主神经系统、感觉神经系统和运动神经系统。自主神经系统（蓝色）有两个部分——交感神经和副交感神经，这一神经系统控制不自主运动；感觉神经系统（红色）将信息从周围传递到中枢神经系统；运动神经系统（紫色）将信号从大脑传送到可自主运动的骨骼肌。

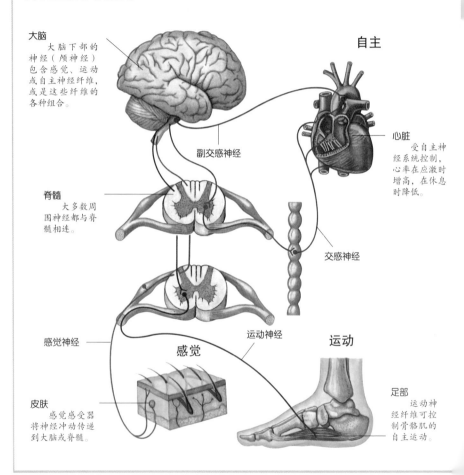

大脑
　　大脑下部的神经（颅神经）包含感觉、运动或自主神经纤维，或是这些纤维的各种组合。

自主

副交感神经

心脏
　　受自主神经系统控制，心率在应激时增高，在休息时降低。

脊髓
　　大多数周围神经都与脊髓相连。

交感神经

感觉神经

运动神经

感觉

运动

皮肤
　　感觉感受器将神经冲动传递到大脑或脊髓。

足部
　　运动神经纤维可控制骨骼肌的自主运动。

神经结构

　　大多数神经由被称为纤维束的多束神经纤维组成，纤维束通过组织结合在一起。延伸至身体某一特定部位的神经通常携带着两种纤维：感觉（传入）纤维和运动（传出）纤维。感觉（传入）纤维将皮肤感受器、感觉器官和内脏器官的冲动传递回大脑和脊髓；运动（传出）纤维将大脑和脊髓的信号传递给肌肉或腺体。

神经节
　　神经节是神经胞体的集合。神经纤维从胞体伸出，彼此平行延伸。

神经外膜
　　这一组织围绕着纤维束，将其结合在一起，形成神经。

髓鞘
　　髓鞘是一层脂肪组织，保护神经纤维。

静脉　动脉

纤维

纤维束
　　纤维束指的是在中枢神经系统内，起止、行程和功能相同，且集聚并走行在一起的一束神经纤维。

神经束膜
　　将神经纤维分隔成束的光滑透明的薄膜。

神经元

　　神经系统的基本单位是一种叫作神经元或神经细胞的特殊细胞。神经元有一个具有中央核的胞体和各种对维持细胞生命而言很重要的其他结构。神经元有长长的突起，称为轴突（神经纤维）和树突。轴突将神经冲动从细胞中传导出去，树突则接收来自其他神经元的冲动。

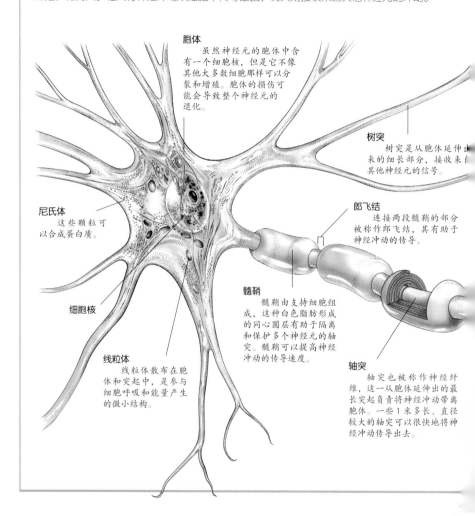

胞体
虽然神经元的胞体中含有一个细胞核，但是它不像其他大多数细胞那样可以分裂和增殖。胞体的损伤可能会导致整个神经元的退化。

树突
树突是从胞体延伸出来的细长部分，接收来自其他神经元的信号。

尼氏体
这些颗粒可以合成蛋白质。

郎飞结
连接两段髓鞘的部分被称作郎飞结，其有助于神经冲动的传导。

细胞核

髓鞘
髓鞘由支持细胞组成，这种白色脂肪形成的同心圆层有助于隔离和保护多个神经元的轴突。髓鞘可以提高神经冲动的传导速度。

线粒体
线粒体散布在胞体和突起中，是参与细胞呼吸和能量产生的微小结构。

轴突
轴突也被称作神经纤维，这一从胞体延伸出的最长突起负责将神经冲动带离胞体。一些1米多长、直径较大的轴突可以很快地将神经冲动传导出去。

神经元种类

　　由于神经元的功能和在体内位置不同，其胞体的形状和大小，以及神经元的种类、数量和突触长度也有很大不同。右图是3种主要的神经元：单极型、双极型和多极型。

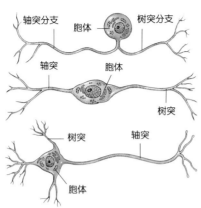

轴突分支　胞体　树突分支

轴突　胞体

树突

树突　轴突

胞体

单极神经元

　　单极神经元仅有一个突起，分为两支，一端起树突作用，接受神经冲动；一端起轴突作用，传导神经冲动。单极神经元通常为感觉神经元。

双极神经元

　　存在于视网膜和内耳的双极神经元有一个轴突和一个树突。

多级神经元

　　大脑和脊髓中的大多数神经元都是多级神经元，有一个轴突和多个树突。

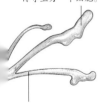

突触小体

　　突触小体中含有囊泡，囊泡中含有一种叫作神经递质的化学物质，这种物质可以将神经冲动从一个细胞传导至另一个细胞。

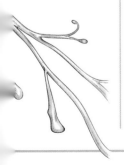

轴突末端纤维

支持细胞

　　多种支持细胞（主要是神经胶质细胞）起到了保护神经元和给予神经元结构支持的作用。最小的神经胶质细胞具有吞噬作用，另一些神经胶质细胞有助于隔离轴突，或调节脑脊液的流动。

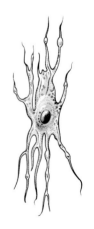

星形细胞

　　星形细胞的细胞质延伸出精细的突起。一些细胞突起与毛细血管相连，有助于调节神经元和血液间的物质流动。

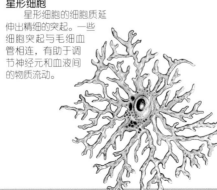

少突胶质细胞

　　这些细胞将它们的质膜缠绕在大脑和脊髓的神经元上，形成髓鞘。

神经元行为

　　神经元必须接受刺激达到阈值后才能产生神经冲动，神经冲动是沿着神经纤维运动的电流。当神经元接受刺激时，细胞膜内部的电荷由负变正。

　　神经冲动沿着神经纤维传递到末端的突触小体，触发化学物质（神经递质）的释放，神经递质穿过神经元和靶细胞之间的间隙，刺激靶细胞发生反应。

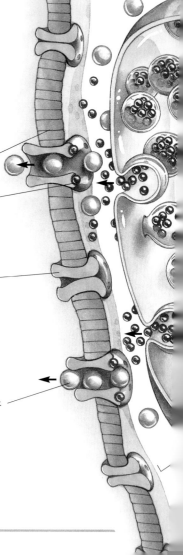

突触后膜

受体部位
　　神经递质与突触后膜上的蛋白质受体结合，使突触后膜对特定离子的通透性发生改变，例如带正电的钠离子可通过细胞膜。

膜通道
　　突触后膜对钠离子的通透性发生改变，允许钠离子通过，使得膜内负电位变为正电位。

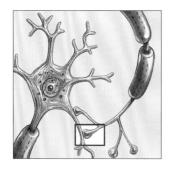

带正电荷的钠离子

突触
　　突触是神经元之间相互接触的结构（见右侧放大的结构），包括突触前膜、突触间隙和突触后膜。

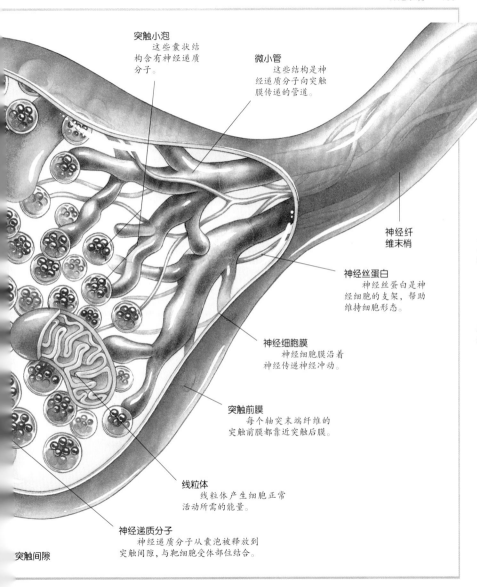

突触小泡
这些囊状结构含有神经递质分子。

微小管
这些结构是神经递质分子向突触膜传递的管道。

神经纤维末梢

神经丝蛋白
神经丝蛋白是神经细胞的支架，帮助维持细胞形态。

神经细胞膜
神经细胞膜沿着神经传递神经冲动。

突触前膜
每个轴突末端纤维的突触前膜都靠近突触后膜。

线粒体
线粒体产生细胞正常活动所需的能量。

神经递质分子
神经递质分子从囊泡被释放到突触间隙，与靶细胞受体部位结合。

突触间隙

发出神经冲动

阈值是指足以传递神经冲动的刺激水平。达到阈值时，神经冲动会沿着整条神经纤维进行传导。传导速度并非完全一致：温度相对较低的神经纤维（如用冰块减轻疼痛时）、直径小的神经纤维、无髓鞘的神经纤维传导神经冲动的速度较慢。

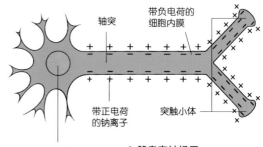

神经细胞胞体

轴突

带负电荷的细胞内膜

带正电荷的钠离子

突触小体

1. 静息态神经元

带正电荷的钠离子不断地被运送出细胞，细胞膜内呈负电。

2. 神经冲动激发

受神经冲动的刺激，细胞膜允许带正电荷的钠离子进入细胞。在这些位点，膜内由负电位变成正电位。

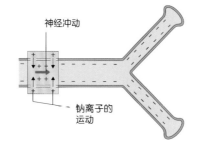

神经冲动

钠离子的运动

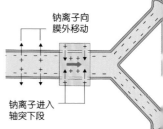

钠离子向膜外移动

钠离子进入轴突下段

3. 冲动传导

当神经冲动沿着轴突传导时，新的轴突节段变成带正电荷，先前带正电荷的节段变回带负电荷。

轴突末端

神经递质分子

神经冲动

囊泡

突触小体

靶细胞

受体

4. 到达靶细胞

神经冲动到达突触小体，使神经递质分子从囊泡中释放。神经递质分子穿过突触间隙，激活靶细胞，引起反应。

抑制

　　神经递质不仅能刺激细胞，还可以抑制身体某些部位的神经信号。当抑制发生时，靶细胞膜上的钠离子通道关闭，阻止其进入。神经递质所打开的通道要么允许带正电荷的钾离子从细胞中逸出，要么允许带负电荷的氯离子进入。在这两种情况下，细胞膜内的电荷均保持为负，神经元无法被激发。

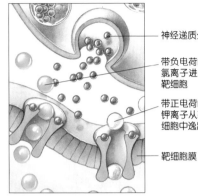

神经递质分子

带负电荷的氯离子进入靶细胞

带正电荷的钾离子从靶细胞中逸出

靶细胞膜

再生

　　周围神经纤维可能会遭遇被压碎或者被切割，但如果胞体没有受损，尤其是当结缔组织仍保持完整时，它们可以缓慢再生。大脑或脊髓中的神经不能再生，已损坏的神经纤维会被包裹在瘢痕组织中。

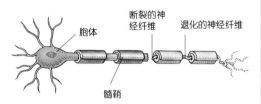

胞体

断裂的神经纤维

退化的神经纤维

髓鞘

损伤后
　　当神经纤维因损伤而被从胞体上切断时，断口前的部分会退化，髓鞘也会退化。

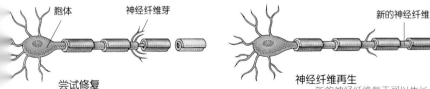

胞体

神经纤维芽

新的神经纤维

尝试修复
　　胞体刺激剩余纤维中神经纤维芽的生长，其中的一个芽可以恢复该条神经原来的连接。

神经纤维再生
　　新的神经纤维每天可以生长2毫米~4毫米，进而逐渐恢复先前的连接，功能和感觉也会慢慢恢复。

脑的外侧

　　脑中有120多亿个神经元和500多亿个神经胶质细胞。脑可通过脊髓调节身体活动，协调自主运动。脑部最大的部分是大脑，大脑分为4个成对的脑叶：额叶、颞叶、枕叶和顶叶。大脑的表面呈褶皱状，每个人的大脑的褶皱形态各不相同。褶皱中较深的凹陷称为裂，较浅的称为沟。脑表面的脊状突起被称为脑回。

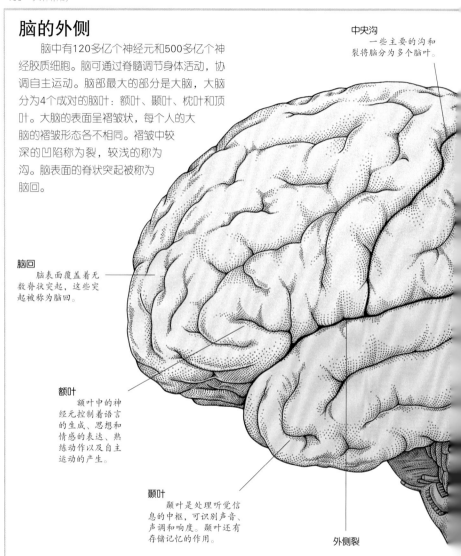

中央沟
　　一些主要的沟和裂将脑分为多个脑叶。

脑回
　　脑表面覆盖着无数脊状突起，这些突起被称为脑回。

额叶
　　额叶中的神经元控制着语言的生成、思想和情感的表达、熟练动作以及自主运动的产生。

颞叶
　　颞叶是处理听觉信息的中枢，可识别声音、声调和响度。颞叶还有存储记忆的作用。

外侧裂

大脑皮层
　　脑的最外层是大脑皮层，这一结构也被称作灰质，其复杂神经元网络负责更高级的智力活动，如对感觉冲动的解释。

大脑半球

　　纵裂（如下图所示）将大脑分成两半，即左右大脑半球。这两个半球通过神经纤维互相连接，不断传递信息。

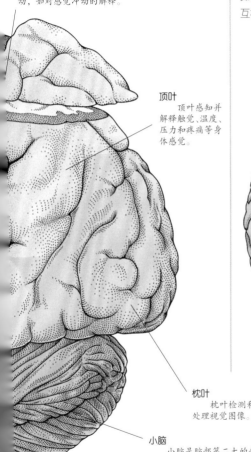

顶叶
　　顶叶感知并解释触觉、温度、压力和疼痛等身体感觉。

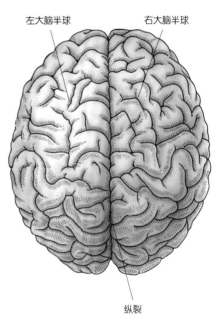

左大脑半球　　　　　右大脑半球

纵裂

枕叶
　　枕叶检测和处理视觉图像。

小脑
　　小脑是脑部第二大的部分。小脑的神经元与大脑的其他部分以及脊髓相连，以促进平稳、精确的运动，并控制平衡和姿势。

脑的内侧

　　大脑皮层下有许多结构，其中之一是位于大脑中心、充当信息中继站的丘脑。丘脑周围是一组被称为边缘系统的结构（详见第136页），这些结构与生存、记忆和情绪（如恐惧和愤怒）有关。与边缘系统紧密相连的是控制身体自主活动的下丘脑。

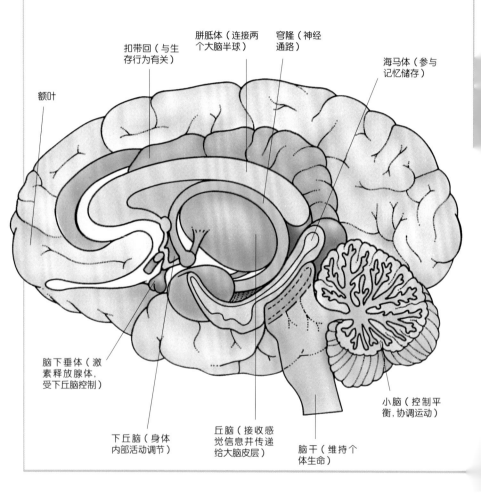

扣带回（与生存行为有关）

胼胝体（连接两个大脑半球）

穹隆（神经通路）

海马体（参与记忆储存）

额叶

脑下垂体（激素释放腺体，受下丘脑控制）

下丘脑（身体内部活动调节）

丘脑（接收感觉信息并传递给大脑皮层）

脑干（维持个体生命）

小脑（控制平衡, 协调运动）

灰质和白质

　　整个大脑被一层2毫米~6毫米厚、由多组神经细胞胞体组成的灰质（大脑皮层）覆盖。这层薄薄的灰质下面是大脑的白质，内部还有更多的灰质团块。白质主要由从胞体延伸出来的、有髓鞘覆盖的轴突细胞或神经纤维组成，脂质、绝缘的髓鞘可以加快神经冲动的传导速度。

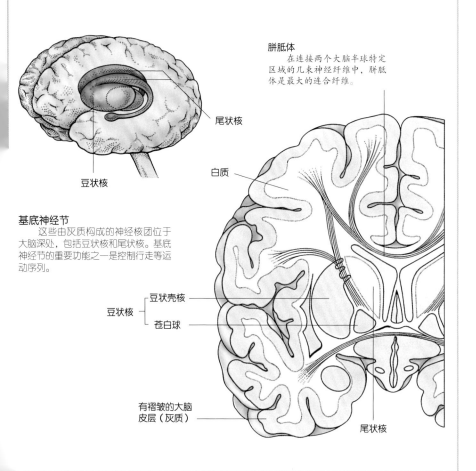

胼胝体
　　在连接两个大脑半球特定区域的几束神经纤维中，胼胝体是最大的连合纤维。

尾状核

白质

豆状核

基底神经节
　　这些由灰质构成的神经核团位于大脑深处，包括豆状核和尾状核。基底神经节的重要功能之一是控制行走等运动序列。

豆状核
豆状壳核
苍白球

有褶皱的大脑皮层（灰质）

尾状核

纵向神经通路

　　在脊髓、大脑下部和大脑皮层之间传递的神经冲动由有髓神经纤维束传导。这些神经束被称为投射纤维，它们穿过脑干上部，通过内囊（致密的纤维带），然后与胼胝体相交（连接大脑半球的纤维束），向外辐射形成放射冠。

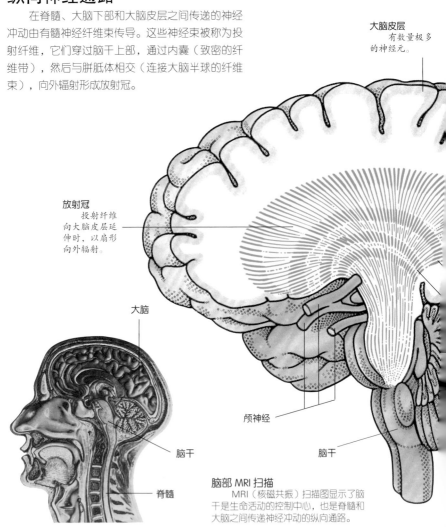

大脑皮层
　有数量极多的神经元。

放射冠
　投射纤维向大脑皮层延伸时，以扇形向外辐射。

大脑

脑干

脊髓

颅神经

脑干

脑部 MRI 扫描
　　MRI（核磁共振）扫描图显示了脑干是生命活动的控制中心，也是脊髓和大脑之间传递神经冲动的纵向通路。

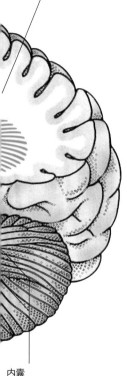

白质
　　大脑的白质
主要由有髓神经
纤维组成。

内囊
　　内囊中的神
经纤维形成了致
密的带状组织。

信息中枢

　　丘脑是灰质区域，充当着大脑、脑干和脊髓之间感觉
神经信号的中继站。脑干是调节生命活动的中枢，包括调节
心跳、呼吸、血压、消化和某些反射作用，如吞咽和呕吐。

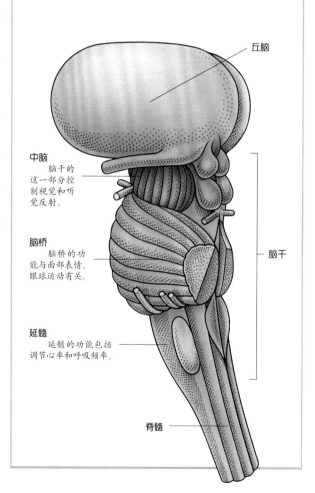

丘脑

中脑
　　脑干的
这一部分控
制视觉和听
觉反射。

脑桥
　　脑桥的功
能与面部表情、
眼球运动有关。

脑干

延髓
　　延髓的功能包括
调节心率和呼吸频率。

脊髓

脑脊液生成部位
　　脑脊液由脑室壁的脉
络丛组织产生。脉络丛组
织是一种薄壁毛细血管网，
其上覆盖一层上皮细胞。

流动方向
　　脑脊液从侧脑室
进入第三脑室和第四
脑室，然后沿大脑外
侧流动，进入中央管
和脊髓外表面。

静脉窦
　　静脉窦为硬脑膜
内的一条静脉。

硬脑膜
　　覆盖大脑的
三层膜中的最外
层膜。

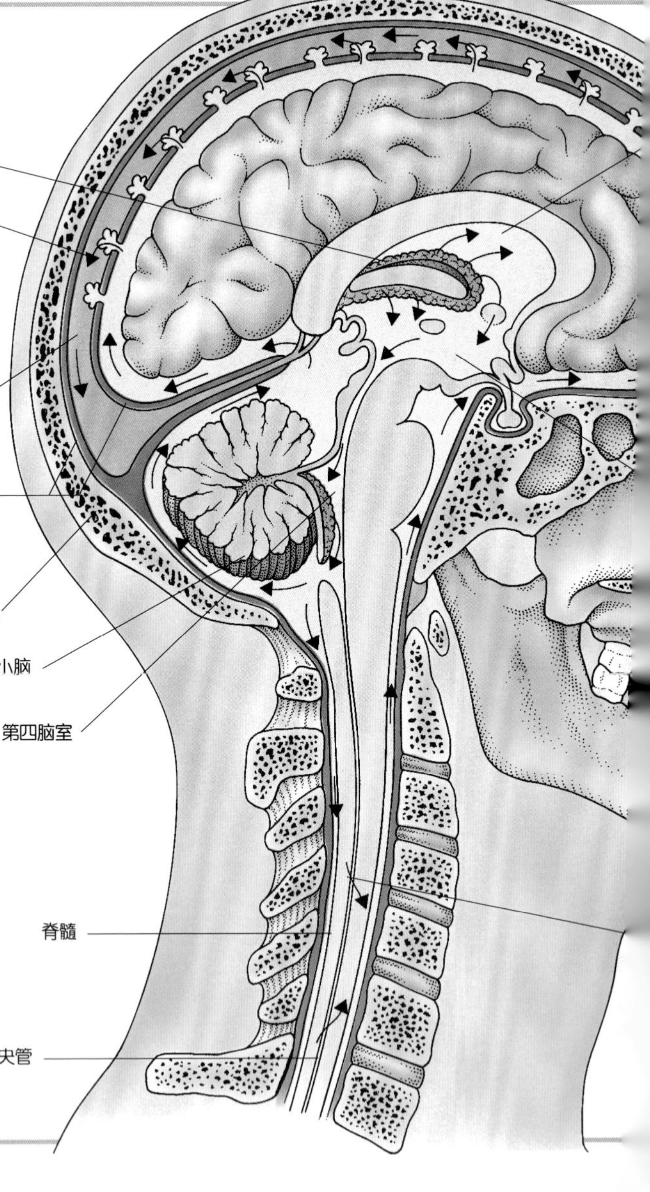

颅骨

小脑

第四脑室

脊髓

中央管

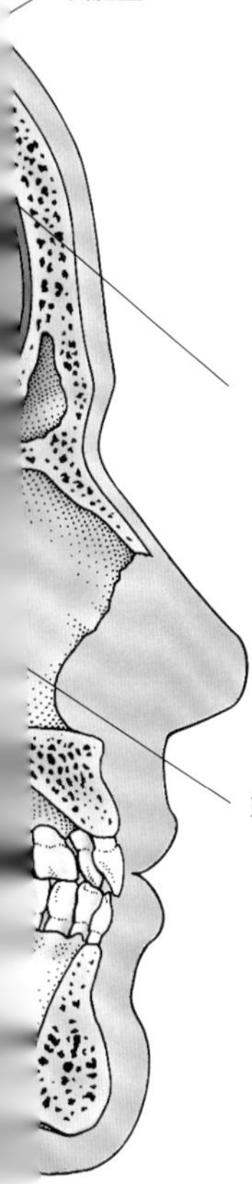

侧脑室

脑脊液

　　大脑和脊髓的软组织由颅骨和椎骨这种骨性外壳保护，同时，它们还被一种叫作脑脊液的无色透明液体包围并保护着。脑脊液在脑室内产生，每天更新3次~4次。它可以保护组织免受震动的伤害，还有助于支撑大脑的重量，减轻血管和神经的压力。脑脊液中含有葡萄糖，以滋养脑细胞。

重吸收部位（蛛网膜颗粒）
　　脑脊液循环后，会被蛛网膜颗粒重新吸收到血液中。蛛网膜颗粒是蛛网膜上的突起。

第三脑室

脑脊液循环

　　脑脊液在大脑的侧脑室中产生，通过室间孔流入第三脑室，然后经中脑水管，进入第四脑室。

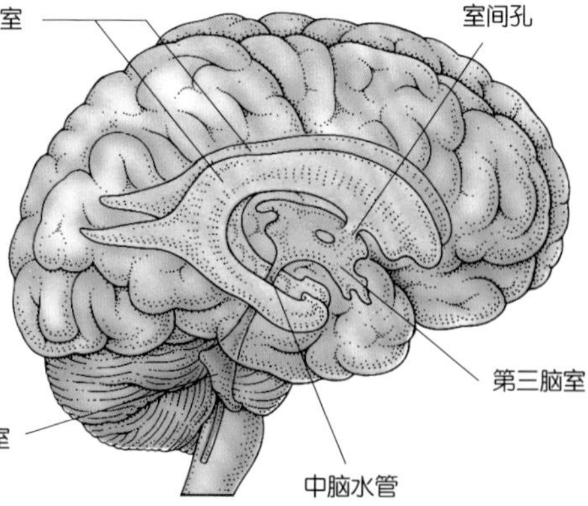

脊髓的脑脊液循环
　　在脊椎的运动辅助下，脑脊液沿着中央管和脊髓外表面流动。

侧脑室　　室间孔

第三脑室

第四脑室　　中脑水管

脑膜

　　大脑由3层脑膜覆盖着。颅骨内侧是最外层的膜，即硬脑膜，包含为颅骨供应血液的静脉和动脉。中间层是蛛网膜，蛛网膜上的网状结缔组织扩展至含有脑脊液和血管的蛛网膜下腔。靠近大脑皮层的最柔软、最内层的膜，为软脑膜。

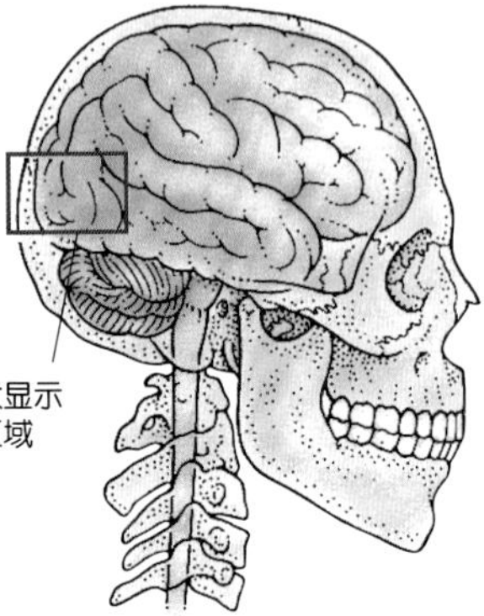

放大显示
的区域

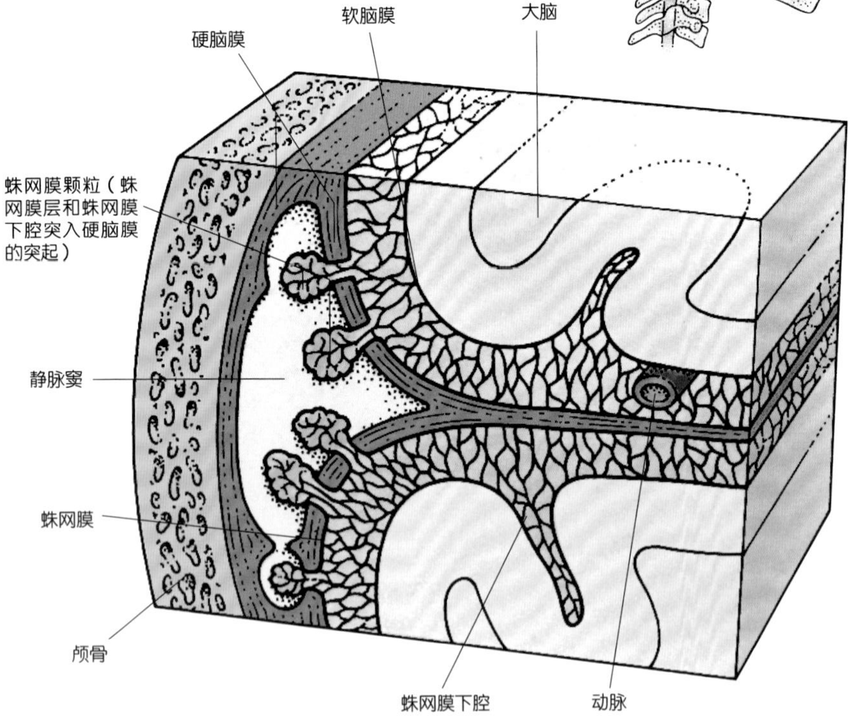

硬脑膜

软脑膜

大脑

蛛网膜颗粒（蛛网膜层和蛛网膜下腔突入硬脑膜的突起）

静脉窦

蛛网膜

颅骨

蛛网膜下腔

动脉

脑部的供血

尽管大脑只占身体总重量的2%，却需要人体近20%的血液供应。血液携带的氧气和葡萄糖对大脑至关重要：没有氧气和葡萄糖的持续供应，大脑的功能就会迅速恶化。富氧血经由动脉输送到大脑的各个部位。返回心脏的乏氧血通过流入血窦的静脉网离开大脑。

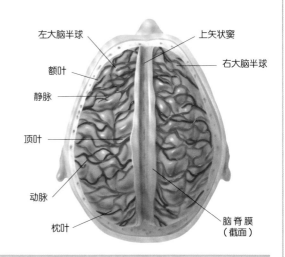

左大脑半球

额叶

静脉

顶叶

动脉

枕叶

上矢状窦

右大脑半球

脑脊膜
（截面）

血脑屏障

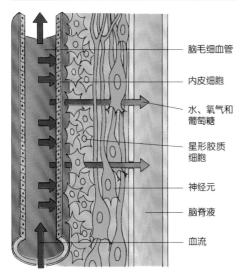

脑毛细血管

内皮细胞

水、氧气和
葡萄糖

星形胶质
细胞

神经元

脑脊液

血流

为了维持大脑功能的稳定，有必要控制某些物质（多半是有害的）进入大脑。为大脑提供支持的毛细血管的外侧覆盖着一层紧密排列的细胞（内皮细胞），它们可以阻止某些物质的流动。这些毛细血管还包裹在支持细胞（星形胶质细胞）的纤维中。氧气、葡萄糖和水等分子的性质使得它们能够很容易地通过这个双重屏障，而许多其他物质则被隔绝在外。

脑的发育

脑部的生长是胚胎发育最重要的部分之一，这一过程发生得非常迅速。脑部高度分化的功能区仅仅源自一小团组织。脑部和神经系统的主要发育大多发生在胚胎发育的最初几周。

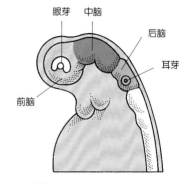

第 4 周
管状的神经组织沿着胚胎背部发育。神经管前部的 3 个初级脑泡会发育成脑的主要部位——前脑、中脑和后脑。

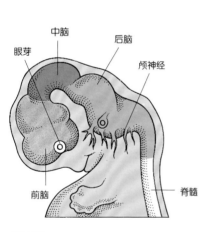

第 6 周
神经管弯曲，颅神经出现。前脑上形成的两个突起会发育成两个大脑半球——大脑完全发育后最大的部分。

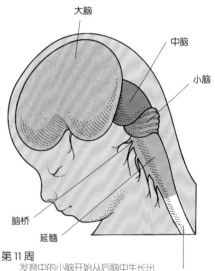

第 11 周
发育中的小脑开始从后脑中生长出来。与此同时，大脑的两个半球快速发育，开始向后脑延展。

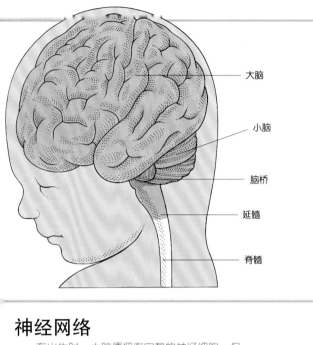

大脑

小脑

脑桥

延髓

脊髓

出生时（38 周 ~ 42 周）
此时的大脑含有几十亿个细胞。当大脑发育为脑部最大的部分时，大脑皮层的特征性褶皱便会出现。每个人的脑回都是独特的。

神经网络

　　在出生时，大脑便拥有完整的神经细胞，但是此时功能完善的神经纤维网络尚未发育完全。6岁以前，幼儿的大脑和神经系统会迅速发育，此后发育逐渐变缓，直到大脑完全发育成熟。

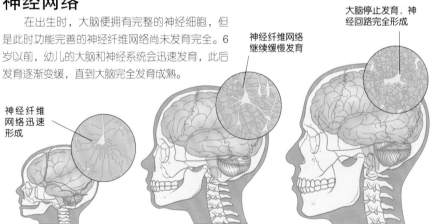

神经纤维网络迅速形成

神经纤维网络继续缓慢发育

大脑停止发育，神经回路完全形成

出生时　　　　6 岁时　　　　18 岁时

脊髓

　　脊髓呈管束状，从脑干延伸至下背部，长约43厘米。脊髓内有两种组织：内部为灰质区，由神经细胞胞体、无髓鞘轴突、神经胶质细胞和血管构成；周围为白质区，主要由有髓鞘轴突束构成，以传递脊髓和脑之间的神经冲动。

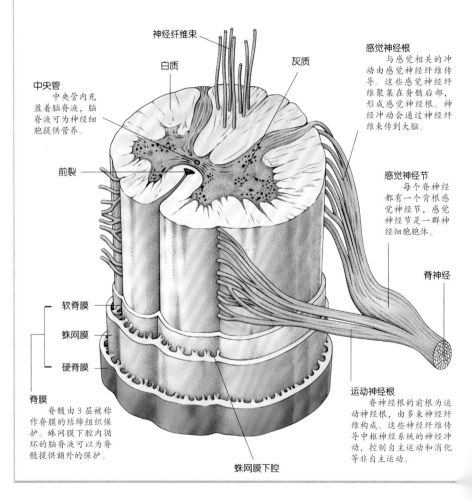

神经纤维束

白质

灰质

中央管
　　中央管内充盈着脑脊液，脑脊液可为神经细胞提供营养。

前裂

感觉神经根
　　与感觉相关的冲动由感觉神经纤维传导。这些感觉神经纤维聚集在脊髓后部，形成感觉神经根。神经冲动会通过神经纤维束传到大脑。

感觉神经节
　　每个脊神经都有一个背根感觉神经节，感觉神经节是一群神经细胞胞体。

脊神经

软脊膜

蛛网膜

硬脊膜

脊膜
　　脊髓由3层被称作脊膜的结缔组织保护。蛛网膜下腔内循环的脑脊液可以为脊髓提供额外的保护。

运动神经根
　　脊神经根的前根为运动神经根，由多束神经纤维构成。这些神经纤维传导中枢神经系统的神经冲动，控制自主运动和消化等非自主运动。

蛛网膜下腔

脊髓的范围

　　在身体的生长和发育过程中，脊髓不会像脊柱一样继续拉长，因此脊髓只占据脊柱的前三分之二。脊髓呈圆柱状，稍扁平，大部分约和手指一样粗；从脊髓下部延伸出来的一束独立的神经纤维叫作马尾神经。

脊神经

　　脊髓通过31对脊神经与身体的其他部位相连，脊髓亦通过这些脊神经发送和接收来自大脑的信息。每一对脊神经都有前根和后根，前根和后根穿过相邻椎骨之间的间隙，汇聚为脊神经根。

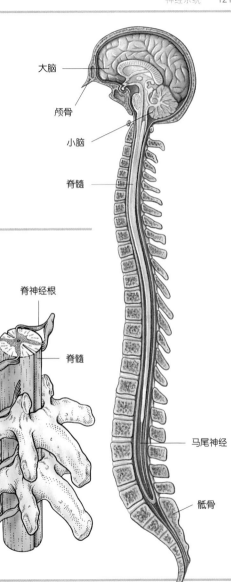

大脑

颅骨

小脑

脊髓

脊神经根

脊髓

椎骨

脊神经

马尾神经

骶骨

脊髓的保护

　　脊髓主要由骨性结构脊柱及其支持韧带提供保护，可起到减震作用的脑脊液为其提供进一步保护。同时，由脂肪和结缔组织组成、位于骨膜（覆盖椎骨的膜）和硬脊膜（覆盖脊髓的膜）之间的硬膜外腔，可以起到缓冲作用。

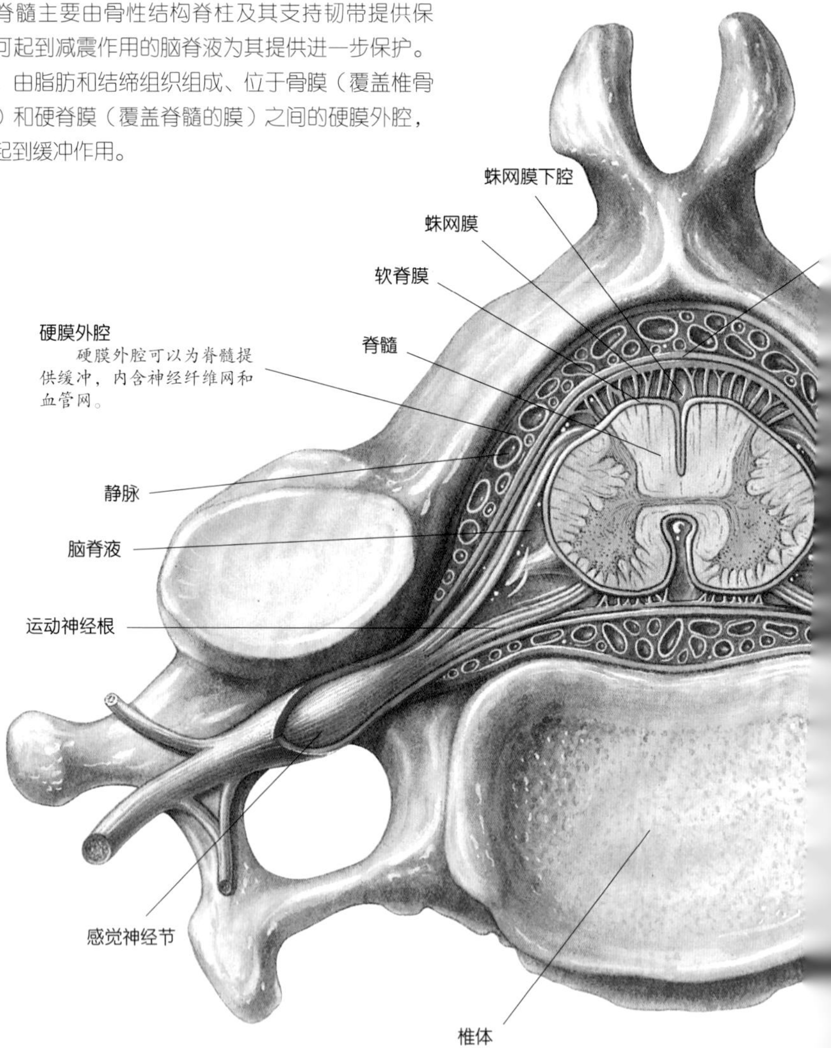

蛛网膜下腔

蛛网膜

软脊膜

脊髓

硬膜外腔
　　硬膜外腔可以为脊髓提供缓冲，内含神经纤维网和血管网。

静脉

脑脊液

运动神经根

感觉神经节

椎体

脊髓纤维束

脊髓中的有髓神经纤维因其传导、接收的神经冲动的方向和类型不同而分别聚集。一些神经纤维束仅连接几对脊神经，并在其之间传递神经冲动。聚集在一起的脊髓灰质分为前角、后角和侧角。

硬脊膜

硬脊膜是包裹脊髓的 3 层膜中的最外一层。

感觉神经根

骨膜

这层薄膜覆盖在椎骨表面。

后角

这里的神经元细胞接收来自全身的感觉神经纤维的信息，这些信息包括触觉、温度、肌肉活动意识和平衡。

前角

前角中含有的神经元将纤维延伸至骨骼肌，引发收缩和运动。

侧角

仅存在于特定的脊髓节段，侧角中的神经元胞体负责调节内脏器官活动。

脊神经

神经根鞘

动静脉孔

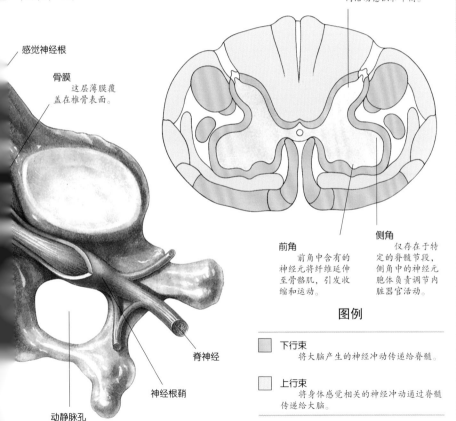

图例

▢ **下行束**
将大脑产生的神经冲动传递给脊髓。

▢ **上行束**
将身体感觉相关的神经冲动通过脊髓传递给大脑。

嗅神经（Ⅰ）
　　嗅神经传递嗅觉相关信息，连接鼻的内部和大脑嗅觉中枢。

三叉神经（Ⅴ）
　　三叉神经分支均含有感觉纤维，可以传递来自眼睛、面部和牙齿的信号；运动纤维则可支配咀嚼肌。这些分支被称为眼支、上颌支和下颌支。

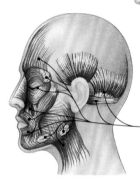

Ⅰ

Ⅴ

Ⅶ

面神经（Ⅶ）
　　面神经分支支配味蕾、外耳皮肤、唾液腺和泪腺。面部表情所用的肌肉也由面神经控制。

副神经（Ⅺ）
　　副神经控制头和肩膀的运动，同时还支配咽部和喉部的肌肉，参与发声。

Ⅺ

Ⅹ

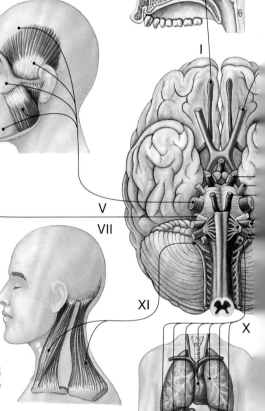

迷走神经（Ⅹ）
　　迷走神经的感觉和运动纤维参与许多重要的身体功能，其中包括心跳和胃酸的形成。

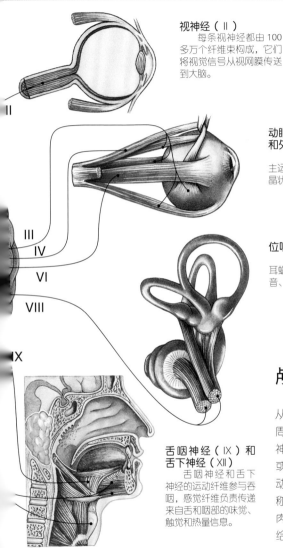

视神经（Ⅱ）

每条视神经都由 100 多万个纤维束构成，它们将视觉信号从视网膜传送到大脑。

动眼神经（Ⅲ）、滑车神经（Ⅳ）和外展神经（Ⅵ）

这3种神经调节眼肌和眼睑的自主运动，控制瞳孔扩张，还可以调节晶状体形状，以聚焦于近处物体。

位听神经（Ⅷ）

前庭蜗神经的前庭分支和耳蜗分支的感觉纤维传递有关声音、平衡以及头部方向的信息。

舌咽神经（Ⅸ）和舌下神经（Ⅻ）

舌咽神经和舌下神经的运动纤维参与吞咽，感觉纤维负责传递来自舌和咽部的味觉、触觉和热量信息。

Ⅱ

Ⅲ

Ⅳ

Ⅵ

Ⅷ

Ⅸ

颅神经

在脑底，有12对颅神经（Ⅰ~Ⅻ）从中枢神经系统（CNS）发出，组成周围神经系统（PNS）的一部分。颅神经主要在头部和颈部执行感觉和/或运动功能，其中有9对颅神经除运动纤维外，还含有感觉纤维，这些被称为本体感受器的感觉纤维将与肌肉张力和身体平衡的有关信息传递给中枢神经系统。

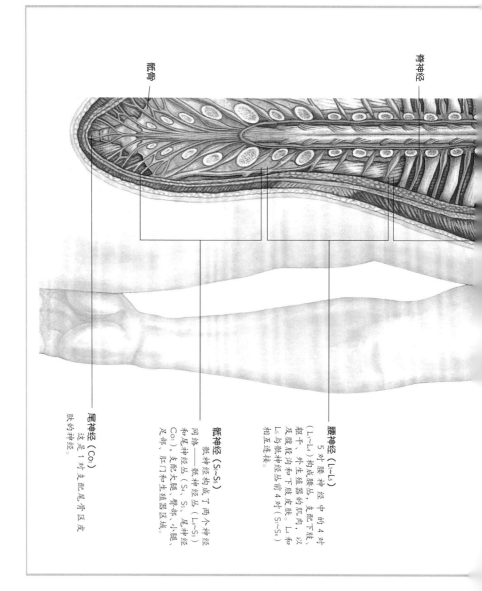

脊神经

骶骨

腰神经（L₁~L₅）
5 对 腰 神 经 中 的 4 对
（L₁~L₄）构成腰神丛，支配下肢、
躯干，外生殖器的肌肉，以
及腹股沟和下肢的皮肤。L₄ 和
L₅ 与骶神经丛前 4 对（S₁~S₄）
相互连接。

骶神经（S₁~S₅）
骶神经构成了两个神经
网络——骶神经丛（L₄~S₃）
和尾神经丛（S₄、S₅、尾神经
Co₁），支配大腿、臀部、小腿、
足部、肛门和生殖器区域。

尾神经（Co）
这是 1 对支配尾骨区皮
肤的神经。

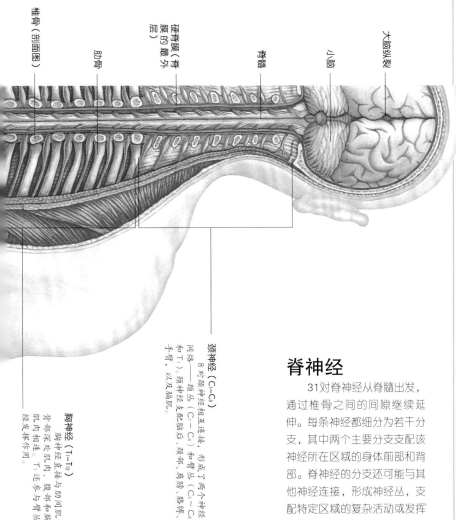

椎骨（剖面图）

肋骨

硬脊膜（脊膜的最外层）

脊髓

小脑

大脑纵裂

颈神经（C₁~C₈）

8 对颈神经相互连接，形成了两个神经网络——颈神经丛（C₁~C₄）和臂丛（C₅~C₈和 T₁）。颈神经支配脑后、颈部、肩膀、胸膜、手臂，以及膈肌。

胸神经（T₁~T₁₂）

胸神经直接与肋间肌肉、背部深处肌肉，腹部和胸部肌肉相连。T₁ 还参与臂丛神经发挥作用。

脊神经

31对脊神经从脊髓出发，通过椎骨之间的间隙继续延伸。每条神经都细分为若干分支，其中两个主要分支支配该神经所在区域的身体前部和背部。脊神经的分支还可能与其他神经连接，形成神经丛，支配特定区域的复杂活动或发挥其功能，如肩部和颈部。

感觉区域

　　图中所示的身体"地图"描绘了由特定的脊神经所支配的皮肤区域，这些相应皮肤区域被称为皮节（见126~127页）。躯干上的皮节大致呈水平分布，四肢则为纵向分布。在实际生活中，神经根的分布是稍有重叠的，因此感觉分布也是如此。

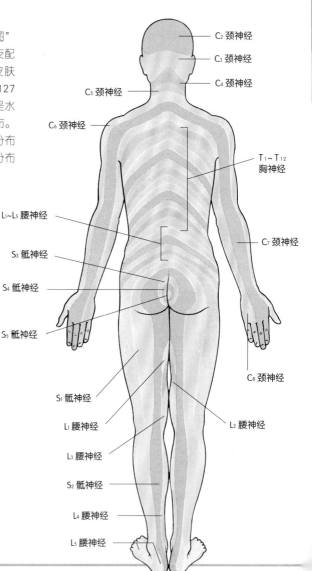

C₂ 颈神经
C₃ 颈神经
C₄ 颈神经
C₅ 颈神经
C₆ 颈神经
T₁~T₁₂ 胸神经
C₇ 颈神经
L₁~L₅ 腰神经
S₃ 骶神经
S₄ 骶神经
S₅ 骶神经
C₈ 颈神经
S₁ 骶神经
L₁ 腰神经
L₂ 腰神经
L₃ 腰神经
S₂ 骶神经
L₄ 腰神经
L₅ 腰神经

脊髓反射

反射是指对刺激的不自主、可预测的反应。髌骨脊髓反射（也称作"膝跳反射"）通常被用来评估脊柱神经通路的反应。敲击膝盖的髌韧带会使大腿前侧肌肉伸展，继而刺激感觉神经元将信号传导至脊髓。然后，运动神经纤维将信号传导至肌肉，使其收缩，引发腿和足部轻微前踢。

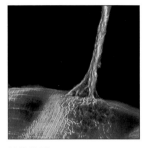

神经信号
上方的显微图像显示了运动神经纤维（粉红色）将信号传导到骨骼肌纤维（红色）。

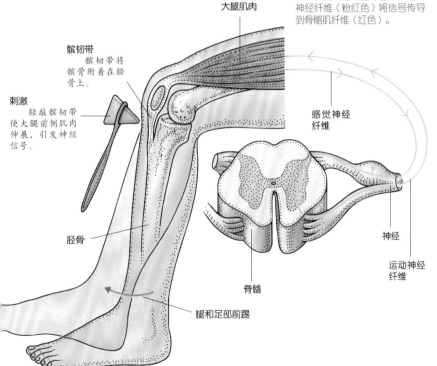

大腿肌肉

髌韧带
髌韧带将髌骨附着在胫骨上。

刺激
轻敲髌韧带使大腿前侧肌肉伸展，引发神经信号。

感觉神经纤维

神经

运动神经纤维

胫骨

脊髓

腿和足部前踢

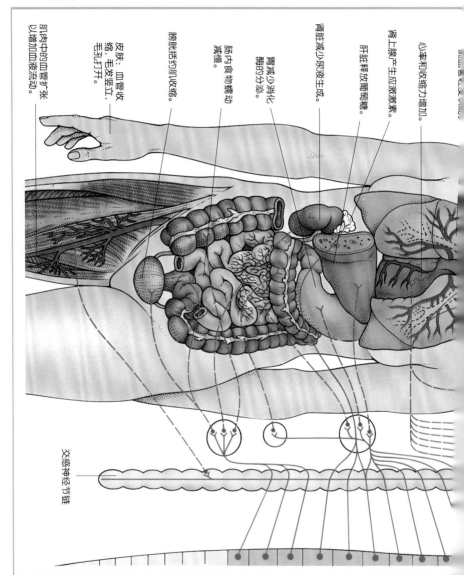

肌肉中的血管扩张
以增加血液流动。

皮肤:血管收
缩,毛发竖立,
毛孔打开。

膀胱括约肌收缩。

肠内食物蠕动
减慢。

胃减少消化
酶的分泌。

肾脏减少尿液生成。

肝脏释放葡萄糖。

肾上腺产生应激激素。

心率和收缩力增加。

交感神经节链

交感神经

　　控制身体无意识活动的自主神经系统（ANS）分为两部分，其中之一是交感神经系统。交感神经作用于器官和血管，使身体在压力下做出应激反应。交感神经主要出现在胸段脊髓，其轴突穿过脊柱两侧的神经丛。在那里，它们可以分叉，连接其他轴突，以刺激多个器官。

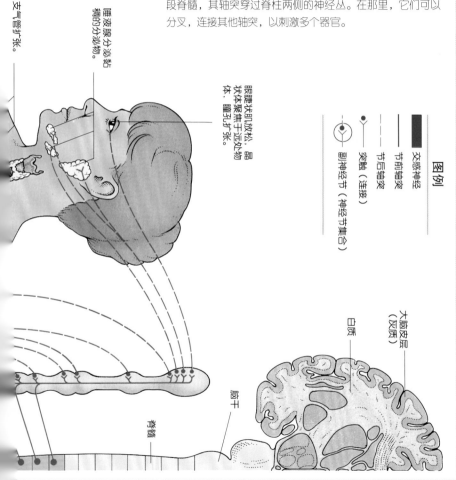

支气管扩张。

唾液腺分泌粘稠的分泌物。

眼睛睫状肌放松，晶状体聚焦于远处物体，瞳孔扩张。

图例
- 交感神经
- 节前轴突
- 节后轴突
- 突触（连接）
- 副神经节（神经节集合）

大脑皮层（灰质）

白质

脑干

脊髓

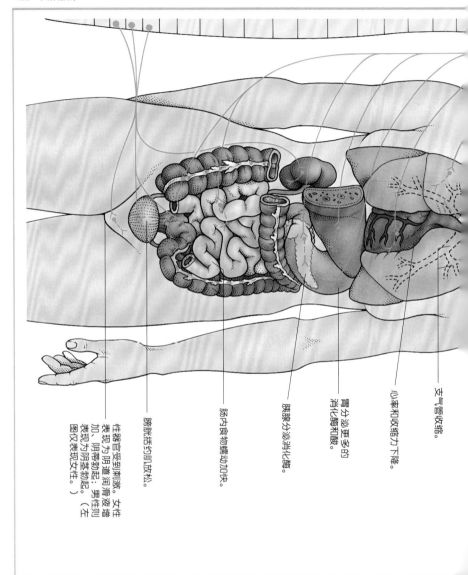

支气管收缩。

心率和收缩力下降。

胃分泌更多的
消化酶和酸。

胰腺分泌消化酶。

肠内食物蠕动加快。

膀胱括约肌放松。

性器官受到刺激。女性
表现为阴道润滑液增
加，阴蒂勃起；男性则
表现为阴茎勃起。（左
图仅表现女性。）

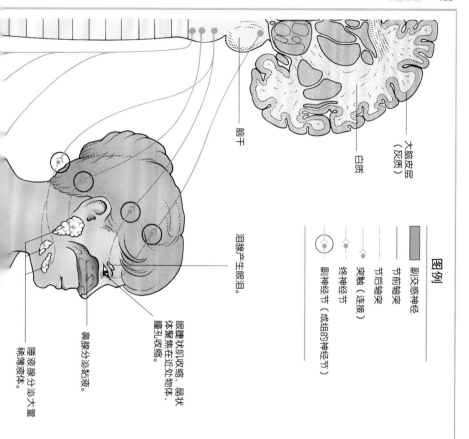

大脑皮层
（灰质）

白质

脑干

泪腺产生眼泪。

眼睫状肌收缩，晶状
体聚焦在近处物体，
瞳孔收缩。

鼻腺分泌粘液。

睡液腺分泌大量
稀薄液体。

图例

副交感神经

节前轴突

节后轴突

突触（连接）

终神经节

副神经节（成组的神经节）

副交感神经

自主神经系统中的副交感神经与交感神经的作用相反。副交感神经主要在安静、无压力的条件下工作，睡眠时它的活动就会占据主导地位。副交感神经出现于脑干和脊髓下部，它们的轴突很长，突触形成的神经节距离靶器官很近，这意味着副交感神经通常只控制一个器官。

通路结构

在交感神经系统和副交感神经系统中，信号传导通路由两种神经元组成。一种神经元是节前神经元，它将信号从中枢神经系统传导至神经节（神经丛）。在神经节中，节前神经元与另一种神经元——节后神经元形成突触。交感神经系统的大多数神经节位于脊柱两侧的两条链。通过这些神经节链，神经元可以发出分支并同时刺激多个靶器官或血管。副交感神经节则靠近或嵌入靶器官或血管，因此通常只刺激一个器官。

气管

交感神经节链

下腔静脉

交感神经节链
交感神经系统的大部分神经节会和纤维共同形成两条链。这些交感神经节链在脊柱两侧沿着胸部和躯干向下延伸。

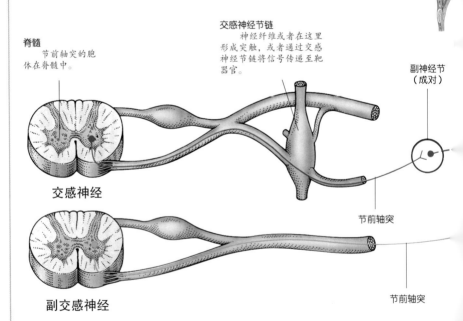

脊髓
节前轴突的胞体在脊髓中。

交感神经节链
神经纤维或者在这里形成突触，或者通过交感神经节链将信号传递至靶器官。

副神经节
（成对）

节前轴突

交感神经

节前轴突

副交感神经

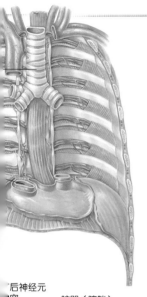

反应的协调

　　器官或组织通常受到交感神经系统和副交感神经系统的共同控制，但两个系统对同一器官或组织的作用相反。许多器官或组织都受到这两种系统的刺激，从而可以精准地控制其功能。例如，通过瞳孔进入眼睛的光线量就是以这种方式被控制的。

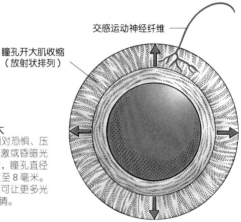

交感运动神经纤维

瞳孔开大肌收缩
（放射状排列）

瞳孔放大

　　当面对恐惧、压力、性刺激或昏暗光线环境时，瞳孔直径可以放大至 8 毫米。这种反应可让更多光线进入眼睛。

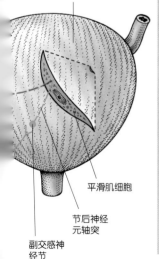

后神经元突

脏器（膀胱）

平滑肌细胞

节后神经元轴突

副交感神经节

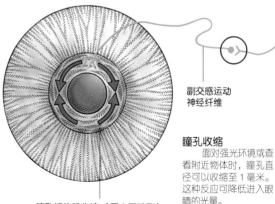

副交感运动神经纤维

瞳孔收缩

　　面对强光环境或查看附近物体时，瞳孔直径可以收缩至 1 毫米。这种反应可降低进入眼睛的光量。

瞳孔括约肌收缩（同心圆排列）

大脑边缘系统

　　边缘系统是大脑中最原始的部分，控制着本能行为，如"逃跑或战斗的应激反应"。这一呈环形的系统，在欲望和情感的表达、情绪对外部行为的作用、记忆形成等方面发挥着复杂而重要的作用。

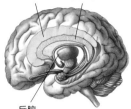

扣带回　　胼胝体

丘脑

边缘系统的位置

扣带回
　　扣带回和海马旁回组成了边缘皮层，影响人类的行为和情绪。

穹隆
　　此处的神经纤维通路将信息从海马体及大脑边缘系统的其他部位传导至乳头体。

中脑
　　中脑的边缘系统通过基底神经节影响身体活动。基底神经节是聚集于大脑皮层下的大量神经细胞胞体。

透明隔
　　透明隔是连接穹隆和胼胝体的神经组织薄片。

穹隆柱

脑桥

海马体
　　海马体是弯曲的带状灰质，与学习、认知新事物、记忆有关。

嗅球
　　这些与边缘系统连接的感觉器官有助于解释为何气味会唤起记忆和情绪反应。

乳头体
　　乳头体充当信息中继站，在穹隆和丘脑之间传递信息。

杏仁核
　　杏仁核会影响行为和活动，如性欲和进食；还会引发愤怒等情绪。

海马旁回
　　海马旁回与其他结构一起协助表达愤怒和恐惧等情感。

下丘脑

　　下丘脑是如同一块方糖般大小的脑部区域，它由许多微小的神经细胞簇构成，这些神经细胞簇被称为核团。这些核团与脑垂体一起监测和调节体温、食物摄入量、水盐平衡、血流量、睡眠—觉醒周期以及激素的活性。它们还参与决定愤怒和恐惧等情绪反应。

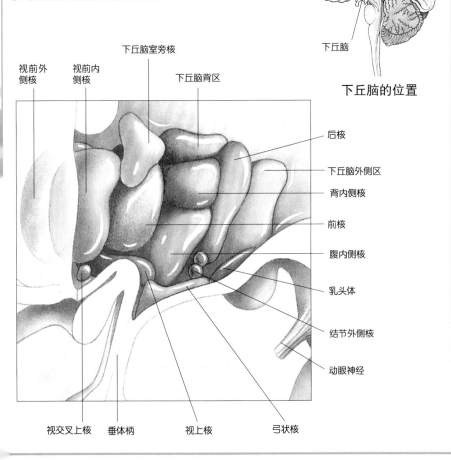

下丘脑

下丘脑的位置

视前外侧核

视前内侧核

下丘脑室旁核

下丘脑背区

后核

下丘脑外侧区

背内侧核

前核

腹内侧核

乳头体

结节外侧核

动眼神经

视交叉上核

垂体柄

视上核

弓状核

脑干的功能

　　脑干的功能之一是保持大脑的清醒和警觉。意识由脑干中一种被称为网状激活系统（RAS）的觉醒系统来维持，该系统的神经纤维通路可以感知传入的感觉信息，并通过中脑向大脑皮层发送激活信号。脑干还能控制睡眠，维持体态、呼吸和心跳。

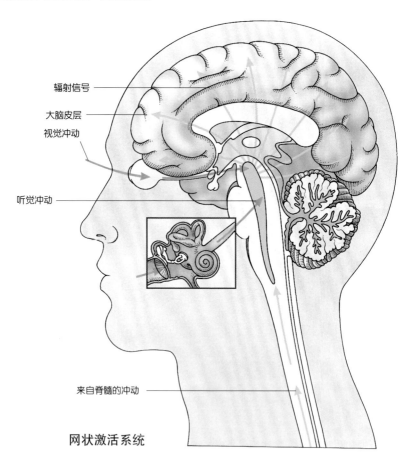

辐射信号

大脑皮层

视觉冲动

听觉冲动

来自脊髓的冲动

网状激活系统

睡眠

在睡眠时，大脑的神经细胞也不会休息，但此时它们所进行的活动与清醒时不同。通过记录脑电活动（如右图所示），我们可以看到非快速动眼睡眠和快速动眼睡眠（大多数梦在此时发生）的特殊模式。

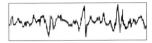

非快速动眼睡眠第一阶段

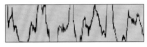

非快速动眼睡眠第四阶段

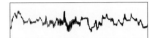

非快速动眼睡眠第二阶段

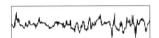

快速动眼睡眠

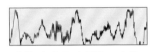

非快速动眼睡眠第三阶段

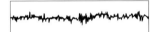

清醒

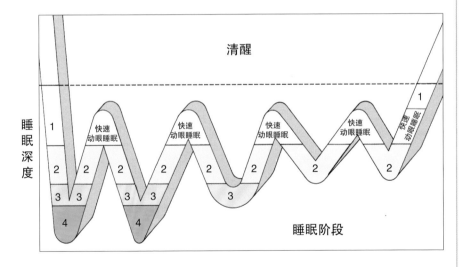

信息处理

从感官接收或由思想产生的信息会在大脑的许多区域被加工、处理。一些区域负责处理感官数据，如视觉和声音。大脑皮层和小脑等部位，则发出命令以引发或协调自主运动。重要的数据则作为记忆存储在其他区域。

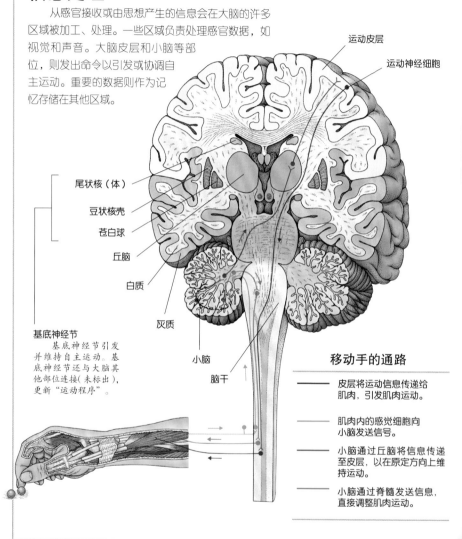

运动皮层

运动神经细胞

尾状核（体）

豆状核壳

苍白球

丘脑

白质

灰质

小脑

脑干

基底神经节

基底神经节引发并维持自主运动。基底神经节还与大脑其他部位连接（未标出），更新"运动程序"。

移动手的通路

—— 皮层将运动信息传递给肌肉，引发肌肉运动。

—— 肌肉内的感觉细胞向小脑发送信号。

—— 小脑通过丘脑将信息传递至皮层，以在原定方向上维持运动。

—— 小脑通过脊髓发送信息，直接调整肌肉运动。

运动和触觉

　　位于大脑皮层最外侧的薄薄的、有褶皱的一层是控制意识行为的区域。大脑两侧皮层的特定区域负责运动和触觉。根据触觉的敏感性和运动的复杂程度，这些区域的面积有所不同。科学家已经可以通过观察大脑特定区域被破坏和移除后的反应，绘制出大脑皮层的感觉区和运动区。

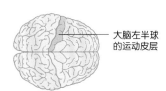

大脑左半球的运动皮层

顶视图

大脑的运动控制图
　　左右大脑半球的运动皮层控制对侧身体的运动功能。手部运动等较为重要的运动区域会由较大的皮层区控制。

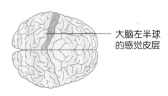

大脑左半球的感觉皮层

顶视图

大脑的感觉控制图
　　大脑皮层的触觉反应区位于运动区后方。手和脚等重要的触觉感受区也会由较大的皮层区控制。

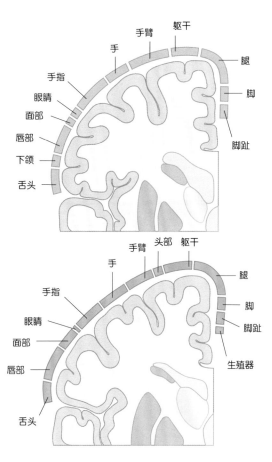

躯干　手臂　手　手指　眼睛　面部　唇部　下颌　舌头　腿　脚　脚趾

躯干　头部　手臂　手　手指　眼睛　面部　唇部　舌头　腿　脚　脚趾　生殖器

联合区

　　大脑皮层的大部分区域被"联合区"占据，联合区负责分析来自初级感觉部位的信息。例如，初级听觉皮层记录音高和音量的基本信息（如言语）；韦尼克区所在的听觉联合皮层则对言语进行分析，使其被理解。

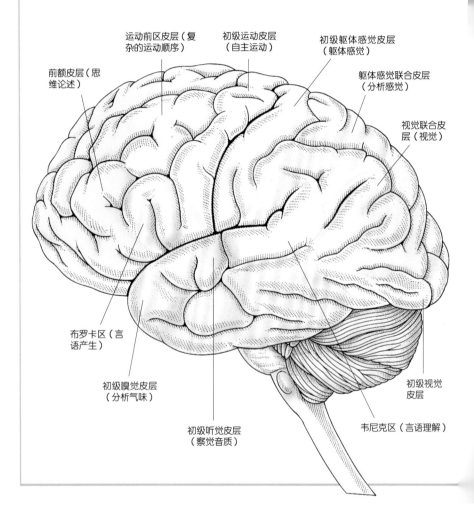

运动前区皮层（复杂的运动顺序）

初级运动皮层（自主运动）

初级躯体感觉皮层（躯体感觉）

前额皮层（思维论述）

躯体感觉联合皮层（分析感觉）

视觉联合皮层（视觉）

布罗卡区（言语产生）

初级嗅觉皮层（分析气味）

初级听觉皮层（察觉音质）

初级视觉皮层

韦尼克区（言语理解）

记忆

　　为了创造记忆，神经细胞需要形成新的蛋白质分子和新的连结。记忆并非存储在大脑的某个单独区域，它的存储部位取决于记忆的类型。例如，有关如何打字和如何骑自行车的记忆被存储在运动区，有关音乐的记忆则被存储在听觉区。海马体有助于将事实或事件的某些方面转化为长期记忆并存储起来。

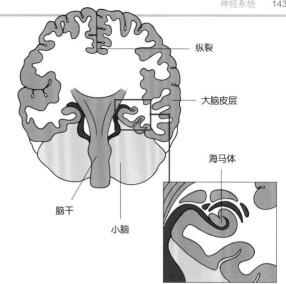

纵裂

大脑皮层

海马体

脑干

小脑

记忆的类型

　　感觉性记忆，如对页面上文字的简单识别，只储存几毫秒。如果去理解信息，感觉性记忆就可能变成可储存几分钟的短期记忆。短期记忆向长期记忆转化的过程被称为巩固，这个过程需要注意力、重复和联想。记忆被召回的难易程度取决于信息被整合的方式。

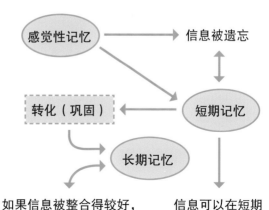

感觉性记忆 → 信息被遗忘

转化（巩固） ← 短期记忆

长期记忆

如果信息被整合得较好，记忆可以被召回。

信息可以在短期内被回忆起来。

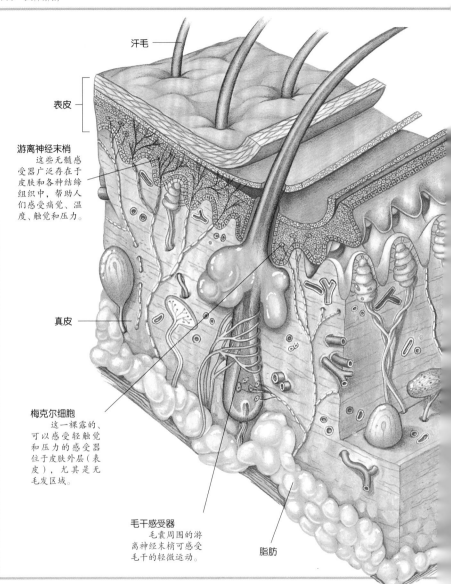

汗毛

表皮

游离神经末梢
　　这些无髓感
受器广泛存在于
皮肤和各种结缔
组织中，帮助人
们感受痛觉、温
度、触觉和压力。

真皮

梅克尔细胞
　　这一裸露的、
可以感受轻触觉
和压力的感受器
位于皮肤外层（表
皮），尤其是无
毛发区域。

毛干感受器
　　毛囊周围的游
离神经末梢可感受
毛干的轻微运动。

脂肪

触觉感受器

触觉是由皮肤或深层组织中的触觉感受器进行感知的。这些受体会将信号传递给脊髓和脑干，再通过脊髓和脑干传入大脑的更高区域。有些受体被结缔组织包裹，有些受体呈裸露状态。

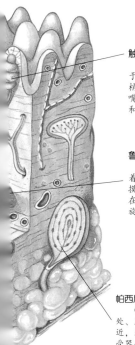

触觉小体

这些触觉感受器是被包裹于皮肤内层（真皮）的神经末梢，多位于指尖、手掌、脚底、嘴唇、舌头、眼睑、外生殖器和乳头。

鲁菲尼氏小体

这些被包裹的感受器感受着对皮肤和深层组织的持续触摸和压力。鲁菲尼氏小体还存在于关节囊中，它们能够感受旋转运动。

帕西尼氏小体

帕西尼氏小体位于皮肤深处、膀胱壁以及关节和肌肉附近，这些较大的、被包裹的感受器感受振动和压力的变化。

疼痛

疼痛感受器是感觉神经末梢，接受组织损伤时所释放的化学物质的刺激（如组胺），向大脑传递疼痛信号，并可能引发镇痛物质——内啡肽的释放。

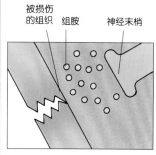

被损伤的组织　组胺　神经末梢

镇痛

镇痛药如阿司匹林等可以阻断刺激疼痛感受器的化学物质的产生。

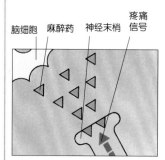

脑细胞　麻醉药　神经末梢　疼痛信号

模仿内啡肽

吗啡之类的麻醉药物可以模仿内啡肽的作用，阻断细胞间疼痛信号的传导。

味觉

味觉感受器又叫味蕾，主要位于舌表面的舌乳头内。舌头的不同部位有4种味蕾，对甜、苦、酸、咸4种味道很敏感。味觉信号由3条颅神经中的1条神经纤维获取，然后传递给大脑的味觉中枢。

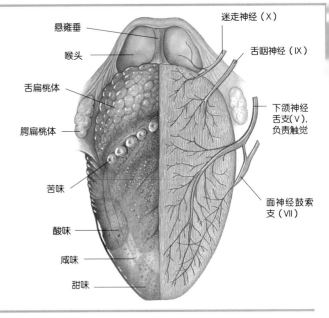

悬雍垂

喉头

舌扁桃体

腭扁桃体

苦味

酸味

咸味

甜味

迷走神经（X）

舌咽神经（IX）

下颌神经舌支（V），负责触觉

面神经鼓索支（VII）

味蕾

味蕾由一系列感受器或味觉细胞及支持细胞组成。微小的味毛从感受器细胞顶端伸出，这些味毛暴露在从味孔中流入的唾液中。进入口腔并溶于唾液的食物与味毛上的受体相互作用，产生的神经冲动将传递到大脑。

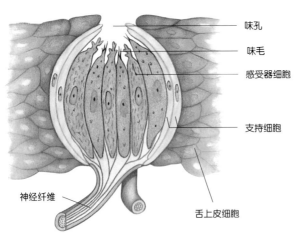

味孔

味毛

感受器细胞

支持细胞

神经纤维

舌上皮细胞

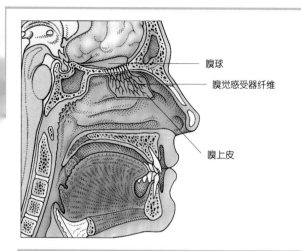

嗅球

嗅觉感受器纤维

嗅上皮

嗅觉

嗅觉受体细胞位于鼻腔内特定的黏膜区域——嗅上皮。这些细胞的纤维延伸到嗅球（嗅神经末端的突起），与大脑的嗅觉区相连。人类的嗅觉可以感知到10 000多种气味。

嗅觉的机制

进入鼻腔的气味分子溶解在鼻黏液中，刺激嗅觉受体细胞的纤毛，产生神经冲动。神经冲动沿着细胞的纤维传导，穿过鼻腔顶部带孔的骨板进入嗅球。在嗅球内，受体细胞纤维与嗅神经相连，将神经冲动传导至大脑。

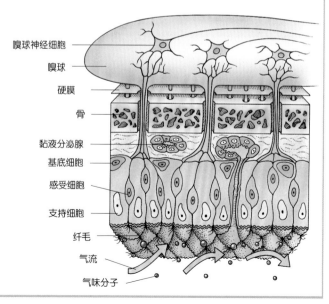

嗅球神经细胞

嗅球

硬膜

骨

黏液分泌腺

基底细胞

感受细胞

支持细胞

纤毛

气流

气味分子

耳的结构与听觉

　　耳有3个部分：外耳、中耳和内耳。外耳的可见部分是耳郭，它将
声波沿耳道传递给鼓膜。中耳是鼓膜与内耳之间充满空气的腔室，含有
3个听小骨，将声音传递到内耳或迷路。在这里，由神经纤维组成的蜗
牛壳状器官——耳蜗将振动传递给大脑。

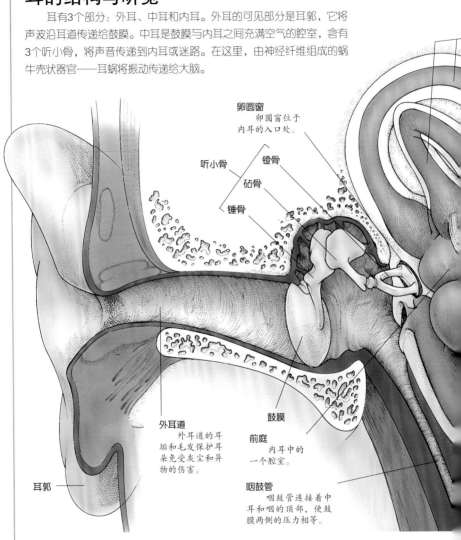

卵圆窗
卵圆窗位于
内耳的入口处。

听小骨

镫骨

砧骨

锤骨

外耳道
外耳道的耳
垢和毛发保护耳
朵免受灰尘和异
物的伤害。

鼓膜

前庭
内耳中的
一个腔室。

耳郭

咽鼓管
咽鼓管连接着中
耳和咽的顶部，使鼓
膜两侧的压力相等。

耳蜗

　　耳蜗中有3个充满液体的管道围绕着1个骨质中轴。位于中央区域的蜗管内含有柯蒂氏器，柯蒂氏器中包含可对声音做出反应的感觉毛细胞。

半规管
这 3 个充满液体的管道掌管着平衡感。

前庭神经(位听神经的一支)

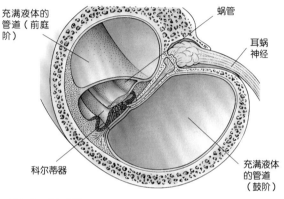

充满液体的管道（前庭阶）

蜗管

耳蜗神经

科尔蒂器

充满液体的管道（鼓阶）

科尔蒂器

　　细小的感觉毛从螺旋器官的每个听毛细胞中伸出。当声音振动使耳蜗流体产生波浪状运动时，这些感觉毛便将运动转化为神经冲动传递给大脑。

耳蜗神经（位听神经的一支）

耳蜗
耳蜗呈蜗牛壳状，其中含有听觉器官。

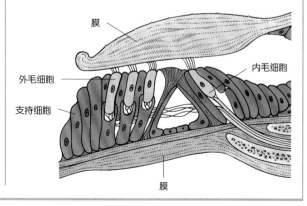

膜

外毛细胞

支持细胞

内毛细胞

膜

平衡

　　平衡感部分依赖于对身体位置的视觉感受，以及皮肤和关节中的感觉感受器。内耳中的一些结构对维持平衡也很重要。在前庭中，含有囊斑的椭圆囊和球囊可以帮助人们感受头在空间中的位置；在壶腹处，每个半规管底部的感受器（嵴）可以感受头部旋转。

半规管　前庭

定位

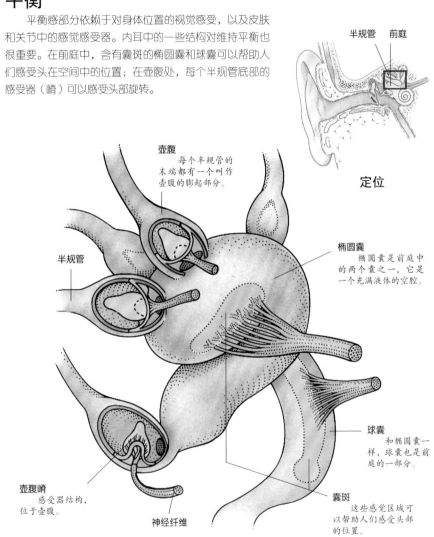

壶腹
每个半规管的末端都有一个叫作壶腹的膨起部分。

半规管

椭圆囊
椭圆囊是前庭中的两个囊之一，它是一个充满液体的空腔。

球囊
和椭圆囊一样，球囊也是前庭的一部分。

壶腹嵴
感受器结构，位于壶腹。

神经纤维

囊斑
这些感觉区域可以帮助人们感受头部的位置。

囊斑的功能

　　内耳中的囊斑可以监测头部的位置。在囊斑内，从感觉细胞中伸出的细小毛发嵌入凝胶物质中。在头部倾斜时，凝胶物质会在重力作用下降，从而刺激毛细胞。

壶腹嵴的作用

　　壶腹嵴位于内耳中2个半规管的末端，对旋转运动做出反应。每个壶腹嵴中都含有毛细胞，毛细胞嵌在锥形凝胶物质——壶腹帽中。当半规管中的液体在运动过程中发生旋转时，会使壶腹帽移位，进而刺激毛细胞。

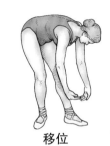

直立　　　　移位

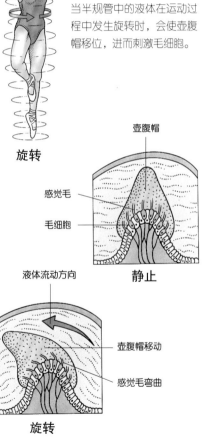

壶腹帽

感觉毛

毛细胞

液体流动方向

静止

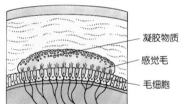

凝胶物质
感觉毛
毛细胞

直立时的囊斑

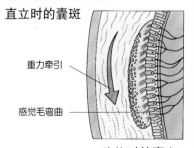

重力牵引

感觉毛弯曲

移位时的囊斑

旋转

壶腹帽移动

感觉毛弯曲

旋转

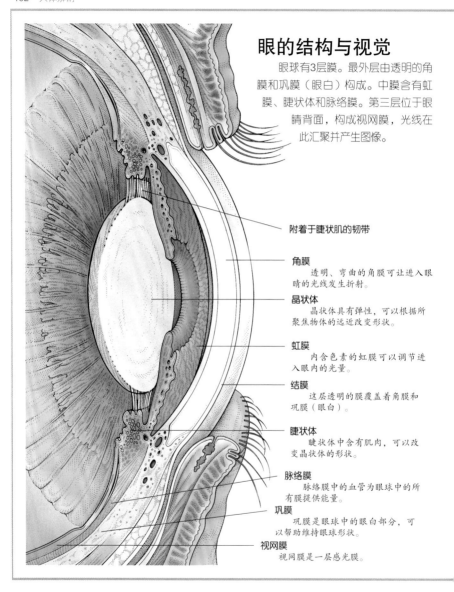

眼的结构与视觉

眼球有3层膜。最外层由透明的角膜和巩膜（眼白）构成。中膜含有虹膜、睫状体和脉络膜。第三层位于眼睛背面，构成视网膜，光线在此汇聚并产生图像。

附着于睫状肌的韧带

角膜
透明、弯曲的角膜可让进入眼睛的光线发生折射。

晶状体
晶状体具有弹性，可以根据所聚焦物体的远近改变形状。

虹膜
内含色素的虹膜可以调节进入眼内的光量。

结膜
这层透明的膜覆盖着角膜和巩膜（眼白）。

睫状体
睫状体中含有肌肉，可以改变晶状体的形状。

脉络膜
脉络膜中的血管为眼球中的所有膜提供能量。

巩膜
巩膜是眼球中的眼白部分，可以帮助维持眼球形状。

视网膜
视网膜是一层感光膜。

眼腔

眼的前腔内有2个腔室（前房和后房），腔室内充满了可为眼睛提供氧气、葡萄糖和蛋白质的液体——房水。房水由睫状体产生，控制着晶状体的聚焦能力。眼睛的后腔充满了一种被称为玻璃体的透明凝胶。房水和玻璃体都有助于保持眼内压恒定，并维持眼睛的形状。

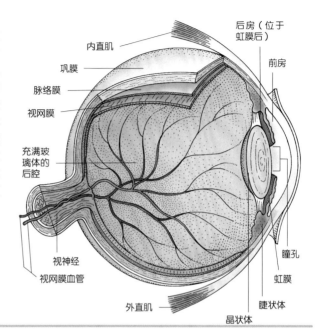

内直肌
巩膜
脉络膜
视网膜
充满玻璃体的后腔
视神经
视网膜血管
外直肌
晶状体
睫状体
虹膜
瞳孔
前房
后房（位于虹膜后）

附属眼部结构

眼部的几个附属结构起到支持、移动、润滑的作用，保护眼睛免受伤害和感染。这些附属结构包括眼窝眶骨、眼球肌肉、泪腺和导管、眉毛、眼睑和睫毛。

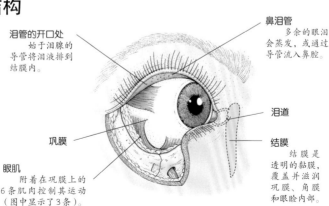

泪管的开口处
始于泪腺的导管将泪液排到结膜内。

巩膜

眼肌
附着在巩膜上的6条肌肉控制其运动（图中显示了3条）。

鼻泪管
多余的眼泪会蒸发，或通过导管流入鼻腔。

泪道

结膜
结膜是透明的黏膜，覆盖并滋润巩膜、角膜和眼睑内部。

视觉通路

光线进入眼睛，汇聚在视网膜上，形成倒置的图像；随后，视网膜会通过视神经将神经冲动传导至大脑。在传导至大脑之前，部分视神经会先在视交叉中交叉，右眼中一半的神经纤维会传导至对侧，反之亦然。在视觉皮层，视觉图像变为直立。

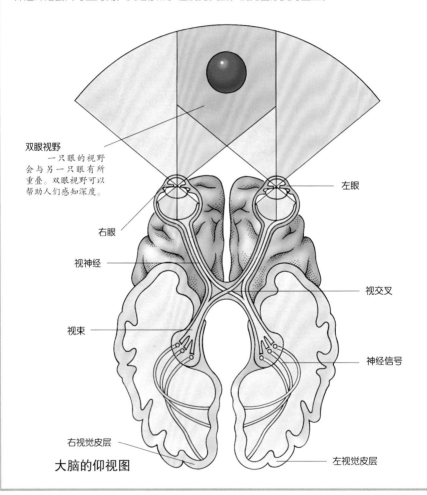

双眼视野
一只眼的视野会与另一只眼有所重叠。双眼视野可以帮助人们感知深度。

左眼

右眼

视神经

视交叉

视束

神经信号

右视觉皮层

大脑的仰视图

左视觉皮层

调节

眼睛的睫状肌可以根据物体的远近自动调节晶状体的形状。这种调节可以改变"入射"光线的角度，从而让远处和近处的物体都可以在视网膜上形成清晰的图像。

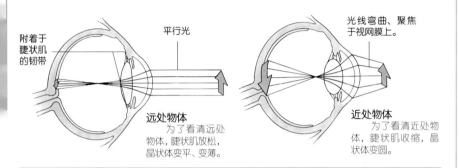

平行光

光线弯曲、聚焦于视网膜上。

附着于睫状肌的韧带

远处物体
为了看清远处物体，睫状肌放松，晶状体变平、变薄。

近处物体
为了看清近处物体，睫状肌收缩，晶状体变圆。

视杆细胞和视锥细胞

视网膜中有2种神经细胞：视杆细胞和视锥细胞。视杆细胞只有1种感光色素，不能辨别颜色，色觉要依赖于视锥细胞。视锥细胞共有3种，分别感应绿光、红光和蓝光。当受到光线刺激时，视杆细胞和视锥细胞会产生电信号，触发连接的神经细胞，将神经冲动进一步传导至大脑。

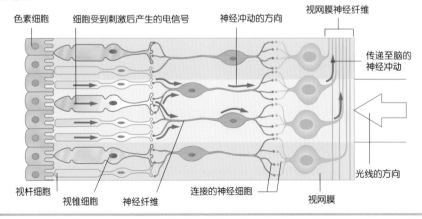

色素细胞　　细胞受到刺激后产生的电信号　　神经冲动的方向　　视网膜神经纤维

传递至脑的神经冲动

光线的方向

视杆细胞　　视锥细胞　　神经纤维　　连接的神经细胞　　视网膜

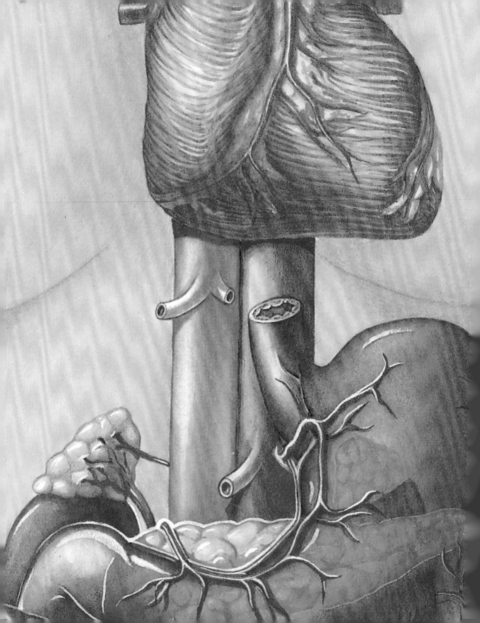

内分泌系统

    内分泌系统由分泌激素的腺体和细胞组成，分布于身体各处，如胰腺和卵巢。激素是指分泌到血液中，调控包括新陈代谢、生长、生殖等身体机能的复杂化学物质。

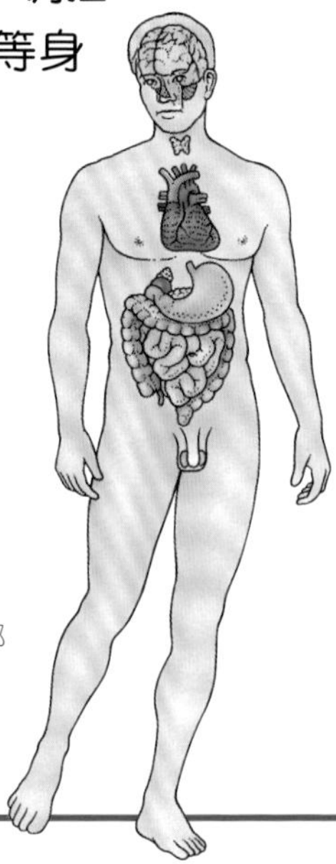

激素
    身体许多部位都能产生激素，如心脏、胃、肾脏和胰腺。

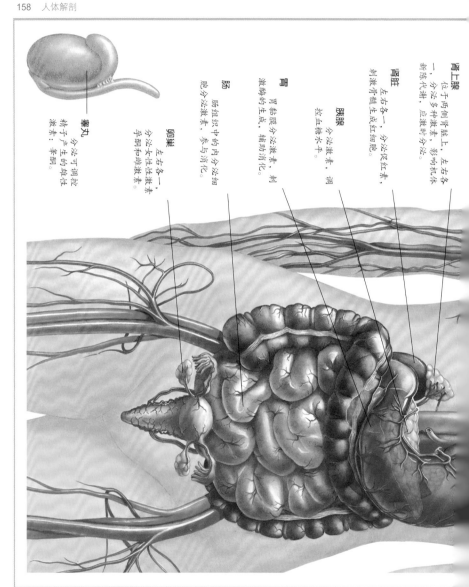

肾上腺
位于两侧肾脏上，左右各
一，分泌多种激素，影响机体
新陈代谢，应激时分泌。

肾脏
左右各一，分泌促红素，
刺激骨髓生成红细胞。

胰腺
分泌激素，调
控血糖水平。

胃
胃黏膜分泌激素，刺
激酶的生成，辅助消化。

肠
肠组织中的内分泌细
胞分泌激素，参与消化。

卵巢
分泌女性性激素
孕酮和雌激素。

睾丸
分泌可调控
精子产生的雄性
激素：睾酮。

激素的产生

激素是由被称作内分泌腺的特殊腺体，或由心脏或胃肠道部分等器官中的细胞所分泌的复杂化学物质。分泌出的激素进入体液循环，作用于特定组织，调控组织功能，并刺激某些器官进一步分泌激素。前列腺素是一类特殊激素，在局部产生和释放，对细胞本身或临近细胞起作用。

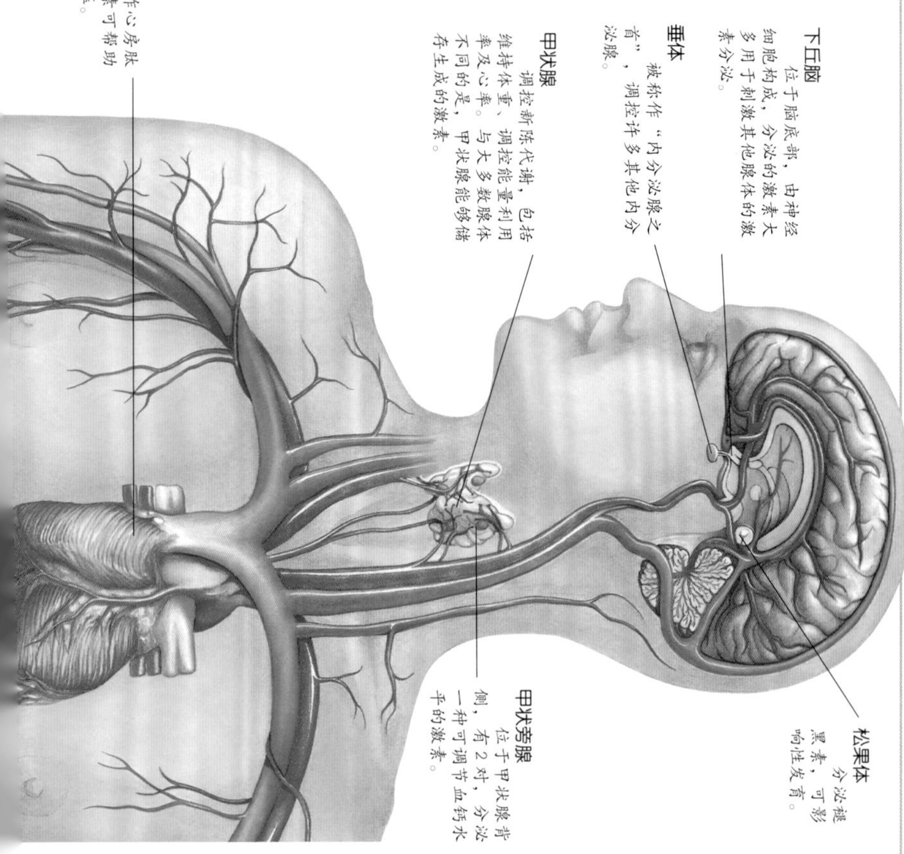

心脏
分泌一种叫作心房肽的激素。这种激素可帮助降低血容量和血压。

下丘脑
位于脑底部，由神经细胞构成，分泌的激素大多用于刺激其他激素分泌。

垂体
被称作"内分泌腺之首"，调控许多其他内分泌腺。

甲状腺
调控新陈代谢，包括维持体重、调控能量利用及心率。与大多数腺体不同的是，甲状腺能够储存生成的激素。

松果体
黑素，可影响性发育。分泌褪

甲状旁腺
位于甲状腺背侧，有2对，分泌一种可调节血钙水平的激素。

垂体

　　垂体也被称作"内分泌腺之首"，它调控许多其他内分泌腺和细胞的活动。这个豌豆大小的结构垂挂于大脑底部，由一小段神经纤维连接到下丘脑，下丘脑是调控垂体功能的大脑区域。垂体分两叶——垂体前叶和垂体后叶，可分泌一系列激素。部分垂体激素发挥间接作用，刺激靶腺释放激素；其他垂体激素则直接影响机体功能。

皮肤
　　在促黑素（MSH）的刺激下，皮肤组织中的黑色素细胞产生更多黑色素。阳光的照射会促进黑色素分泌，从而使皮肤变黑。

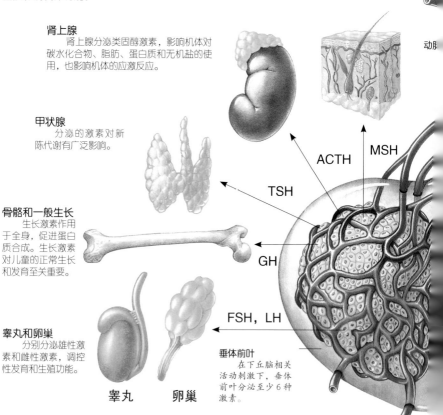

肾上腺
　　肾上腺分泌类固醇激素，影响机体对碳水化合物、脂肪、蛋白质和无机盐的使用，也影响机体的应激反应。

甲状腺
　　分泌的激素对新陈代谢有广泛影响。

骨骼和一般生长
　　生长激素作用于全身，促进蛋白质合成。生长激素对儿童的正常生长和发育至关重要。

睾丸和卵巢
　　分别分泌雄性激素和雌性激素，调控性发育和生殖功能。

动

ACTH

MSH

TSH

GH

FSH, LH

垂体前叶
　　在下丘脑相关活动刺激下，垂体前叶分泌至少6种激素。

睾丸　　卵巢

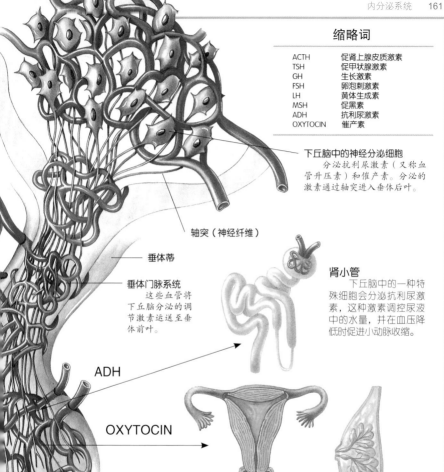

缩略词

ACTH	促肾上腺皮质激素
TSH	促甲状腺激素
GH	生长激素
FSH	卵泡刺激素
LH	黄体生成素
MSH	促黑素
ADH	抗利尿激素
OXYTOCIN	催产素

下丘脑中的神经分泌细胞
　　分泌抗利尿激素（又称血管升压素）和催产素。分泌的激素通过轴突进入垂体后叶。

轴突（神经纤维）

垂体蒂

垂体门脉系统
　　这些血管将下丘脑分泌的调节激素运送至垂体前叶。

ADH

OXYTOCIN

肾小管
　　下丘脑中的一种特殊细胞会分泌抗利尿激素，这和激素调控尿液中的水量，并在血压降低时促进小动脉收缩。

垂体后叶
　　储存下丘脑分泌的激素，并在需要时释放到血液循环。

静脉

动脉

子宫　　　　**乳房**

子宫肌肉和乳腺
　　催产素在分娩时刺激子宫收缩，在哺乳期刺激乳汁排出。

肾上腺

肾上腺呈小三角形，位于肾脏顶部，左右各一。肾上腺由外部的皮质和内部的髓质两部分组成，皮质分泌的一组激素影响机体的新陈代谢，髓质分泌的激素影响机体的应激反应。

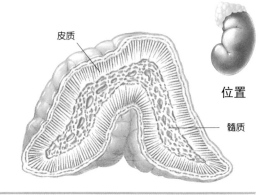

皮质

位置

髓质

肾上腺激素

肾上腺皮质有3层，分别产生不同的激素。肾上腺髓质可视作单独的内分泌腺，分泌激素；同时，髓质通过神经纤维与交感神经系统连接，并参与"逃跑或战斗"的应激反应。

肾上腺皮质和髓质分泌的激素	
醛固酮	由肾上腺皮质的最外层分泌，可抑制尿液中钠的排出，并能维持血容量和血压。
皮质醇	由肾上腺皮质的中间层分泌，调控机体对脂肪、蛋白质、糖类和无机盐的利用，并帮助消除炎症。
肾上腺皮质性激素	由肾上腺皮质的内层分泌，对性器官产生轻微作用。对于男性而言，它会影响精子的产生；对于女性而言，主要影响体毛的分布。
肾上腺素和去甲肾上腺素	由肾上腺髓质分泌，在应激时产生作用。肾上腺素可提高心率，去甲肾上腺素有助于维持血压恒定。

胰腺

　　胰腺有两个功能。它的大部分组织会分泌消化酶，组织间有激素分泌细胞团，被称为"郎格罕氏岛"（胰岛）。每个细胞团都包含分泌胰高血糖素、提高血糖浓度的 α 细胞，分泌胰岛素、降低血糖浓度的 β 细胞，以及调控胰岛素和胰高血糖素分泌的 δ 细胞。

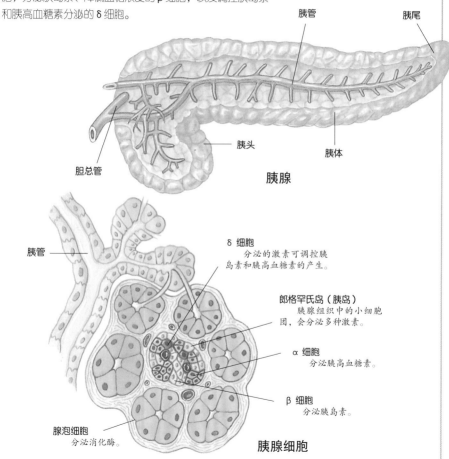

胰管

胰尾

胰头

胰体

胆总管

胰腺

胰管

δ 细胞
　　分泌的激素可调控胰岛素和胰高血糖素的产生。

郎格罕氏岛（胰岛）
　　胰腺组织中的小细胞团，会分泌多种激素。

α 细胞
　　分泌胰高血糖素。

β 细胞
　　分泌胰岛素。

腺泡细胞
　　分泌消化酶。

胰腺细胞

甲状腺和甲状旁腺

甲状腺位于颈前部，包裹部分气管，对新陈代谢的调控起重要作用。甲状旁腺位于甲状腺背侧，有上、下两对，调控血钙水平。甲状旁腺分泌的激素作用于骨骼以释放储藏的钙，作用于肾脏以提高维生素D的产生，进而又促进机体对钙的吸收。

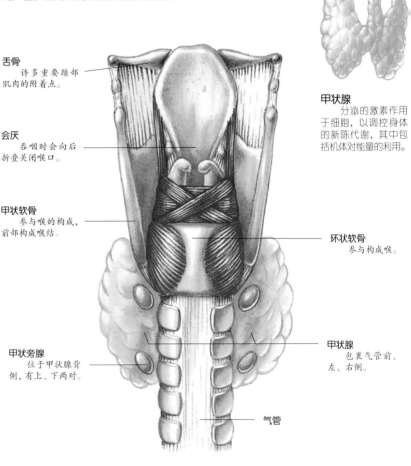

甲状腺
　　分泌的激素作用于细胞，以调控身体的新陈代谢，其中包括机体对能量的利用。

舌骨
　　许多重要颈部肌肉的附着点。

会厌
　　吞咽时会向后折叠关闭喉口。

甲状软骨
　　参与喉的构成，前部构成喉结。

环状软骨
　　参与构成喉。

甲状腺
　　包裹气管前、左、右侧。

甲状旁腺
　　位于甲状腺背侧，有上、下两对。

气管

雌性激素

女性的1对卵巢分泌雌激素和孕酮，这对性发育和生殖至关重要。雌激素是由卵子在其卵泡内发育的过程中产生的。处于排卵期时，成熟卵子排出，空卵泡形成可分泌孕酮的小组织块，即黄体。

血管

韧带将卵巢附着于子宫

卵子

卵子在卵泡中的发育过程中产生雌激素。

黄体

空卵泡形成小组织块，分泌孕酮。

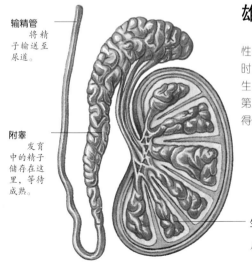

雄性激素

男性的1对睾丸分泌被称为雄激素的性激素，其中最重要的是睾酮。青春期时，体内睾酮水平迅速升高，刺激精子产生，促进性器官成熟。睾酮同时影响男性第二性征的发育，比如长胡须和使声音变得低沉。

输精管

将精子输送至尿道。

附睾

发育中的精子储存在这里，等待成熟。

生精小管

盘曲小管，产生精子。

激素的工作机制

　　激素包括类固醇、蛋白质或酪氨酸（一种氨基酸）等微粒。激素只有与靶细胞表面或内部的特异受体结合才能发挥作用。

　　蛋白质类的激素与细胞膜外侧的受体结合；类固醇和酪氨酸类的激素进入细胞内部，与细胞质或细胞核中的受体结合。

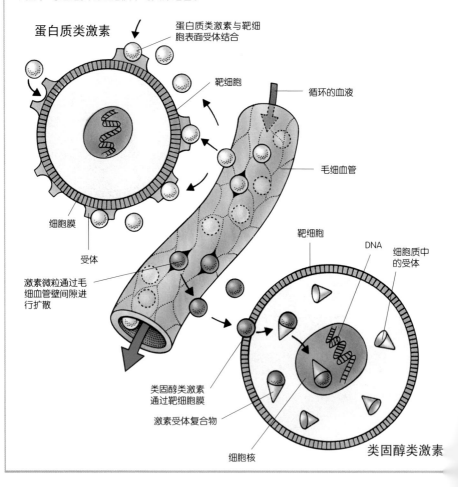

蛋白质类激素

蛋白质类激素与靶细胞表面受体结合

靶细胞

循环的血液

毛细血管

细胞膜

受体

激素微粒通过毛细血管壁间隙进行扩散

靶细胞

DNA

细胞质中的受体

类固醇类激素通过靶细胞膜

激素受体复合物

细胞核

类固醇类激素

反馈机制

下丘脑、垂体和靶腺参与反馈机制是一种特殊机制，它能够调控激素分泌。反馈系统既可以促进某一激素的分泌（正反馈），又可以抑制其分泌（负反馈）。这种非自主机制维持着机体功能的稳态。

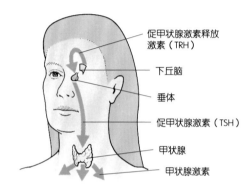

促甲状腺激素释放激素（TRH）

下丘脑

垂体

促甲状腺激素（TSH）

甲状腺

甲状腺激素

1. 反馈激素水平

下丘脑通过分泌促甲状腺激素释放激素（TRH）来反馈甲状腺激素水平。TRH刺激垂体释放促甲状腺激素（TSH），进而刺激甲状腺分泌激素。

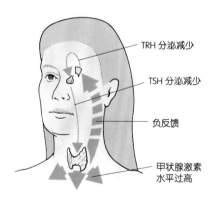

TRH 分泌减少

TSH 分泌减少

负反馈

甲状腺激素水平过高

2. 负反馈

如果甲状腺激素水平过高，负反馈会提醒下丘脑，产生较少的 TRH。较低水平的 TRH 导致 TSH 水平降低，从而使得甲状腺产生较少激素。

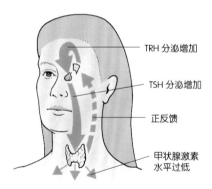

TRH 分泌增加

TSH 分泌增加

正反馈

甲状腺激素水平过低

3. 正反馈

如果甲状腺激素水平过低，反馈机制会减弱。因此，下丘脑会分泌更多的 TRH，刺激垂体分泌更多 TSH，使甲状腺分泌激素的活动加强。

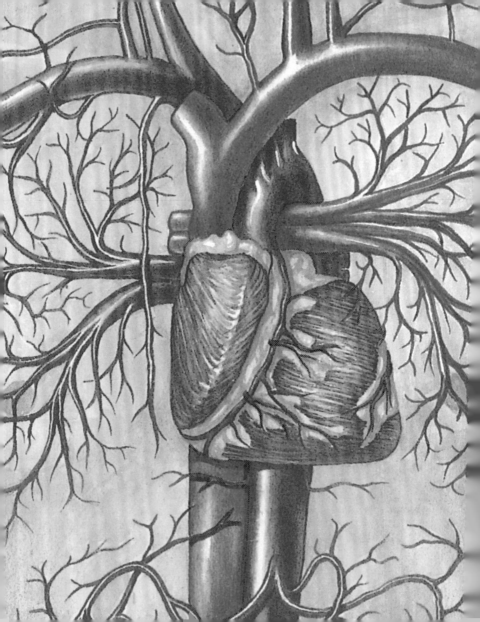

心血管系统

　　心血管系统由心脏和人体血液运输网络（动脉、静脉和小血管）构成。血液持续不断地从心脏泵出，在两条血液通路中循环，将氧气和重要营养物质输送至全身各个部位，并将组织中的有害废物带走。

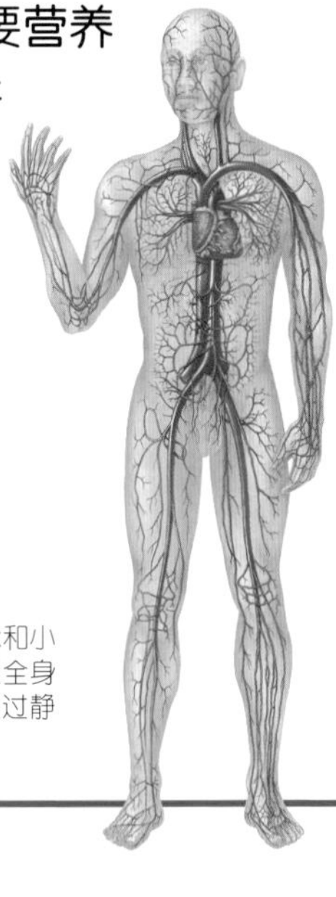

血液循环
　　心脏通过动脉和小血管把血液泵送至全身各个部位。血液通过静脉流回心脏。

心脏与循环

　　人体的心血管系统包括心脏以及图中所示的众多动脉、静脉和小血管。红色线条指富氧血液，通常由动脉运输；蓝色线条指乏氧血液，通常由静脉运输。肺动脉是唯一运输乏氧血液的动脉血管。血液流回心脏与泵出心脏的速率相同，约1分钟内便能完成一个完整的人体循环。

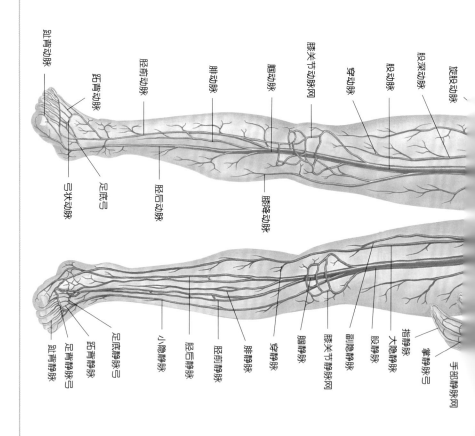

趾背动脉
跖背动脉
胫前动脉
腓动脉
腘动脉
膝关节动脉网
穿动脉
股动脉
股深动脉
旋股动脉网

弓状动脉
足底弓
胫后动脉
膝降动脉

手部静脉网
掌静脉弓
指静脉
大隐静脉
副隐静脉
股静脉
膝关节静脉网
腘静脉
穿静脉
腓静脉
胫前静脉
胫后静脉
小隐静脉
足底静脉弓
跖背静脉
足背静脉弓
趾背静脉

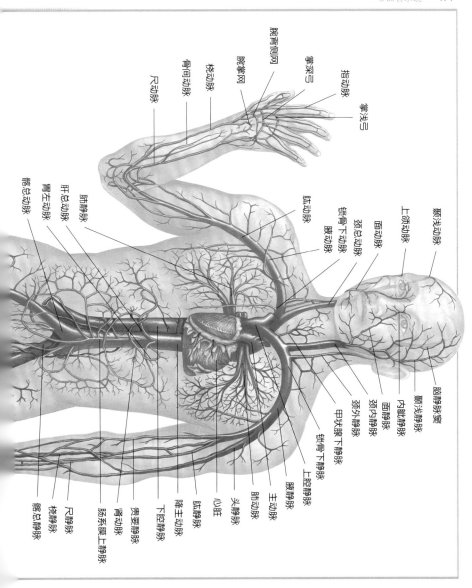

腕背侧网
掌深弓
指动脉
掌浅弓

腕掌网
桡动脉
骨间动脉
尺动脉

肱动脉
颈总动脉
锁骨下动脉
腋动脉
上颌动脉
面动脉
颞浅动脉

髂总动脉
肝总动脉
胃左动脉
肺静脉

脑静脉窦
颞浅静脉
内眦静脉
面静脉
颈内静脉
颈外静脉
甲状腺下静脉
锁骨上静脉
上腔静脉
腋静脉
主动脉
肺动脉
心脏
头静脉
肱静脉
降主动脉
下腔静脉
肾动脉
贵要静脉
肠系膜上静脉
尺静脉
桡总静脉
髂总静脉
髂总静脉

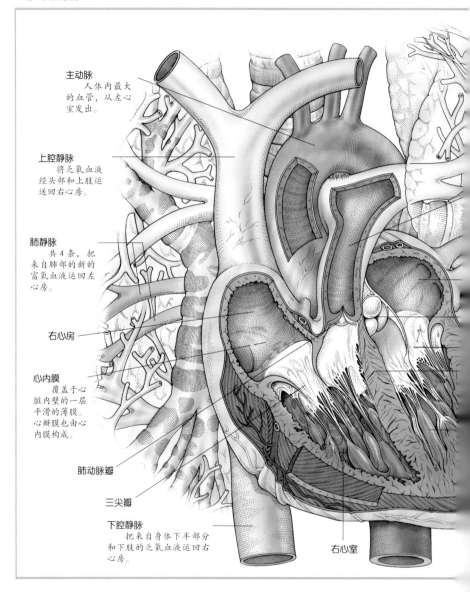

主动脉
人体内最大
的血管,从左心
室发出。

上腔静脉
将乏氧血液
经头部和上肢运
送回右心房。

肺静脉
共4条,把
来自肺部的新的
富氧血液运回左
心房。

右心房

心内膜
覆盖于心
脏内壁的一层
平滑的薄膜。
心瓣膜也由心
内膜构成。

肺动脉瓣

三尖瓣

下腔静脉
把来自身体下半部分
和下肢的乏氧血液运回右
心房。

右心室

心脏的结构

心脏位于胸腔中部偏左，由强有力的肌肉构成，体积约一个拳头大小。构成心脏的心肌是一种特殊肌肉，这种肌肉在身体的其他部位都不存在。心脏内部分为4个腔室：上部的两个腔室称作心房，下部的两个厚壁腔室称作心室。心脏由心间隔（强有力的肌肉壁层）分为左、右两半。4只单向瓣膜控制心脏腔室间的血液流动。

肺动脉干
这条动脉自右心室发出，之后分支，每个分支各自将乏氧血液运送进对应的肺叶。

肺静脉

左心房

主动脉瓣

二尖瓣

心间隔
为厚壁肌肉，将心脏分为左右两半。

左心室

心包
心包分内外两层，外层为纤维膜，包裹整个心脏表面；内层为浆膜层，浆膜层又分两层，两层间有浆液。

心肌层
为相互连接的肌肉纤维（细胞），使心脏能够自动收缩。

图例

乏氧血液

富氧血液

两种心脏泵

乏氧血液流入心脏右侧腔室，心脏将血液泵入肺部以获得氧气。富氧血液回到心脏左侧腔室，心脏将其泵入全身循环。

来自上半身的乏氧血液。

上腔静脉

右心房室泵血入肺，获得氧气。

下腔静脉

来自下半身的乏氧血液。

富氧血液泵入上半身。

主动脉弓

肺动脉

左心房室将富氧血液泵给全身各组织。

降主动脉

富氧血液泵入下半身。

血液供给心脏

心脏需要大量氧气，对应地，也需要大量血液供给（只有大脑需要比心脏更多的血液供给）。流经心脏腔室的血液无法供给心脏自身的肌肉细胞，因此心肌拥有独立的血管网络，即冠脉系统。

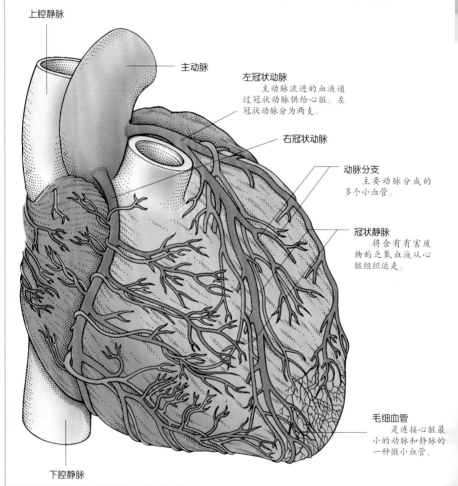

上腔静脉

主动脉

左冠状动脉
主动脉流进的血液通过冠状动脉供给心脏。左冠状动脉分为两支。

右冠状动脉

动脉分支
主要动脉分成的多个小血管。

冠状静脉
将含有有害废物的乏氧血液从心脏组织运走。

毛细血管
是连接心脏最小的动脉和静脉的一种微小血管。

下腔静脉

血液聚集

　　心肌的乏氧血液流入冠状静脉，而冠状静脉中的大部分血液又流入心脏背侧的大静脉——冠状窦，然后再流回右心房。

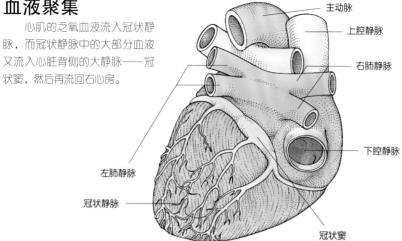

主动脉

上腔静脉

右肺静脉

下腔静脉

左肺静脉

冠状静脉

冠状窦

心骨骼

　　心骨骼包括4个质硬的纤维瓣环，为4片心脏瓣膜和心肌提供附着点。包裹其上的肌肉纤维使心室能够强有力地泵血。

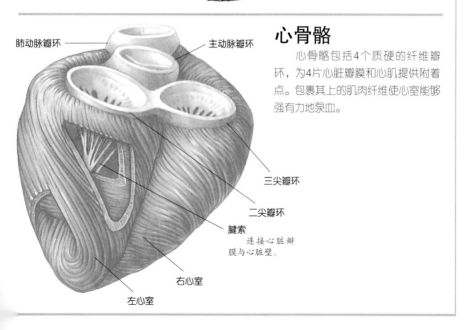

肺动脉瓣环

主动脉瓣环

三尖瓣环

二尖瓣环

腱索
连接心脏瓣膜与心脏壁。

右心室

左心室

心脏功能

　　心脏所进行的节律性、机械重复的搏动，是由窦房结产生的电冲动维持的。窦房结是人体的天然起搏器，它发出的冲动通过心房传导，刺激收缩。当传导到房室结略微停顿后，冲动会继续沿着特殊的传导肌纤维穿过心室，刺激心室收缩。

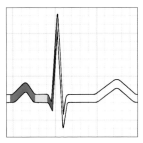

心电记录

　　心电图（ECG）记录心脏的电活动。图中的颜色指代冲动的通路（见图中左侧）。

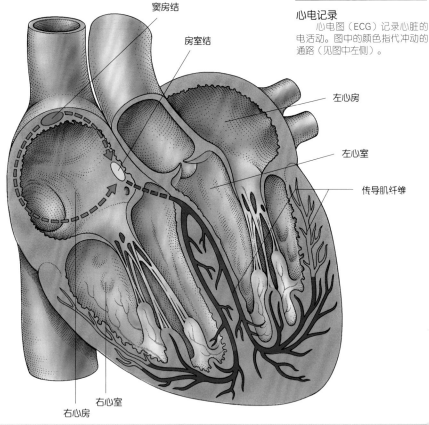

窦房结

房室结

左心房

左心室

传导肌纤维

右心室

右心房

神经系统调控

倘若没有神经调控，人的心率可能会达到每分钟100次。在延髓的心脏调节中心发出的电冲动的调节下，自主神经，尤其是副交感神经分系统中的迷走神经，保持静息心率在70次/分钟左右。进行体育运动或感到紧张时，心交感神经在下丘脑的作用下加快心率。当肾上腺分泌激素增加时，心率也会加快。以上调节会增加泵进肌肉的血液量。

图例

■ 副交感神经

■ 交感神经

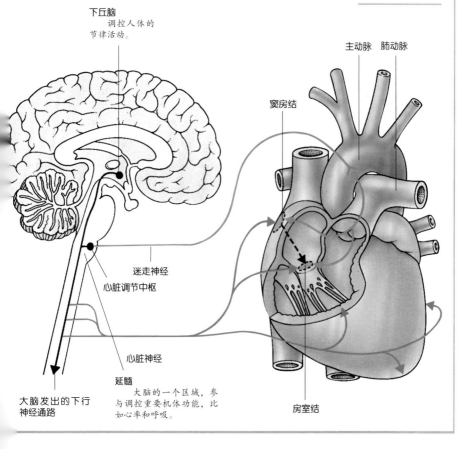

下丘脑
调控人体的节律活动。

主动脉　肺动脉

窦房结

迷走神经

心脏调节中枢

延髓
大脑的一个区域，参与调控重要机体功能，比如心率和呼吸。

心脏神经

大脑发出的下行神经通路

房室结

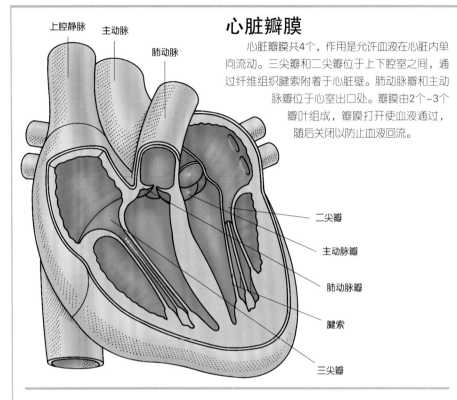

上腔静脉　主动脉

肺动脉

二尖瓣

主动脉瓣

肺动脉瓣

腱索

三尖瓣

心脏瓣膜

　　心脏瓣膜共4个，作用是允许血液在心脏内单向流动。三尖瓣和二尖瓣位于上下腔室之间，通过纤维组织腱索附着于心脏壁。肺动脉瓣和主动脉瓣位于心室出口处。瓣膜由2个~3个瓣叶组成，瓣膜打开使血液通过，随后关闭以防止血液回流。

瓣叶

　　心脏瓣膜的瓣叶为薄的纤维膜状结构，其表面覆盖着一层平滑薄膜，即心内膜，并由致密结缔组织加固。肺动脉瓣、主动脉瓣和三尖瓣有3个瓣叶，二尖瓣有2个瓣叶。

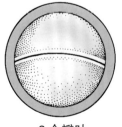

2 个瓣叶

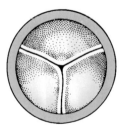

3 个瓣叶

心动周期

　　心脏的连续跳动由3个不同阶段组成。第一个阶段中，肌肉舒张，腔室充盈血液；接下来的2个阶段中，心房、心室先后收缩，血液在心脏内循环，然后泵入动脉。一个心动周期约为0.8秒。在剧烈运动期间或感到紧张时，该周期可能会缩短50%以上。

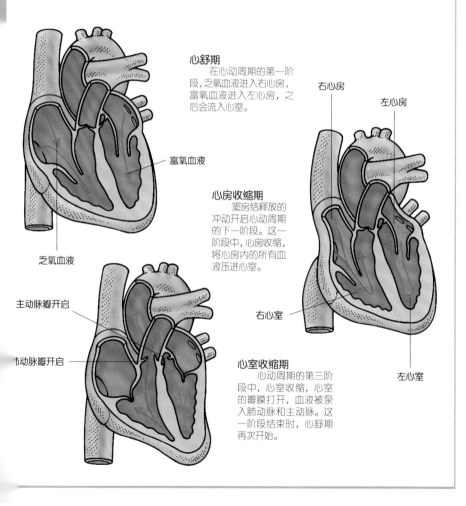

心舒期
　　在心动周期的第一阶段，乏氧血液进入右心房，富氧血液进入左心房，之后会流入心室。

富氧血液

乏氧血液

主动脉瓣开启

肺动脉瓣开启

右心房

左心房

心房收缩期
　　窦房结释放的冲动开启心动周期的下一阶段。这一阶段中，心房收缩，将心房内的所有血液压进心室。

右心室

左心室

心室收缩期
　　心动周期的第三阶段中，心室收缩，心室的瓣膜打开，血液被泵入肺动脉和主动脉。这一阶段结束时，心舒期再次开始。

血液循环

通过互相连接的动脉、静脉以及小血管通路，血液才得以在人体内循环流动。人体内循环有肺循环和体循环两个循环系统，肺循环中，乏氧血液从心脏流入肺部，进行气体交换，使血液富含氧气，然后再流回心脏；富氧血液通过体循环流入全身各部位。

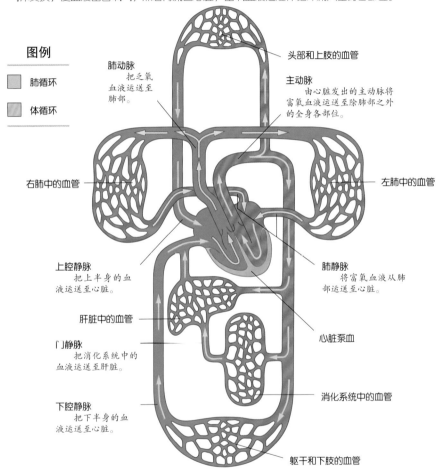

图例

■ 肺循环

■ 体循环

肺动脉
　把乏氧血液运送至肺部。

头部和上肢的血管

主动脉
　由心脏发出的主动脉将富氧血液运送至除肺部之外的全身各部位。

右肺中的血管

左肺中的血管

上腔静脉
　把上半身的血液运送至心脏。

肺静脉
　将富氧血液从肺部运送至心脏。

肝脏中的血管

门静脉
　把消化系统中的血液运送至肝脏。

心脏泵血

下腔静脉
　把下半身的血液运送至心脏。

消化系统中的血管

躯干和下肢的血管

门静脉系统

门静脉系统是两组不同组织之间的血管的集合。来自胃、脾脏、肠和胰腺的血液流入多条静脉，这些静脉汇聚成门静脉。门静脉将胃肠道系统的血液运输至肝脏，肝脏吸收、储存营养物质，并去除毒素和废物。解毒后的血液流入下腔静脉，返回心脏和肺部，血液在心肺获得氧气并重新进入循环。

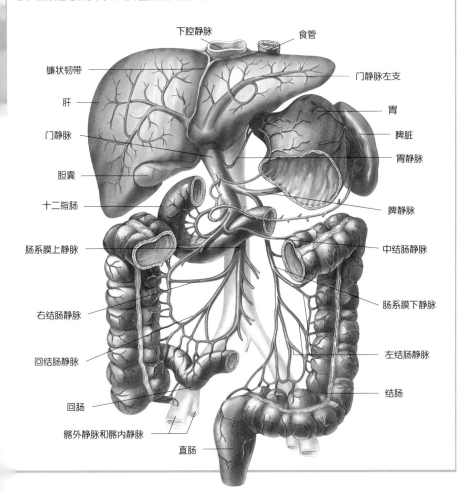

下腔静脉

食管

镰状韧带

门静脉左支

肝

胃

门静脉

脾脏

胆囊

胃静脉

十二指肠

脾静脉

肠系膜上静脉

中结肠静脉

右结肠静脉

肠系膜下静脉

回结肠静脉

左结肠静脉

回肠

结肠

髂外静脉和髂内静脉

直肠

动脉结构

在缺氧的情况下，人体内的所有细胞都会迅速死亡。富氧血液从肺部流出，在肌性、厚壁的动脉（如下图）中循环，随后流入更小的动脉，即小动脉。动脉系统通过毛细血管与静脉系统连接。血液不仅输送营养物质，也输送废物。血液中的特殊细胞可以抵抗感染，并有助于止血。

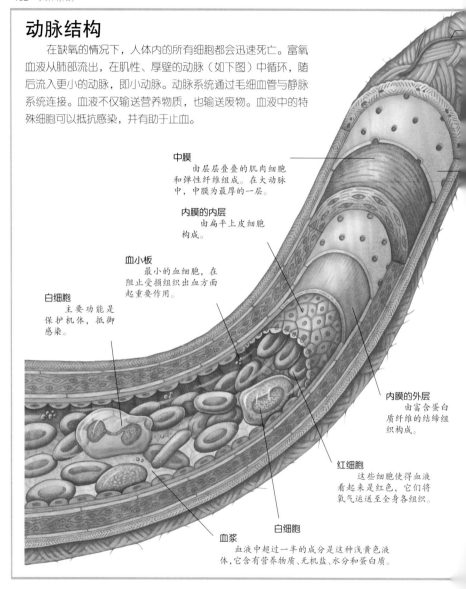

中膜
由层层叠叠的肌肉细胞和弹性纤维组成。在大动脉中，中膜为最厚的一层。

内膜的内层
由扁平上皮细胞构成。

血小板
最小的血细胞，在阻止受损组织出血方面起重要作用。

白细胞
主要功能是保护机体，抵御感染。

内膜的外层
由富含蛋白质纤维的结缔组织构成。

红细胞
这些细胞使得血液看起来是红色，它们将氧气运送至全身各组织。

白细胞

血浆
血液中超过一半的成分是这种浅黄色液体，它含有营养物质、无机盐、水分和蛋白质。

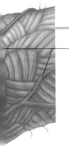

血管滋养管
这种微小血管
为动脉血管壁提供
营养。

静脉结构

静脉壁薄而有弹性，能够扩张以容纳大量血液。乏氧血液通过静脉流回心脏，由于这一循环过程中血压较低，一连串的单向瓣膜会辅助静脉血液流动，防止血液倒流。

弹性层
在一些血管中，
弹性层起到分离外
膜和中膜的作用。

连接血管

外膜
蛋白质膜，包含
神经、血管和淋巴管。

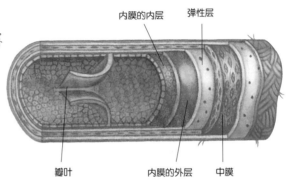

内膜的内层

弹性层

瓣叶

内膜的外层

中膜

毛细血管网

动脉和静脉两条循环路线通过毛细血管相连，这些微小的血管也相互连接，形成网络。在不同类型的组织中，毛细血管网的密度也不同。毛细血管管壁薄、可渗透，这一特性允许血液和组织细胞间交换营养物质、含氧液体和废物。

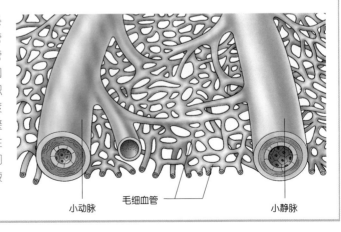

小动脉

毛细血管

小静脉

血液成分

　　血液由组织细胞和血浆组成。血浆的组成成分主要是水，还含有如蛋白质和营养物质等各种物质。血细胞有多种类型，其中数量最多的是红细胞。所有血细胞各司其职，以确保实现机体功能有效率地运行。成年人体内的平均血容量约为5升。

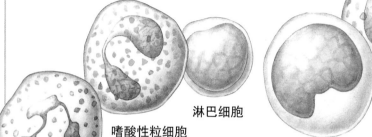

嗜碱性粒细胞

淋巴细胞

嗜酸性粒细胞

单核细胞

中性粒细胞

白细胞
　　白细胞有5种类型：中性粒细胞、嗜酸性粒细胞、淋巴细胞、单核细胞和嗜碱性粒细胞，其主要作用是在机体遭到病菌入侵时抵御感染，为机体提供保护。

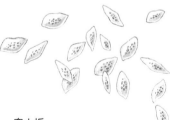

血小板
　　血液中包含数十亿的这种微小细胞。如果血管受损，血小板会聚集在伤口处，封住伤口，实现止血。

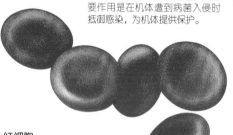

红细胞
　　数量最多的血细胞类型。红细胞呈双凹圆盘状，这种特殊形状使细胞的表面积增加，以在肺部交换氧气时能发挥最大效率。

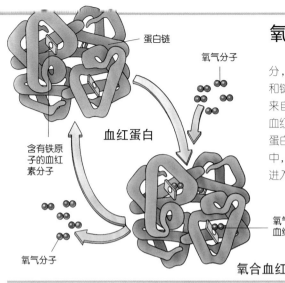

- 蛋白链
- 氧气分子
- 血红蛋白
- 含有铁原子的血红素分子
- 氧气分子附着于血红素中的铁
- 氧气分子
- 氧合血红蛋白

氧气运输

血红蛋白是红细胞的主要成分，由血红素（含铁的红色素）和链状蛋白（称作珠蛋白）组成。来自肺部的氧气进入红细胞，与血红素中的铁结合，形成氧合血红蛋白，被输送至全身。在毛细血管中，氧气得到释放，并穿过血管壁进入组织。

红细胞生成

每秒钟约有200万个载氧红细胞死亡，但它们会以相同的速度被红细胞生成过程中产生的新的红细胞替代。这一替代过程始于肾脏，低氧水平会刺激肾脏细胞分泌促红细胞生成素，这种激素能够到达人体的红骨髓，刺激红细胞生成，提高血氧水平。

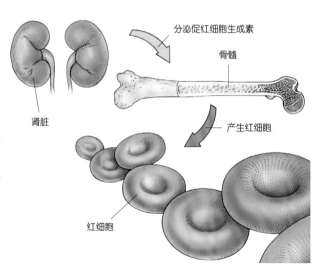

- 分泌促红细胞生成素
- 骨髓
- 肾脏
- 产生红细胞
- 红细胞

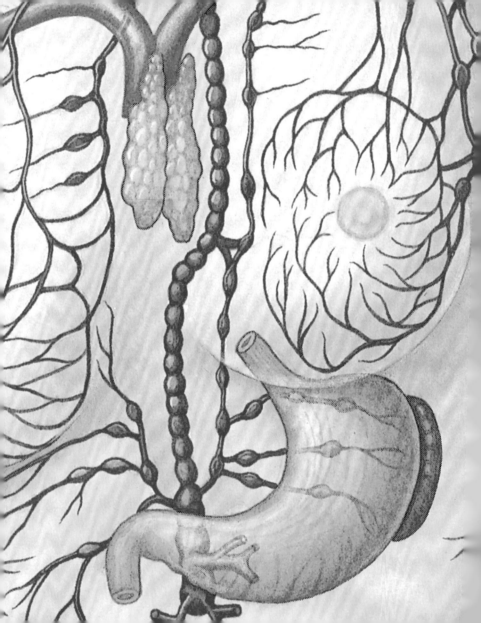

淋巴系统
和免疫系统

　　健康的身体拥有一个内部的防御机制，即免疫系统。免疫系统不仅能够抵御致病微生物的入侵，在细胞内发生癌变时也会启动防御。这一系统的基础是一种特殊的白细胞，即淋巴细胞，它以多种方式应对感染或细胞异常。

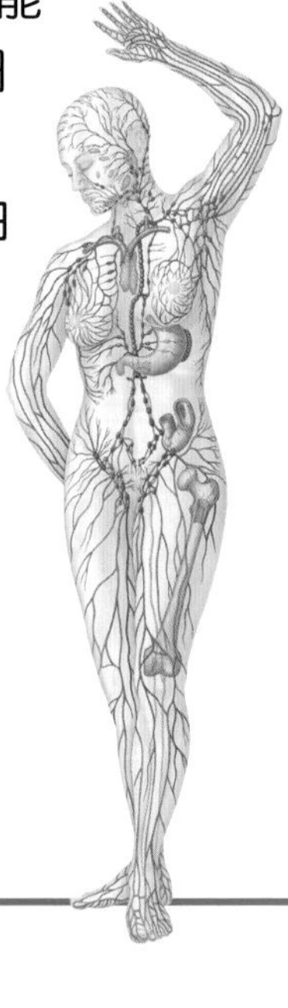

淋巴系统
　　淋巴系统是免疫系统的主要组成部分，包括各种组织、血管和含有白细胞的淋巴结。

淋巴系统

　　淋巴系统是人体免疫系统的一部分，其主要作用是抵御致病微生物。淋巴液是一种从血管渗出，并在组织细胞间隙聚集的水样液体。淋巴液先流入毛细淋巴管网，之后流入更大的管道——淋巴管，毛细淋巴管布满了起过滤作用的淋巴结。淋巴结中含有特殊白细胞（淋巴细胞和巨噬细胞），在淋巴液流回血液前，这些白细胞会抑制或消灭淋巴液中的入侵微生物。淋巴液在全身肌肉的推动下穿过一系列单向瓣膜，实现循环。

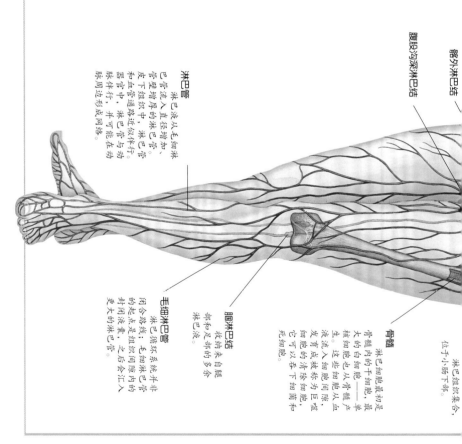

髂外淋巴结
位于小肠下部。

腹股沟深淋巴结

淋巴管
淋巴液从毛细淋巴管流入直径增加、管壁增厚的淋巴管。皮下组织中，淋巴管和血管通路近似伴行。器官中，淋巴管与动脉伴行，并可能在动脉周边形成网络。

骨髓
淋巴细胞最初是骨髓内的干细胞。绝大的白细胞——单核细胞也从这里产生。这些干细胞从血液流入人体细胞间隙，发育成被称为新细胞的淋巴。它可以保护人体细胞和死细胞。

腘淋巴结
收纳足部的多条淋巴液。

毛细淋巴管
淋巴循环系统并非闭合路线：毛细淋巴管的起点是组织间隙内的封闭液囊，之后会汇入更大的淋巴管。

腹淋巴结
靠近大自腿。

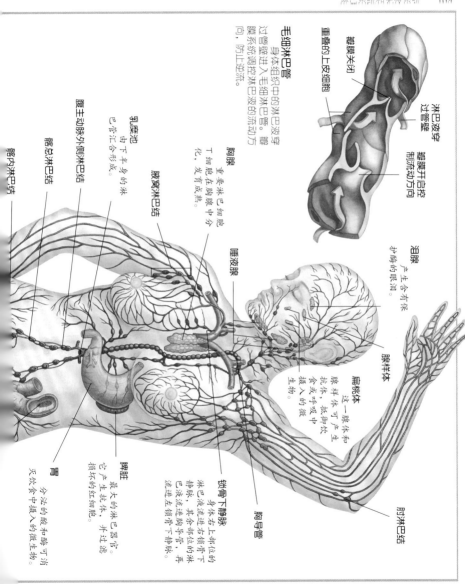

毛细淋巴管
身体组织中的淋巴液经过管壁进入毛细淋巴管。瓣膜系统调控淋巴液的流动方向,防止逆流。

重叠的上皮细胞

瓣膜关闭

淋巴液穿过管壁

瓣膜开启使腔制约流动方向

泪腺
产生含有保护酶的眼泪。

腺样体

扁桃体
这一腺体和腺样体,可截获并破坏从食物、呼吸中摄入的微生物。

胸腺
重要类淋巴细胞T细胞在胸腺中分化,发育有成熟。

腋窝淋巴结

唾液腺

乳糜池
由下半身的淋巴管汇合形成。

腹主动脉外侧淋巴结

髂总淋巴结

胃
分泌的酸和酶可消灭从食物中摄入的微生物。

脾脏
最大的类淋巴器官,身体右上部位的淋巴液流进右淋巴导管,其余部位的淋巴液流进左锁骨下静脉。

锁骨下静脉

胸管

肘淋巴结

髂内淋巴结

淋巴结结构

淋巴结是表面包裹着纤维被膜的小组织块，大小为1毫米~20毫米。淋巴结内有腔室（窦），内含两种白细胞：淋巴细胞和巨噬细胞，这两种细胞在抵御感染中起重要作用。大部分组织中的淋巴液在回入血流之前都要经历至少一次淋巴结过滤。

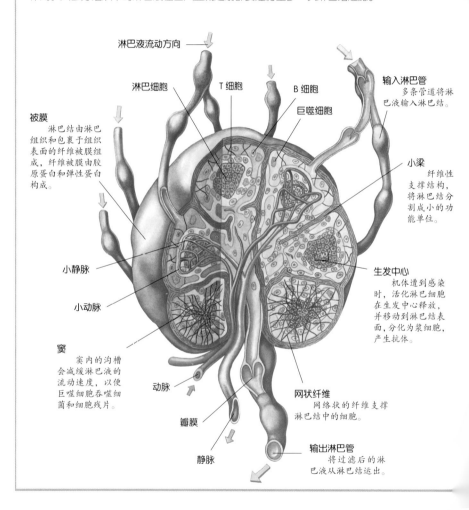

淋巴液流动方向

淋巴细胞

T细胞

B细胞

巨噬细胞

输入淋巴管
多条管道将淋巴液输入淋巴结。

被膜
淋巴结由淋巴组织和包裹于组织表面的纤维被膜组成，纤维被膜由胶原蛋白和弹性蛋白构成。

小梁
纤维性支撑结构，将淋巴结分割成小的功能单位。

小静脉

小动脉

生发中心
机体遭到感染时，活化淋巴细胞在生发中心释放，并移动到淋巴结表面，分化为浆细胞，产生抗体。

窦
窦内的沟槽会减缓淋巴液的流动速度，以便巨噬细胞吞噬细菌和细胞残片。

动脉

网状纤维
网络状的纤维支撑淋巴结中的细胞。

瓣膜

静脉

输出淋巴管
将过滤后的淋巴液从淋巴结运出。

炎症应答

　　一些病原体会激发被感染组织的炎症反应，这类防御机制并非专门用来消灭某一微生物，而是用相同方式消灭所有的入侵微生物。人体的炎症反应会增加血流量，将中性粒细胞运送至感染区域（图中为细支气管），吞噬并消灭这些微生物。

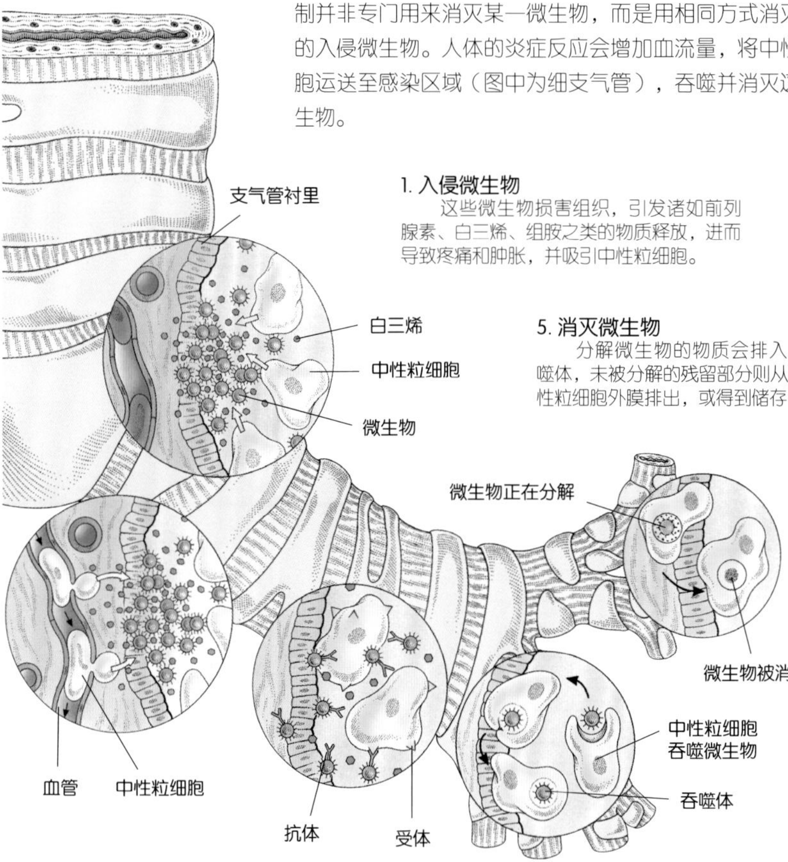

支气管衬里

白三烯

中性粒细胞

微生物

1. 入侵微生物

　　这些微生物损害组织，引发诸如前列腺素、白三烯、组胺之类的物质释放，进而导致疼痛和肿胀，并吸引中性粒细胞。

5. 消灭微生物

　　分解微生物的物质会排入吞噬体，未被分解的残留部分则从中性粒细胞外膜排出，或得到储存。

微生物正在分解

微生物被消灭

中性粒细胞吞噬微生物

吞噬体

血管　　中性粒细胞

抗体　　　受体

2. 中性粒细胞

　　中性粒细胞被白三烯和微生物产生的毒素吸引，穿过血管壁，到达受损组织。

3. 抗体

　　被称为抗体的特殊蛋白附着在入侵微生物上。抗体和病原体都会和中性粒细胞的受体结合。

4. 吞噬作用

　　中性粒细胞吞噬微生物，被吞噬的微生物隔离于名为吞噬体的小结构中。这个过程被称为吞噬作用。

特异性免疫应答

如果炎症应答没有消除感染，两种特殊的防御机制——抗体和细胞免疫——就会开启，这些防御机制被称为免疫应答。免疫应答依赖于B淋巴细胞和T淋巴细胞的活动，并能在未来感染发生时继续提供保护。

抗体防御

B淋巴细胞能够识别病原体上的外来分子（抗原），这种外来分子与人体内固有的蛋白质不同。抗原会诱发B细胞增殖。有些B细胞分化为浆细胞，分泌抗体（特异蛋白，与抗原特异性结合）。

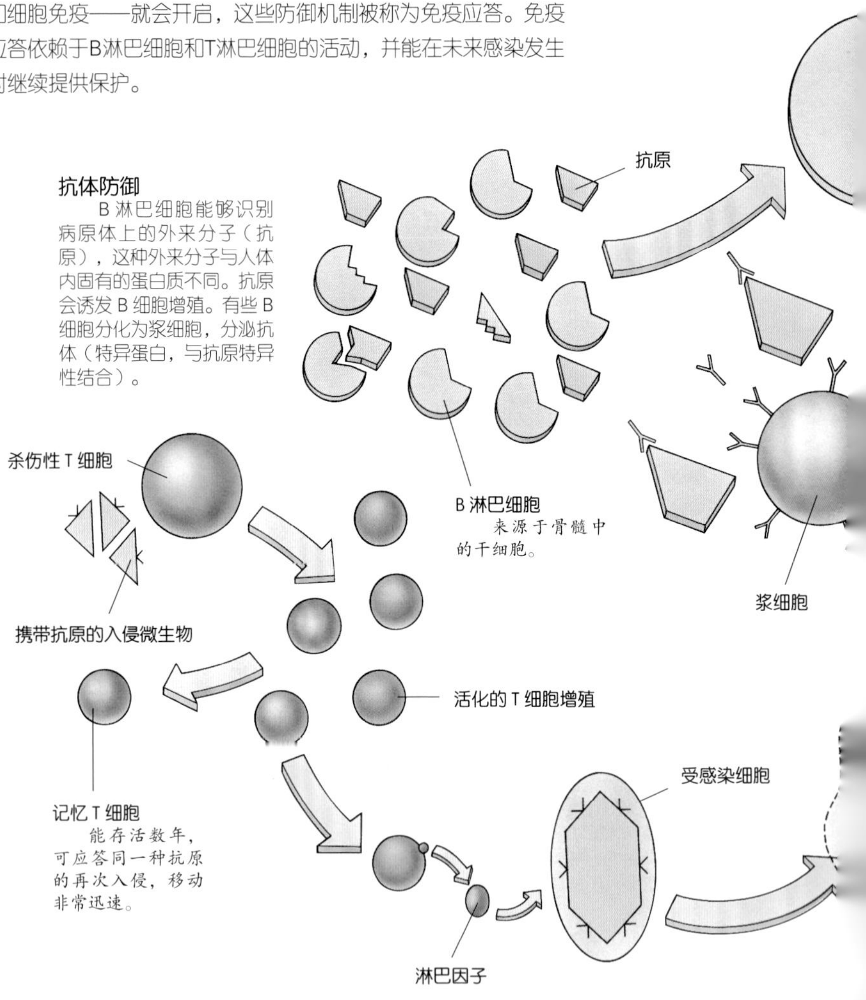

抗原

杀伤性T细胞

B淋巴细胞
来源于骨髓中的干细胞。

浆细胞

携带抗原的入侵微生物

活化的T细胞增殖

记忆T细胞
能存活数年，可应答同一种抗原的再次入侵，移动非常迅速。

受感染细胞

淋巴因子

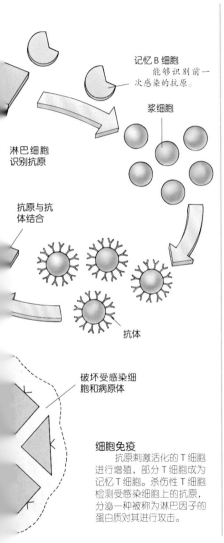

记忆 B 细胞

　　能够识别前一次感染的抗原。

浆细胞

淋巴细胞识别抗原

抗原与抗体结合

抗体

破坏受感染细胞和病原体

细胞免疫

　　抗原刺激活化的 T 细胞进行增殖，部分 T 细胞成为记忆 T 细胞。杀伤性 T 细胞检测受感染细胞上的抗原，分泌一种被称为淋巴因子的蛋白质对其进行攻击。

补体系统

　　血液中循环着大约20种未活化的蛋白。当这些补体蛋白接触外来颗粒，或免疫系统应答病原体并产生特异性抗体时，它们会得到活化，以协助消灭病菌、中和毒素。

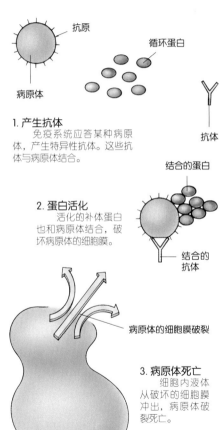

抗原

循环蛋白

病原体

抗体

1. 产生抗体

　　免疫系统应答某种病原体，产生特异性抗体。这些抗体与病原体结合。

结合的蛋白

2. 蛋白活化

　　活化的补体蛋白也和病原体结合，破坏病原体的细胞膜。

结合的抗体

病原体的细胞膜破裂

3. 病原体死亡

　　细胞内液体从破坏的细胞膜冲出，病原体破裂死亡。

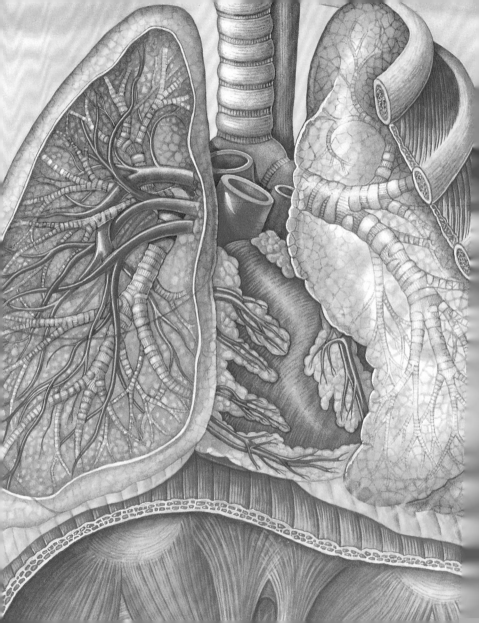

呼吸系统

身体细胞需要氧气来发挥作用。呼吸系统由呼吸道、肺血管、肺及呼吸肌组成，为血液提供新鲜的氧气，并把氧气运送到身体其他组织。另外，呼吸作用还能排出身体运行各个过程中产生的二氧化碳。

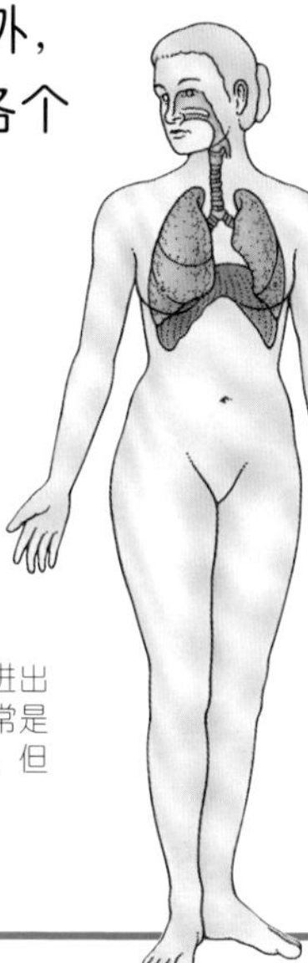

呼吸

呼吸就是空气进出肺部的过程，它通常是一个不自主的行为，但可以有意识地控制。

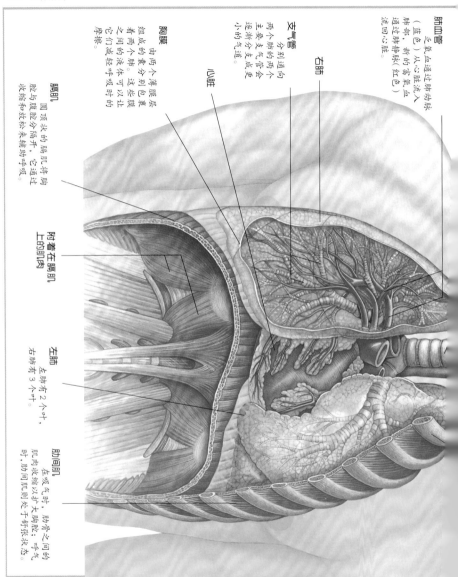

肺血管
乏氧血通过肺动脉（蓝色）从心脏流入肺部，新的富氧血通过肺静脉（红色）流过肺，回心脏。

支气管
两个肺的两个主要支气管会逐渐分支成更小的气道。

右肺

心脏

胸膜
由两个薄膜层组成的双重包裹着两个肺。这些膜之间的液体可以让它们轻松呼吸时的摩擦。

膈肌
圆顶状的膈肌将胸腔与腹腔分隔开，它通过收缩和放松来辅助呼吸。

附着在膈肌上的肌肉

左肺
左肺有2个叶，右肺有3个叶。

肋间肌
在吸气时，肋骨之间的肌肉收缩以扩大胸腔；呼气时，肋间肌则处于舒张状态。

呼吸道

空气被吸入并通过鼻腔通道时，会被过滤、加热、加湿。在空气通过咽喉、气管和支气管流向肺部的过程中，过滤过程继续进行。每个肺都有一束支气管，支气管的终点是微小的气囊，这些微小气囊被称为肺泡。在肺泡处，气体通过扩散作用进入小血管。

鼻腔
鼻腔表面有一层黏膜，可以排获异物。鼻腔表层的纤毛，可以将外来的颗粒移向鼻子，然后借助喷嚏排出异物。

鼻毛
鼻腔中的毛，可以阻挡吸入的大颗粒物。

气管
气管是通向肺部的主要气道，分成两个大的主支气管，分别把空气导至左右肺。

喉

鼻窦
头骨内的含气腔（鼻窦）使其更轻，它们分泌的黏液可传到鼻子后面，以湿润吸入的空气。

肺中的气道
肺的的气道呈树状分布（如图所示）。

主支气管

细支气管

气管

脑干
正常的呼吸由脑干中的呼吸中枢控制。

咽
咽分为3部分，上部只允许空气通过，其余两部分允许食物和液体通过。

会厌
这片软骨可以阻止食物进入气管。

鼻咽

口咽

喉咽

食管

肋骨

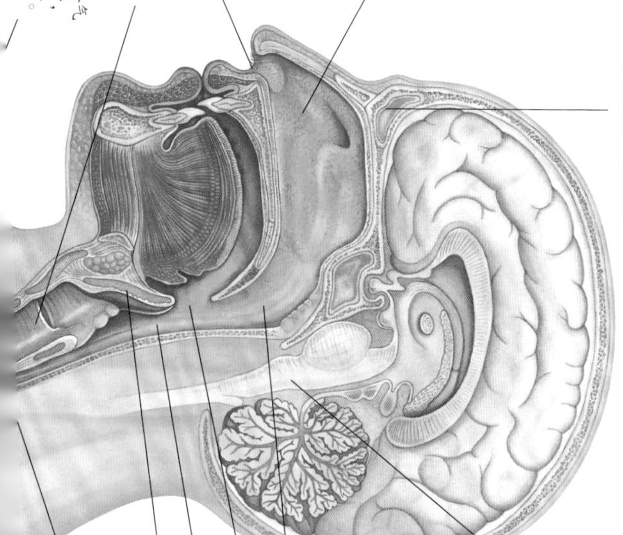

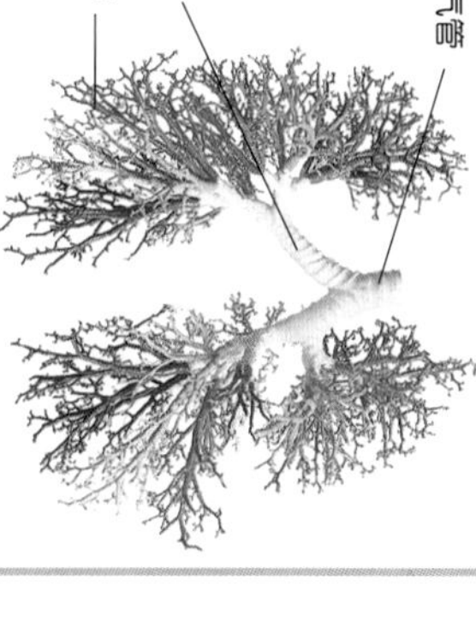

肺的结构

　　每个肺都是一个由海绵组织组成的锥形器官，其中包含了数百万个肺泡小囊。肺部有一个复杂的气道网络，起始于喉部下方的气管。气管分叉形成两个主支气管，它们进入两个肺并细分为越来越小的细支气管。细支气管最终通向交换空气的主要部位——肺泡。

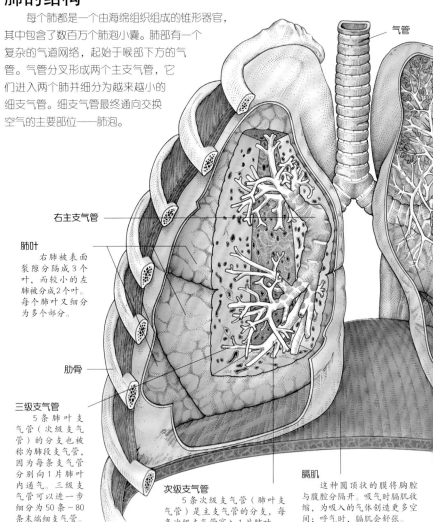

气管

右主支气管

肺叶
　　右肺被表面裂隙分隔成3个叶，而较小的左肺被分成2个叶。每个肺叶又细分为多个部分。

肋骨

三级支气管
　　5条肺叶支气管（次级支气管）的分支也被称为肺段支气管，因为每条支气管分别向1片肺叶内通气。三级支气管可以进一步细分为50条~80条末端细支气管。

次级支气管
　　5条次级支气管（肺叶支气管）是主支气管的分支，每条次级支气管穿入1片肺叶。

膈肌
　　这种圆顶状的膜将胸腔与腹腔分隔开。吸气时膈肌收缩，为吸入的气体创造更多空间；呼气时，膈肌会舒张。

末端细支气管

这些细支气管是肺段支气管的末端。每个肺中约有3万条末端细支气管，每条又会分成两条或多条呼吸性细支气管，再通过肺泡导管进入肺泡。

肺泡

胸膜

由两个薄膜层组成的囊分别包裹着两个肺，这些膜之间的液体可以进一步减弱它们在呼吸时产生的摩擦。

支气管

表面活性物质

肺泡内分泌的一种重要物质——表面活性物质能够维持肺泡的大小，所以在呼气之后，肺部仍能保持部分膨胀。表面活性物质主要由特殊脂质组成，由专门的细胞产生。

无表面活性物质

每个肺泡内都有一层水性液体。由于流体分子的黏性，肺泡壁会向内凹，并可能塌陷。

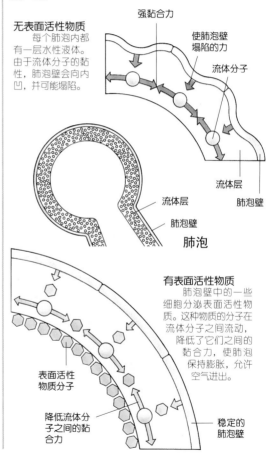

强黏合力

使肺泡壁塌陷的力

流体分子

流体层

流体层

肺泡壁

肺泡

有表面活性物质

肺泡壁中的一些细胞分泌表面活性物质。这种物质的分子在流体分子之间流动，降低了它们之间的黏合力，使肺泡保持膨胀，允许空气进出。

表面活性物质分子

降低流体分子之间的黏合力

稳定的肺泡壁

肺泡

　　肺的气囊被称为肺泡，它是一种弹性薄壁结构，由呼吸性细支气管向内通入空气。肺泡壁周围的微小毛细血管可使氧气进入血液。作为交换，二氧化碳等废物从血液扩散进肺泡，再从肺泡呼出。每个肺泡内表面都有巨噬细胞（白细胞），它们会破坏并吞噬吸入的细菌和微粒。

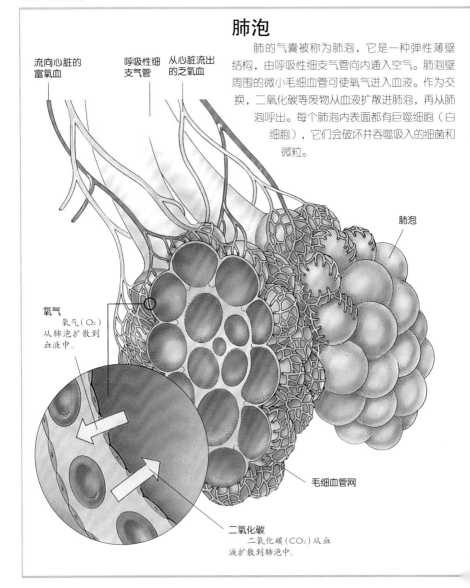

流向心脏的富氧血

呼吸性细支气管

从心脏流出的乏氧血

肺泡

氧气
　　氧气（O_2）从肺泡扩散到血液中。

二氧化碳
　　二氧化碳（CO_2）从血液扩散到肺泡中。

毛细血管网

呼吸

　　呼吸是将氧气输送到身体细胞，并将二氧化碳排出的过程，这个过程分为3部分：肺部通气，空气进入肺部；外呼吸，肺部和血液之间的呼吸气体交换；内呼吸，血液和身体组织之间的呼吸气体交换。

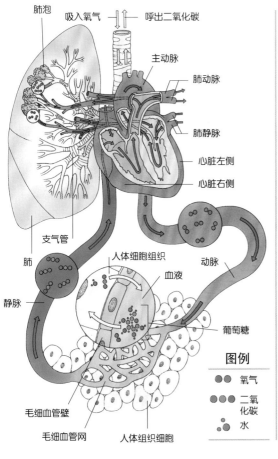

肺泡
吸入氧气 呼出二氧化碳
主动脉
肺动脉
肺静脉
心脏左侧
心脏右侧
支气管
肺
静脉
人体细胞组织
血液
动脉
葡萄糖
毛细血管壁
毛细血管网
人体组织细胞

图例
●● 氧气
●●● 二氧化碳
●● 水

气体交换

　　在肺部，血液中的二氧化碳（CO_2）通过呼吸膜进入肺泡（呼吸膜是有数层的薄屏障）；氧气（O_2）以相反的方向穿过呼吸膜，从肺泡进入毛细血管。

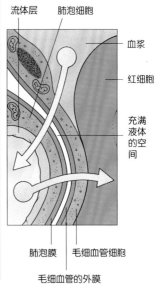

流体层
肺泡细胞
血浆
红细胞
充满液体的空间
肺泡膜
毛细血管细胞
毛细血管的外膜

呼吸

　　空气进出肺部的运动是因身体内部和外部的压力差而产生的。呼吸时用到的最重要的肌肉是膈肌，它是肺底部和腹腔之间的膜状肌肉片。肋间内肌和肋间外肌（位于肋骨之间）以及颈部和腹部肌肉会协助膈肌进行运动。"正常人"通常每分钟呼吸12次~20次，每次吸入和呼出的气体量约为500毫升。

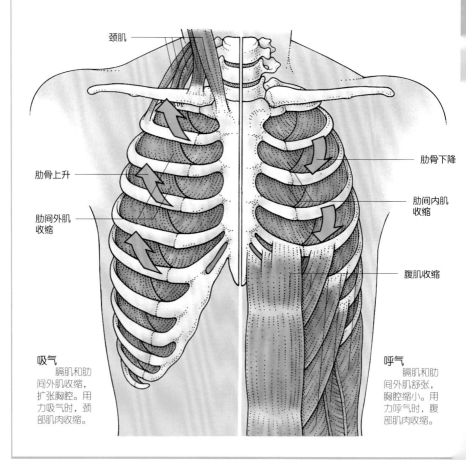

颈肌

肋骨上升

肋间外肌
收缩

肋骨下降

肋间内肌
收缩

腹肌收缩

吸气
　　膈肌和肋间外肌收缩，扩张胸腔。用力吸气时，颈部肌肉收缩。

呼气
　　膈肌和肋间外肌舒张，胸腔缩小。用力呼气时，腹部肌肉收缩。

压力变化

　　人体适于呼吸的平均气压约为760毫米汞柱*。吸气时，膈肌收缩并使胸腔扩大；肺内和肺周围两层膜之间（胸膜间隙）的压力下降。空气冲入肺部以平衡压力。随着膈肌放松，胸腔缩小，压力升高。为了平衡压力，人体会呼出空气。

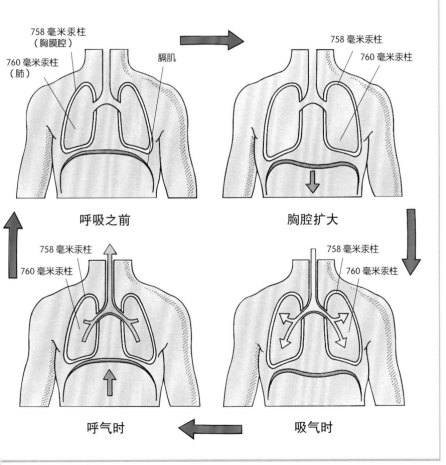

758 毫米汞柱
（胸膜腔）

760 毫米汞柱
（肺）

膈肌

758 毫米汞柱

760 毫米汞柱

呼吸之前

胸腔扩大

758 毫米汞柱

760 毫米汞柱

758 毫米汞柱

760 毫米汞柱

呼气时

吸气时

*1 毫米汞柱（mmHg）=0.133 千帕

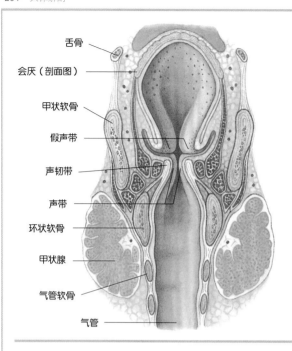

舌骨
会厌（剖面图）
甲状软骨
假声带
声韧带
声带
环状软骨
甲状腺
气管软骨
气管

喉

　　喉位于咽和气管之间，由软骨和结缔组织组成。在喉的入口处，有一个被称为会厌的软骨叶状瓣。呼吸时，会厌软骨保持直立，以允许空气通过；但是在吞咽时，会厌软骨回到原处，闭合喉部，防止食物进入气管。延伸到喉部的声带负责发出声音。

声带

　　声带是位于喉底部的两条纤维带。当呼出的空气在声带之间通过时，声带会振动，从而产生声音。声带张力的强弱会让声音有所不同。上部的一对是假声带，不会产生声音，但在吞咽过程中两条假声带一起移动，以封闭喉的开口。

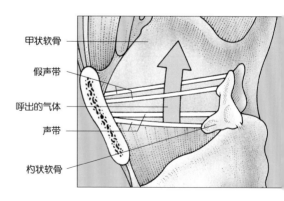

甲状软骨
假声带
呼出的气体
声带
杓状软骨

咳嗽反射

咳嗽属于人体的一种保护性反射动作。当呼吸道有外来颗粒、化学烟雾或过量黏液时，就会刺激喉、气管和支气管中的神经细胞受体。神经信号被传递到脑干，然后脑干传递引发咳嗽的反应。这个动作（如下所示）通常能成功地将刺激物或堵塞物从气道中排出。

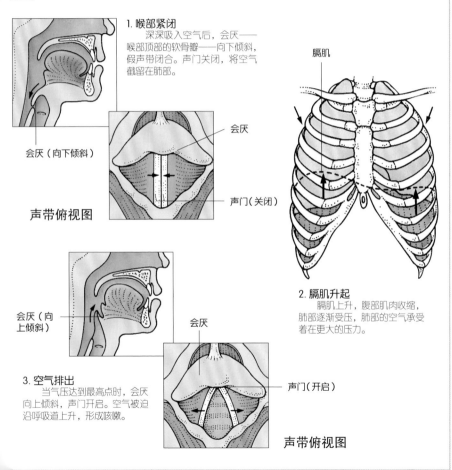

1. 喉部紧闭
　　深深吸入空气后，会厌——喉部顶部的软骨瓣——向下倾斜，假声带闭合。声门关闭，将空气截留在肺部。

会厌（向下倾斜）

声带俯视图

会厌

声门（关闭）

膈肌

2. 膈肌升起
　　膈肌上升，腹部肌肉收缩，肺部逐渐受压，肺部的空气承受着在更大的压力。

会厌（向上倾斜）

会厌

3. 空气排出
　　当气压达到最高点时，会厌向上倾斜，声门开启。空气被迫沿呼吸道上升，形成咳嗽。

声门（开启）

声带俯视图

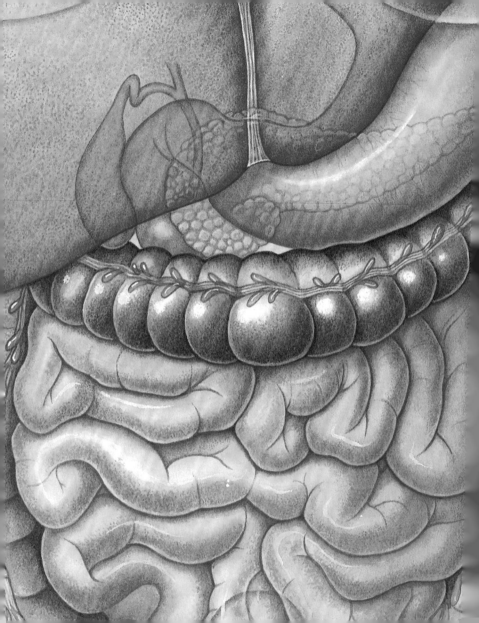

消化系统

消化系统的功能是对食物进行物理性和化学性消化。进食后，食物和液体会由消化器官进行处理，产生的营养经小肠吸收后在全身循环。未被消化的食物残渣会以粪便形式排出体外。

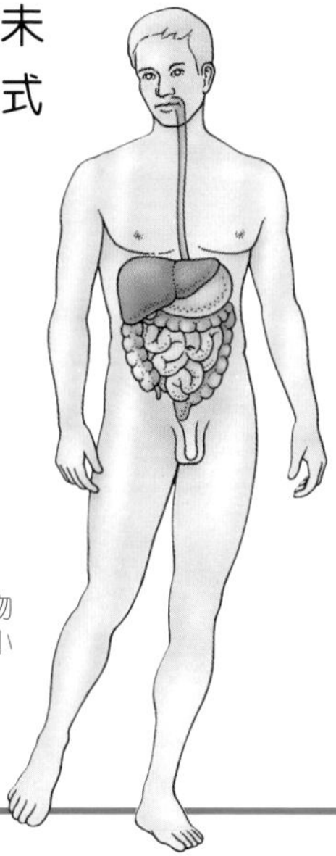

消化道
消化过程从食物进入口中开始，在小肠末端基本完成。

消化器官

　　口腔、咽、食管、胃、小肠、大肠、直肠和肛门组成了消化道，这个食物处理管道约有9米长。相关的消化系统结构还包括3对唾液腺、胰腺、肝脏和胆囊，每一部分都具有重要作用。阑尾是连接在大肠上的细长盲管，没有已知功能。依靠肌肉的蠕动、收缩，食物得以通过消化道。

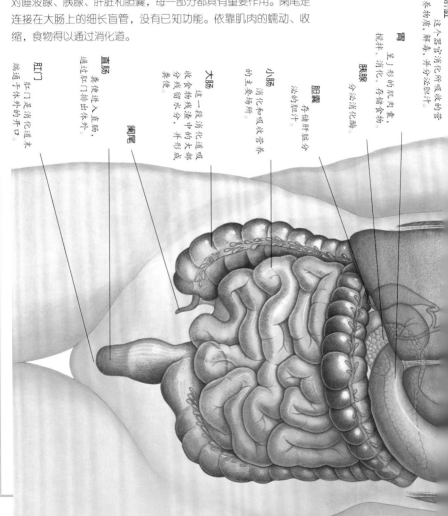

肝脏 这个器官消化所吸收的营养物质，解毒，并分泌胆汁。

胃 呈J形的肌肉囊，搅拌，消化，存储食物。

胰腺 分泌消化酶。

胆囊 存储肝脏分泌的胆汁。

小肠 消化和吸收营养的主要场所。

大肠 这一段消化道吸收食物残渣中的大部分残留水分，并形成粪便。

阑尾

直肠 养使进入直肠，通过肛门排出体外。

肛门 肛门是消化道末端通于体外的开口。

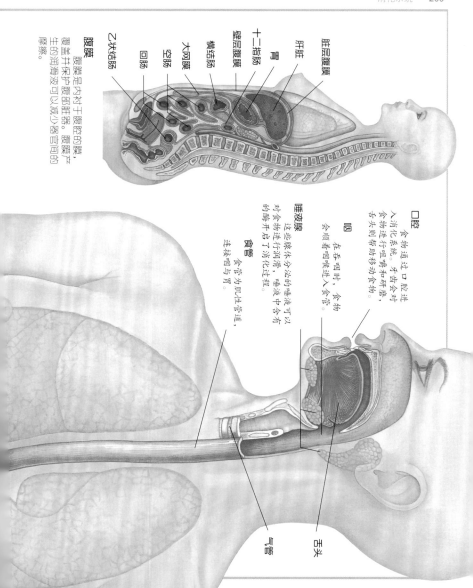

腹膜　腹膜是内衬于腹腔的膜，覆盖并保护腹部脏器。腹膜产生的润滑液可以减少器官间的摩擦。

乙状结肠

回肠

空肠

大网膜

横结肠

壁层腹膜

十二指肠

胃

肝脏

脏层腹膜

口腔　食物通过口腔进入消化系统。牙齿会对食物进行咀嚼和研磨，舌头则帮助移动食物。

咽　在吞咽时，食物会顺着咽喉进入食管。

唾液腺　这些腺体分泌的唾液可以对食物进行润滑，唾液中含有的酶开启了消化过程。

食管　食管为肌性管道，连接咽与胃。

舌头

气管

食物分解

通过化学分解和机械分解，消化过程将食物分解成可以进入到血液、分配至全身细胞的物质。某些营养物质，如盐和矿物质，可以直接被吸收到血液循环中。脂肪、复合碳水化合物和蛋白质在被吸收前需要被分解成更小的分子。脂肪被分解成甘油和脂肪酸；碳水化合物被分解成单糖；蛋白质被分解成被称为肽类的相互连接的氨基酸，然后再被分解成单个氨基酸。

3. 十二指肠

胰脂肪酶可以将脂肪分解为甘油和脂肪酸。胰腺产生的另一种酶——淀粉酶可以把淀粉分解为麦芽糖。胰腺中的胰蛋白酶和糜蛋白酶则可以将蛋白质分解为多肽。

大肠

小肠

4. 小肠

麦芽糖酶、蔗糖酶和乳糖酶是由小肠上皮细胞产生的酶，可将双糖转化为单糖。肽酶是小肠产生的另一种酶，可以将大分子肽分解为小分子肽，继而分解为氨基酸。

5. 大肠

未被消化的食物将进入大肠，食物中含有的水和盐会被继续被肠壁吸收，食物残渣、色素、死亡细胞、细菌等共同形成粪便，储存在大肠中，等待排泄。

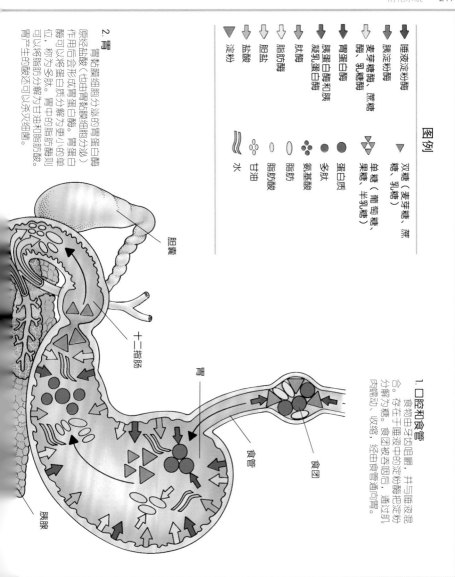

图例

双糖（麦芽糖、蔗糖、乳糖）

单糖（葡萄糖、果糖、半乳糖）

蛋白质

多肽

氨基酸

脂肪

脂肪酸

甘油

水

唾液淀粉酶

胰淀粉酶

麦芽糖酶、乳糖酶、蔗糖

胃蛋白酶

凝乳蛋白酶和膜胰蛋白酶

肽酶

脂肪酶

胆盐

盐酸

淀粉

1. 口腔和食管

食物由牙齿咀嚼，并与唾液混合。存在于唾液中的淀粉酶把淀粉分解为糖。食团被吞咽后，通过肌肉蠕动、收缩，经由食管通向胃。

2. 胃

胃粘膜细胞分泌的胃蛋白酶原经盐酸（也由胃粘膜细胞分泌）作用后会形成胃蛋白酶。胃蛋白酶可以将蛋白质分解为更小的单位，称为多肽。胃中的脂肪酶则可以将脂肪分解为甘油和脂肪酸。胃腺产生的酸还可以杀灭细菌。

胆囊

十二指肠

胃

食团

食管

胰腺

消化酶

　　酶是可以提高机体化学反应速度的蛋白质分子。它们通过结合并改变其他化学物质的分子而发挥作用。酶的种类成千上万,不同的结构决定了其特殊活性。消化道分泌的消化酶可以将食物中的大分子分解为可以吸收的较小单位。

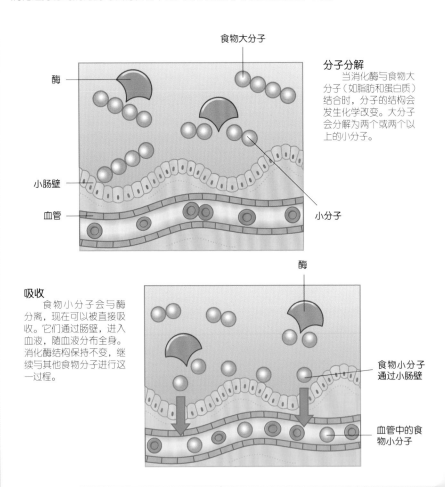

食物大分子

酶

小肠壁

血管

分子分解
　　当消化酶与食物大分子(如脂肪和蛋白质)结合时,分子的结构会发生化学改变。大分子会分解为两个或两个以上的小分子。

小分子

酶

吸收
　　食物小分子会与酶分离,现在可以被直接吸收。它们通过肠壁,进入血液,随血液分布全身。消化酶结构保持不变,继续与其他食物分子进行这一过程。

食物小分子通过小肠壁

血管中的食物小分子

食物成分

　　食物的主要成分之一是水。食物中还含有碳水化合物、脂肪、蛋白质、维生素、矿物质和纤维。含淀粉和含糖食物富含碳水化合物，而碳水化合物和脂肪是人体主要的能量来源。脂肪和蛋白质用于细胞生长和修复。

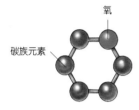

单糖
　　这些单糖单元通常具有环形结构，这是复杂碳水化合物的骨架。

氧

碳族元素

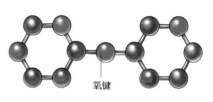

氧键

双糖
　　两个单糖分子通过化学键相互连结，形成双糖分子。蔗糖、麦芽糖和乳糖是主要的双糖。

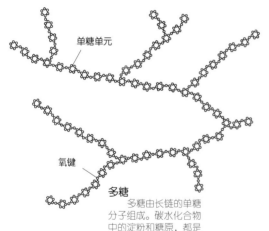

单糖单元

氧键

多糖
　　多糖由长链的单糖分子组成。碳水化合物中的淀粉和糖原，都是多糖。

甘油　　氧键　　脂肪酸

脂肪
　　大多数膳食脂肪都是由 3 个脂肪酸组成，这 3 个脂肪酸通过氧键与 1 个甘油分子相连。脂肪酸分为饱和脂肪酸和不饱和脂肪酸。

蛋白质
　　蛋白质是由长链氨基酸组成的复杂分子。这些氨基酸以不同的方式连接，构成多种蛋白质。

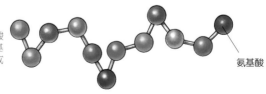

氨基酸

食物如何提供能量

人体细胞的正常运转需要能量。这种能量是通过多种化学反应分解食物分子产生的，尤其是发生于细胞线粒体内的三羧酸循环。由于能量不能被细胞直接利用，因此它被存储在高能化学键中，该化学键将二磷酸腺苷（ADP）分子与磷酸基结合，形成三磷酸腺苷（ATP）。化学键断裂时，释放能量，又将ATP转化为ADP。

线粒体外膜

线粒体
人体细胞中许多生成能量的过程都发生在线粒体内。

生成能量的原料
三羧酸循环产生的能量所需的物质主要由葡萄糖和脂肪酸分解而来。

葡萄糖和其他能量

三羧酸循环

能量

二氧化碳

二氧化碳
三羧酸循环改变分子结构、产生能量的过程中，会释放二氧化碳。

ADP 吸收能量形成 ATP

腺苷

腺苷

腺苷

ATP 分解，形成 ADP，释放能量

能量释放
当人体主要携带能量的化学物质 ATP 转化为 ADP 时，能量就会释放出来。ADP 利用葡萄糖和脂肪酸分解所释放出的能量，不断地转化回 ATP。

图例

● 磷酸基团

能量

膳食纤维的作用

　　膳食纤维是指食物在消化过程中没有被分解的部分，它会增加粪便的体积，加快粪便通过肠道的速度。它会通过减缓糖的吸收，来帮助控制血液中糖的含量。膳食纤维还与胆固醇及其产物胆盐结合，以降低血液中胆固醇的含量。

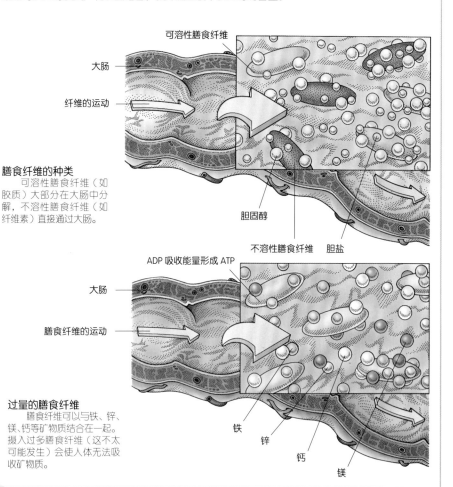

可溶性膳食纤维

大肠

纤维的运动

膳食纤维的种类
　　可溶性膳食纤维（如胶质）大部分在大肠中分解，不溶性膳食纤维（如纤维素）直接通过大肠。

胆固醇

不溶性膳食纤维　　胆盐

ADP 吸收能量形成 ATP

大肠

膳食纤维的运动

过量的膳食纤维
　　膳食纤维可以与铁、锌、镁、钙等矿物质结合在一起。摄入过多膳食纤维（这不太可能发生）会使人体无法吸收矿物质。

铁

锌

钙

镁

颌的使用

当食物进入口中时，消化过程就开始了。在口中，食物会被咀嚼、被唾液润滑、被舌头挤压。灵活的颞下颌关节把颌骨连接在颅骨上，使得颌骨可以在不同的方向上运动——由前至后，由上至下，由左至右。在舌头的帮助下，食物可以在口腔中移动，被牙齿研磨成柔软的食团，继而被吞咽。

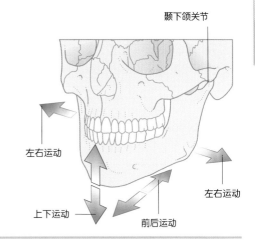

颞下颌关节

左右运动

左右运动

上下运动

前后运动

牙齿的作用

人的一生中有两组牙，第一组（乳牙）有20颗，第二组（恒牙）有28颗~32颗（恒牙全部出齐则为32颗）。牙齿有不同的种类，其功能也各不相同。切牙呈凿形，边缘锋利，用于切割；犬齿呈锥形，用于撕裂食物；呈脊状的前磨牙和扁平状的磨牙最大，二者用于压碎和研磨食物。

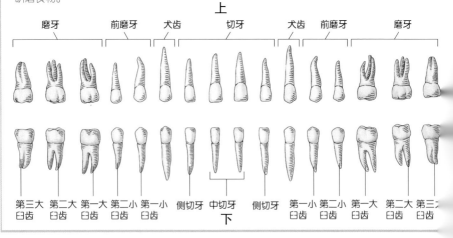

上

| 磨牙 | 前磨牙 | 犬齿 | 切牙 | 犬齿 | 前磨牙 | 磨牙 |

第三大臼齿　第二大臼齿　第一大臼齿　第二小臼齿　第一小臼齿　侧切牙　中切牙　侧切牙　第一小臼齿　第二小臼齿　第一大臼齿　第二大臼齿　第三大臼

下

牙齿的结构

　　牙齿位于上下颌骨的牙槽内，由韧带和具有减震作用的牙龈固定。每颗牙齿的中央都有软性牙髓，内含血管和神经。牙髓被一层敏感的组织——牙质包裹着。在牙龈上方，牙齿覆盖着坚硬的牙釉质；在牙龈下方，一种被称为牙骨质的骨样组织形成了牙齿的外层。

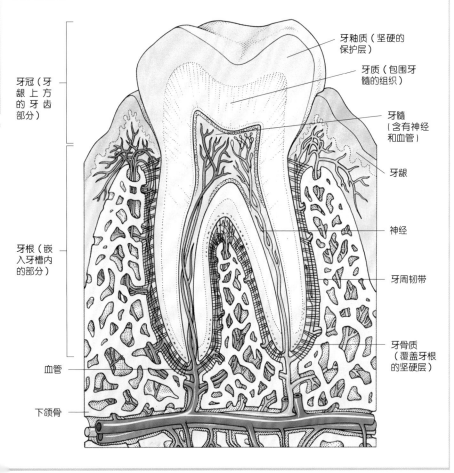

牙冠（牙龈上方的牙齿部分）

牙根（嵌入牙槽内的部分）

血管

下颌骨

牙釉质（坚硬的保护层）

牙质（包围牙髓的组织）

牙髓（含有神经和血管）

牙龈

神经

牙周韧带

牙骨质（覆盖牙根的坚硬层）

唾液腺

　　唾液由3对唾液腺产生，这3对唾液腺分别为腮腺、舌下腺和下颌下腺。除此之外，口腔各部黏膜中还有许多小的附属腺体。唾液中含有一种叫作淀粉酶的消化酶，它会通过导管进入口腔。淀粉酶可以滋润和软化食物，使咀嚼和吞咽更加容易。

腮腺

　　腮腺是最大的1对唾液腺，位于耳前部，其前缘有1根导管，导管的开口位于平对上颌第二磨牙的颊黏膜处。

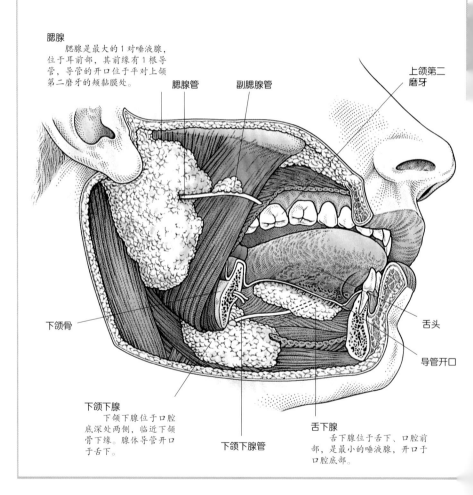

腮腺管

副腮腺管

上颌第二磨牙

下颌骨

舌头

导管开口

下颌下腺

　　下颌下腺位于口腔底深处两侧，临近下颌骨下缘。腺体导管开口于舌下。

下颌下腺管

舌下腺

　　舌下腺位于舌下、口腔前部，是最小的唾液腺，开口于口腔底部。

咽

咽是空气和食物的通道，其上部与口鼻相连，下部与喉相连，并通向食管完成食物吞咽。

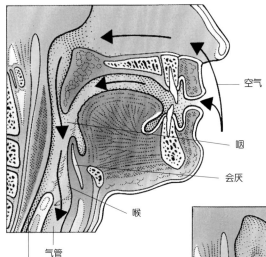

呼吸

在呼吸过程中，喉口处的声带放松、开放，形成了一个被称作声门的区域。吸气时，空气由咽经过声门进入气管；呼气时，空气从气管进入喉。

空气

咽

会厌

喉

气管

食管

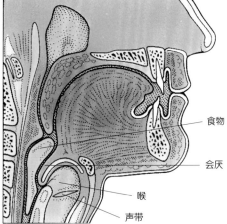

食物

会厌

喉

声带

吞咽

在吞咽过程中，会厌软骨瓣向后倾斜，喉部上升。此时，声带被挤压在一起，从而关闭声门，封住气管入口。食物进入食管后，声门会重新打开。

食管

　　食管是一个厚壁肌性管状器官，由纵行肌纤维和环行肌纤维组成，位于咽和胃之间。在食管的顶端，括约肌控制食物从咽进入食管，这是整个消化道最狭窄的部分。食管下括约肌能够打开和关闭胃的入口。

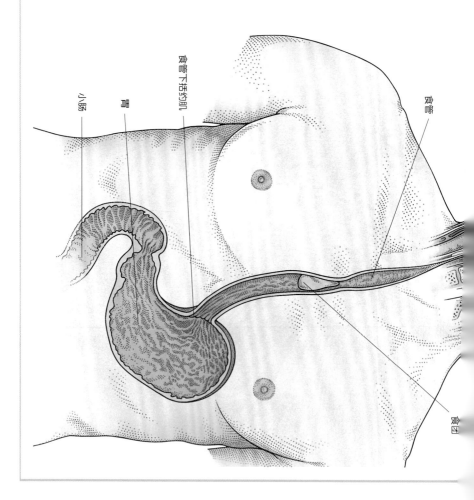

小肠

胃

食管下括约肌

食管

食管

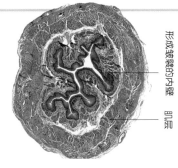

形成较疑的内壁

肌层

食管蠕动

　　蠕动是指发生在整个消化道中的肌肉的不自主收缩，它可以在4秒~8秒内使食物经食管进入胃。食团前方的肌肉扩张食管时，后方的肌肉收缩食管，将食团向前推送。这一蠕动过程由脑干控制，即使身体呈倒立状态，食团也可以正常前行。

食管内壁
食管内壁的皱襞伸展，以允许食物通过。

即将进入食管的食团

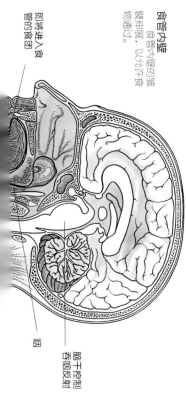

咽

脑干控制吞咽反射

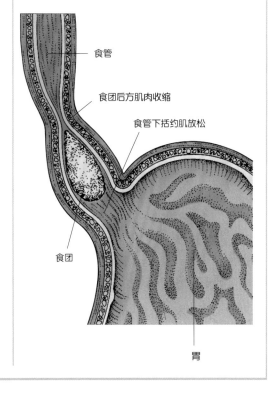

食管

食团后方肌肉收缩

食管下括约肌放松

食团

胃

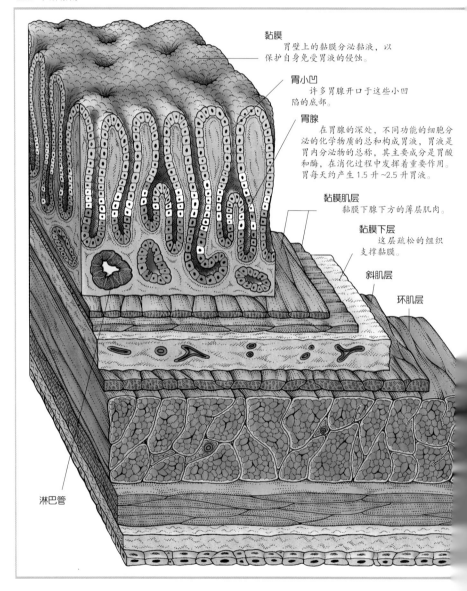

黏膜
　　胃壁上的黏膜分泌黏液，以保护自身免受胃液的侵蚀。

胃小凹
　　许多胃腺开口于这些小凹陷的底部。

胃腺
　　在胃腺的深处，不同功能的细胞分泌的化学物质的总和构成胃液，胃液是胃内分泌物的总称，其主要成分是胃酸和酶，在消化过程中发挥着重要作用。胃每天约产生 1.5 升~2.5 升胃液。

黏膜肌层
　　黏膜下腺下方的薄层肌肉。

黏膜下层
　　这层疏松的组织支撑黏膜。

斜肌层

环肌层

淋巴管

胃

　　胃是一个弹性囊状结构，是消化管各部最膨大的部分。胃由浆膜层（外层膜状结构）、环肌层、纵肌层和斜肌层组成。黏膜下层由疏松结缔组织组成。黏膜层（内膜）含有的细胞可以产生黏液、酸、消化酶和激素。食物被肌肉搅动，并与胃分泌物混合。

图例

- 酸分泌细胞（分泌盐酸）
- 酶分泌细胞
- 激素分泌细胞
- 干细胞（可分化为任何细胞）
- 黏液分泌细胞

胃部肌肉

　　胃部的肌肉由环肌层、纵肌层和斜肌层组成。食管与胃相连的地方被称作食管下括约肌，控制食物进入胃中。在胃出口处，有另一个肌肉区域——幽门括约肌，幽门括约肌的打开和关闭可以使食物进入十二指肠。

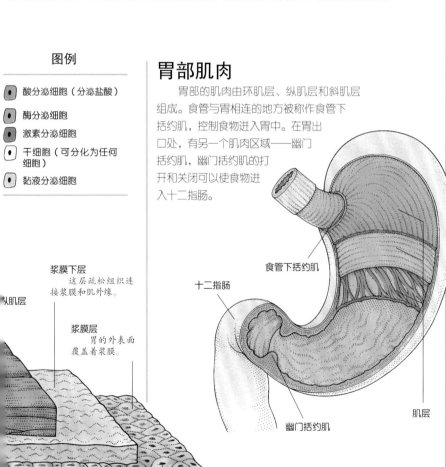

浆膜下层
这层疏松组织连接浆膜和肌外缘。

纵肌层

浆膜层
胃的外表面覆盖着浆膜。

食管下括约肌

十二指肠

幽门括约肌

肌层

小肠

　　小肠有3个部分：十二指肠、空肠和回肠，这些部分都可以产生消化酶，以促进食物的分解和吸收。十二指肠是连接在胃上的弯曲管状结构，长度较短，接收来自肝和胰腺的分泌物。十二指肠的下端连接着呈卷曲螺旋状的空肠。位于小肠末端的回肠是小肠中最长的部分，其主要作用是完成营养物质的吸收。

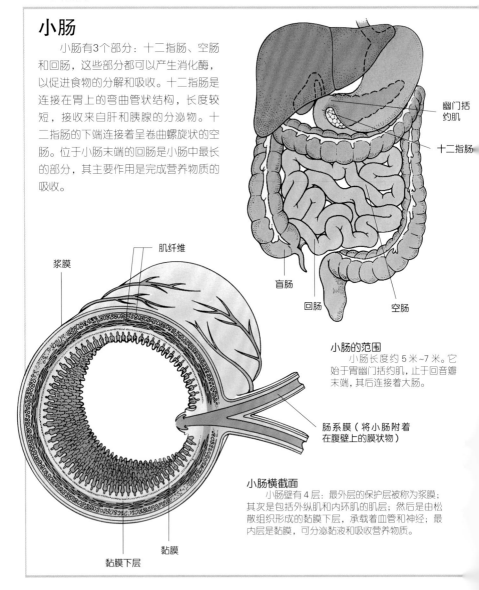

幽门括约肌

十二指肠

盲肠

回肠

空肠

浆膜

肌纤维

黏膜下层

黏膜

小肠的范围

　　小肠长度约 5 米~7 米。它始于胃幽门括约肌，止于回音瓣末端，其后连接着大肠。

肠系膜（将小肠附着在腹壁上的膜状物）

小肠横截面

　　小肠壁有 4 层：最外层的保护层被称为浆膜；其次是包括外纵肌和内环肌的肌层；然后是由松散组织形成的黏膜下层，承载着血管和神经；最内层是黏膜，可分泌黏液和吸收营养物质。

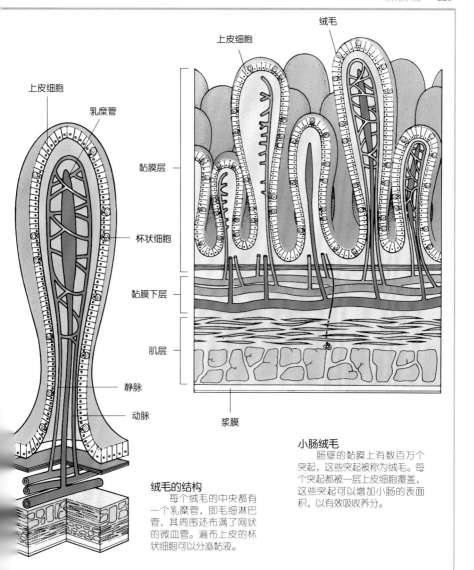

绒毛

上皮细胞

上皮细胞

乳糜管

黏膜层

杯状细胞

黏膜下层

肌层

静脉

动脉

浆膜

绒毛的结构
每个绒毛的中央都有一个乳糜管，即毛细淋巴管，其周围还布满了网状的微血管。遍布上皮的杯状细胞可以分泌黏液。

小肠绒毛
肠壁的黏膜上有数百万个突起，这些突起被称为绒毛。每个突起都被一层上皮细胞覆盖，这些突起可以增加小肠的表面积，以有效吸收养分。

胃的功能

　　吞咽行为引发食管下括约肌放松，由此，食管下括约肌可以控制食物进入胃部。特殊的肌肉收缩——蠕动会搅拌食物，使其与胃液混合，这个过程中"形成的"物质被称为食糜。蠕动还会将食物从胃移向小肠。胃出口处幽门括约肌的开放和关闭可以使食物每次以较少的量进入十二指肠。

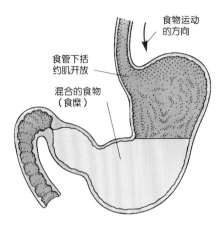

食物运动的方向

食管下括约肌开放

混合的食物（食糜）

胃充盈

　　胃充盈后，开始进行肌肉收缩，以搅拌食物使其与胃液混合，这一过程所"形成的"浓稠的、奶油状的物质被称为食糜。

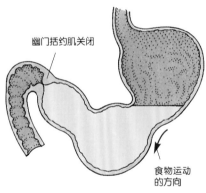

幽门括约肌关闭

食物运动的方向

胃内容物的运动

　　蠕动在胃的下半部分体现得最为明显，这些收缩将胃内容物移向此时仍处于闭合的幽门括约肌。

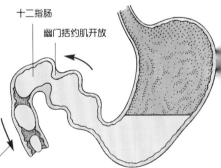

十二指肠

幽门括约肌开放

食物运动的方向

食物离开胃

　　瓣状的幽门括约肌受食糜刺激后打开，这种开合允许食物每次以较少的量进入十二指肠。

小肠运动

小肠通过蠕动来移动食物，通过分节运动来混合食物。肠蠕动通过肌肉收缩推动食物通过肠道。分节运动（如下图所示）是小肠的主要活动，分节运动的一系列肌肉运动中，小肠肠段交替收缩和放松，这一过程可每分钟混合食糜16次。

食糜　　**收缩的肠段**　　**放松的肠段**

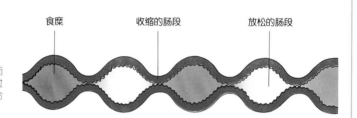

收缩 1
肠收缩几秒钟，而其他部分放松。这一过程将食糜与消化酶混合在一起。

另一波收缩开始　　**食糜混合**

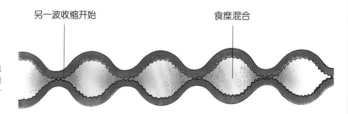

收缩 2
收缩的肠段放松后，另一波收缩又开始于先前收缩之间的某个时点。

分节运动继续，食糜完全混合

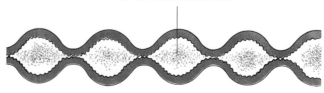

收缩 3
分节运动继续重复进行，每分钟可进行 16 次。食糜被充分混合。

肝脏结构

　　肝脏呈楔形，位于腹腔的右上部，是人体内最大的器官之一。肝脏由镰状韧带分为两叶，左叶小于右叶。每个肝叶由数以千计的六边形肝小叶组成，每个肝小叶又由亿万个细胞组成。被称为胆管的细小管道遍布整个肝脏，形成网络。

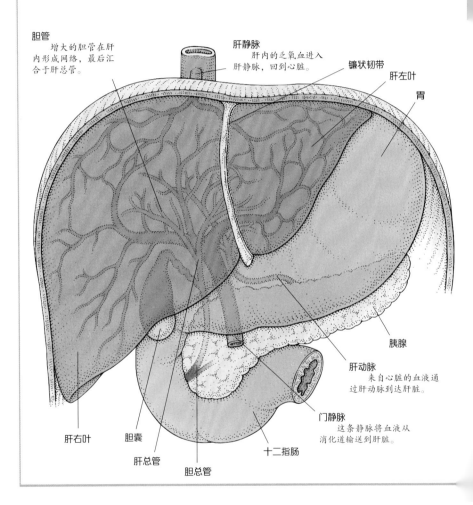

胆管
增大的胆管在肝内形成网络，最后汇合于肝总管。

肝静脉
肝内的乏氧血进入肝静脉，回到心脏。

镰状韧带

肝左叶

胃

胰腺

肝动脉
来自心脏的血液通过肝动脉到达肝脏。

门静脉
这条静脉将血液从消化道输送到肝脏。

肝右叶

胆囊

肝总管

胆总管

十二指肠

肝脏功能

肝脏就像一个化学加工厂，有许多功能。肝脏可以分泌一种叫作胆汁的消化液，胆汁主要由膳食脂肪和衰老红细胞的分解产物产生。肝脏还可以产生蛋白质，储存糖原、铁和一些维生素。肝脏能够从血液中去除毒素和废物，并把它们转化成无害的物质。

肝细胞

肝脏的化学活动发生在数以百万计的肝细胞内，肝细胞中充满了细胞器、酶及存储颗粒。肝细胞制造胆汁，将其分泌到细小管道——胆小管中，而后注入胆管。

肝小叶

肝脏由数以千计的被称为小叶的六边形单位组成。每个小叶直径约为1毫米，其中包含1条中央静脉，以中央静脉为中心，众多的肝细胞索呈辐射状排列。

镰状韧带

门静脉分支

肝动脉分支

肝静脉分支（小叶中央静脉）

胆管

门静脉分支

红细胞

白细胞

库普弗细胞

库普弗细胞位于血窦表面，消灭微生物和死细胞。

贮脂细胞

血窦

血窦将血液从肝动脉和门静脉分支输送到每个小叶的中央静脉。

肝动脉分支

淋巴管

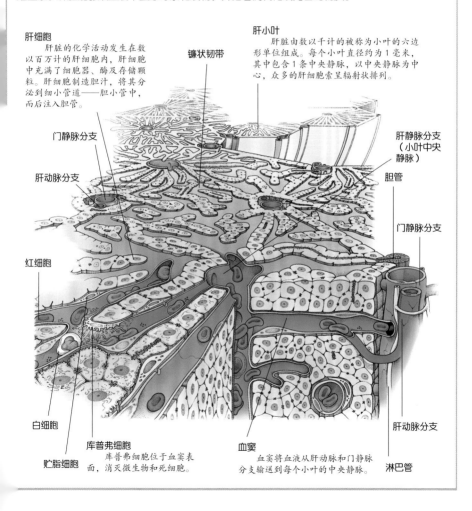

胰腺

　　胰腺是一个长条状腺体，位于胃后部，部分位于十二指肠弯曲内。当食物进入上消化道时，胰腺就会分泌含有酶的消化液，这种消化液可以分解脂肪、蛋白质和碳水化合物。胰液中还含有碳酸氢钠，以中和胃酸。这些酶被分泌到胰管中，胰管将酶输送到十二指肠。

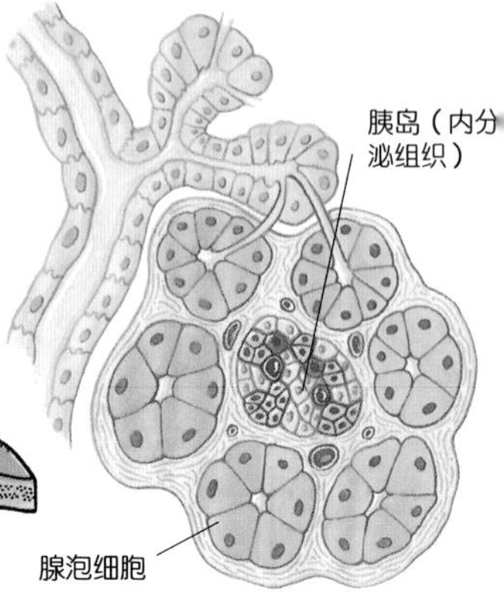

胰岛（内分泌组织）

腺泡细胞

胰腺腺泡细胞
　　胰腺中呈葡萄簇样的细胞被称为腺泡，分泌胰液。

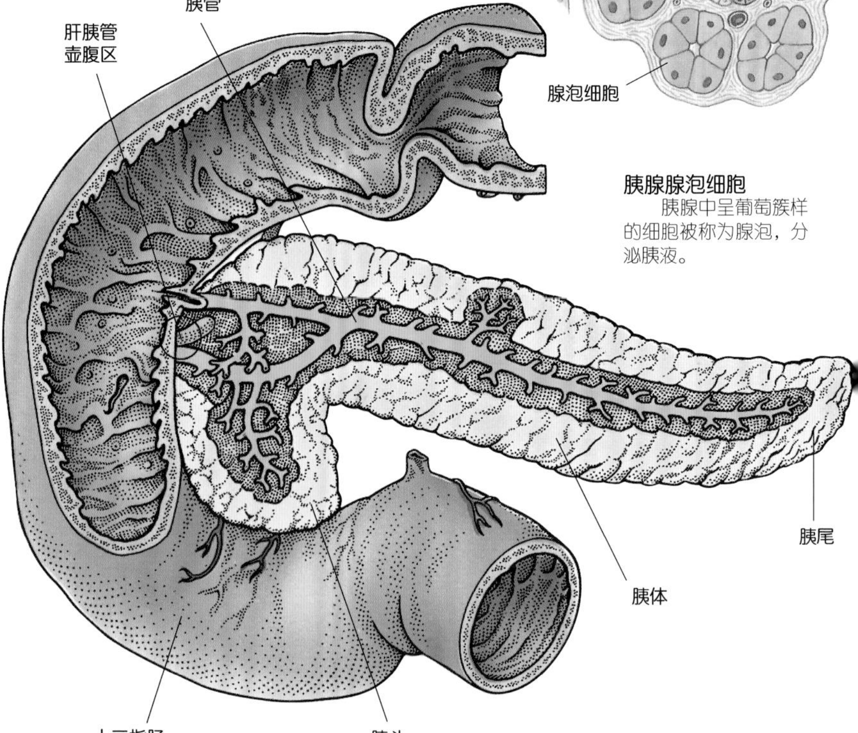

胰管

肝胰管壶腹区

胰尾

胰体

十二指肠

胰头

胆道系统

　　胆囊和输送胆汁的管道形成了胆道系统。胆汁是一种棕绿色液体，其中部分是肝脏的化学代谢废物，但它也在脂肪的消化中起着至关重要的作用。胆汁从肝脏直接进入十二指肠，或在胆囊中储存和浓缩。然后，胆囊中的胆汁会沿着胆总管进入壶腹，继而通过"奥迪括约肌"进入十二指肠。

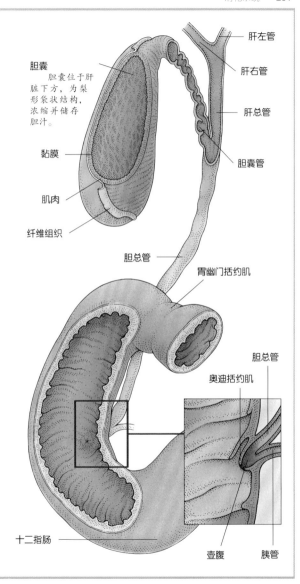

胆囊
　　胆囊位于肝脏下方，为梨形袋状结构，浓缩并储存胆汁。

黏膜

肌肉

纤维组织

胆总管

肝左管

肝右管

肝总管

胆囊管

胃幽门括约肌

胆总管

奥迪括约肌

十二指肠

壶腹

胰管

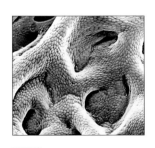

胆囊壁
　　胆囊有肌肉壁，内衬一层有皱襞的黏膜（上图展示的是放大的状态）。

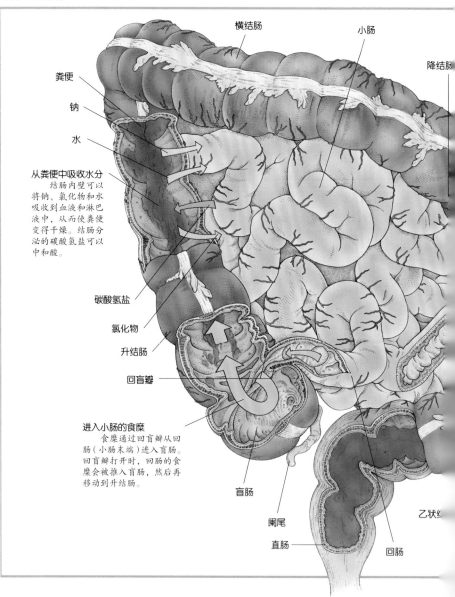

横结肠

小肠

降结肠

粪便

钠

水

从粪便中吸收水分
结肠内壁可以将钠、氯化物和水吸收到血液和淋巴液中，从而使粪便变得干燥。结肠分泌的碳酸氢盐可以中和酸。

碳酸氢盐

氯化物

升结肠

回盲瓣

进入小肠的食糜
食糜通过回盲瓣从回肠（小肠末端）进入盲肠。回盲瓣打开时，回肠的食糜会被推入盲肠，然后再移动到升结肠。

盲肠

阑尾

直肠

回肠

乙状结肠

结肠

当食糜移动到大肠时，其中的大部分营养物质已经被吸收。结肠是大肠的主要部分，其主要作用是将食糜变成粪便并排泄到体外。在这个过程中，结肠吸收食糜中的水分，将其从液体变为固体。结肠内数以亿计的细菌将营养物质合成维生素K和维生素B，以及氢气、二氧化碳、硫化氢和甲烷。

运输时间

下图显示了食物通过消化系统各个部位的大致时间。通常情况下，食物在结肠中停留的时间比在消化道其他任何部位停留的时间都要长，但是食物通过的具体时间取决于食物类型和个体差异。

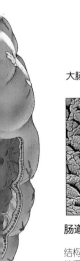

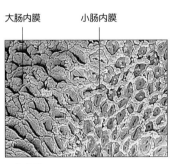

大肠内膜　　小肠内膜

肠道内膜
大肠和小肠的交界处展示了二者内膜结构的差异。小肠内膜有皱襞，以便更好地吸收营养；大肠内膜则更加平滑。

小肠内的食糜

粪便固形
肠道内生活着数以亿计的细菌，如果它们不扩散到其他身体部位，通常是无害的。这些细菌以粪便中未被消化的纤维和其他物质如蛋白质为能源，有助于减少粪便的产生量。

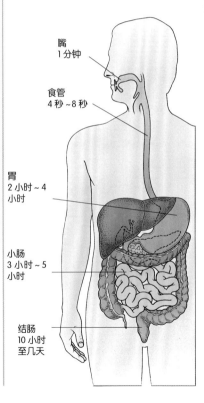

嘴
1分钟

食管
4秒~8秒

胃
2小时~4小时

小肠
3小时~5小时

结肠
10小时至几天

结肠运动

　　结肠壁的肌肉运动使粪便充分混合并将其推向直肠。粪便的运动速度、强度和性质各不相同，其运动的类型包括袋状往返运动、蠕动收缩和集团运动。粪便通过结肠时，每天约有1.4升水分被重新吸收。结肠内膜分泌黏液润滑肠道，有助于粪便通过。

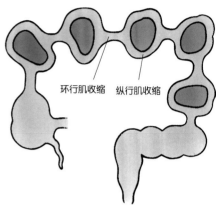

环行肌收缩　　纵行肌收缩

袋状往返运动

　　袋状往返运动类似于分节运动，收缩在规律的时间间隔内发生。该运动可以使粪便混合，但是只能缓慢推动粪便运动。

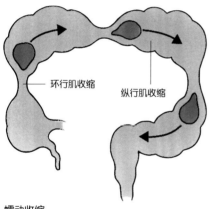

环行肌收缩　　纵行肌收缩

蠕动收缩

　　蠕动的收缩波将粪便推向直肠。粪便后的环行肌和粪便前的纵行肌同时收缩。结肠蠕动的速度比小肠慢。

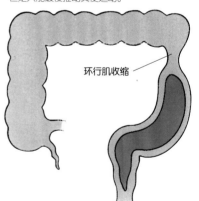

环行肌收缩

集团运动

　　集团运动是一种强烈的蠕动波，可以推动粪便运行相对较长的距离；集团运动每天发生2次~3次。

大肠：直肠和肛门

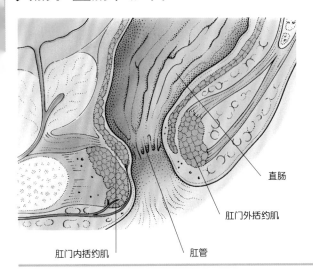

直肠是大肠最末端的部分。它长约12厘米~15厘米，在非排便时间时，直肠通常处于排空状态。直肠下方是肛管，长约4厘米，外侧有肛柱。肛管壁有2块扁平有力的肌肉，称为内、外括约肌，内、外括约肌类似于瓣膜，在排便期间放松。

直肠

肛门外括约肌

肛管

肛门内括约肌

排便

结肠的收缩波将粪便推入直肠，引发排便反射。肌肉收缩将粪便推向肛管，肛门括约肌松弛，使粪便排出体外。腹部肌肉自主收缩可以辅助排便反射，也可以有意识地控制肛门外括约肌关闭。

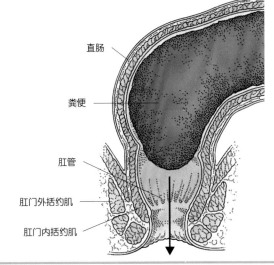

直肠

粪便

肛管

肛门外括约肌

肛门内括约肌

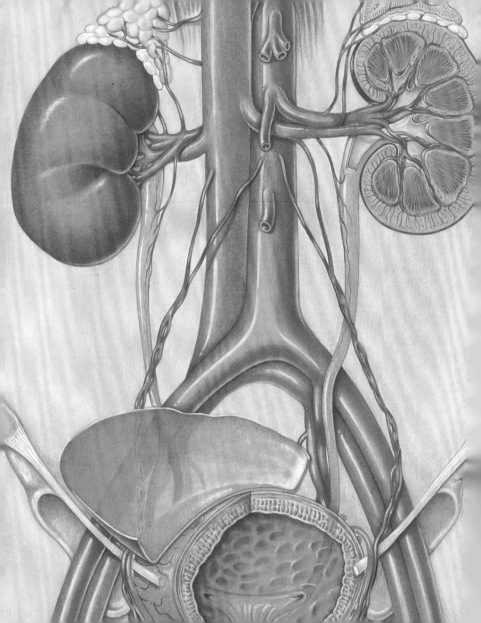

泌尿系统

泌尿道是身体的过滤系统。血液流经肾脏时，废物被除去，并与体内多余的液体一起以尿液的形式排出体外。泌尿系统还调节身体的循环液量及成分，维持机体内环境稳定。

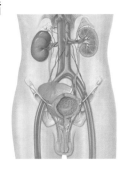

泌尿道

泌尿道包括肾脏、输尿管、膀胱和尿道，其功能是产生并排出尿液。

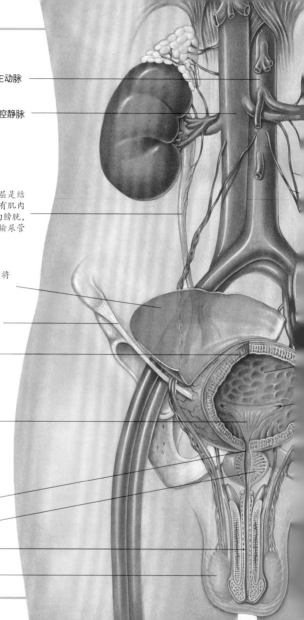

腹主动脉

下腔静脉

输尿管
　　输尿管壁分为 3 层：外层是结缔组织和脂肪组织；中间层有肌肉纤维，肌肉收缩时将尿液推向膀胱，内黏膜层可以延展，并保护输尿管免受尿酸的腐蚀。

腹膜壁层
　　腹膜是腹膜腔的内膜，将膀胱固定在特定位置。

腹股沟韧带

膀胱壁
　　膀胱壁肌层（逼尿肌）由 3 层肌纤维组成。

膀胱三角区
　　位于 2 条输尿管开口和膀胱出口之间，是一个由平滑（无褶皱）的黏膜构成的三角形小区域。

膀胱出口

前列腺

尿道

睾丸

肾上腺

脂肪囊
　　一层包裹肾脏的脂肪组织，保护肾脏免受伤害。

肾动脉

肾静脉

肾
　　每个肾长 10 厘米~12 厘米，包含约 100 万个过滤单元。

睾丸静脉

睾丸动脉

膀胱黏膜
　　当膀胱排空尿液时，黏膜呈褶皱状；当膀胱充满尿液时，这些褶皱变得平滑。

输尿管开口

股静脉

股动脉

泌尿系统

　　泌尿系统又称泌尿道，由2个肾脏、输尿管、膀胱和尿道组成。肾脏将废物从血液中滤出，经尿液排出体外。肾脏中的尿液通过2条输尿管向下运输至中空的膀胱，并在膀胱中储存，直至出口处肌肉松弛，尿液通过尿道排出体外。

腹主动脉

肠系膜上动脉

腹腔干

右肾动脉

左肾动脉

右输尿管

左输尿管

肾脏的血液供应
　　为肾脏供血的肾动脉直接从腹主动脉（人体的主要血管）分出，在肾脏内逐步分成更小的血管。

女性膀胱与尿道

　　女性膀胱在盆腔中的位置低于男性。子宫位于膀胱的正上方，膀胱充盈时将子宫向上向后推动；孕期中，增大的子宫会压迫膀胱，导致尿频。女性尿道较短，长约4厘米，因此女性尿道感染率高于男性。尿道的出口位于在阴道前方。

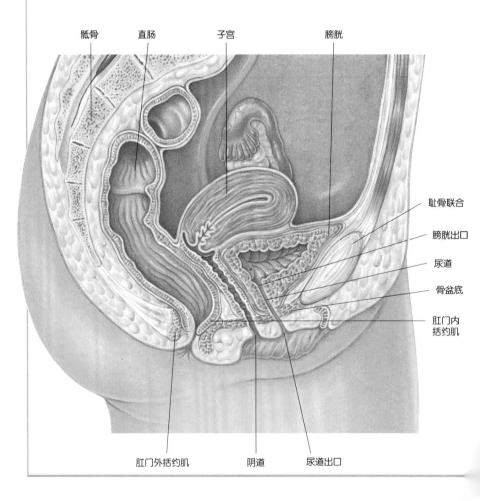

骶骨　　　直肠　　　　　子宫　　　　　　膀胱

耻骨联合

膀胱出口

尿道

骨盆底

肛门内括约肌

肛门外括约肌　　　阴道　　　尿道出口

男性膀胱与尿道

　　男性的尿道长约20厘米，由3部分组成：海绵体部、膜部和前列腺部。男性尿道可将尿液和精液输出体外。尿道离开膀胱的上端开口被前列腺包围。老年男性前列腺增大可能压迫尿道，造成排尿问题。尿道穿过阴茎到达其尖端的出口。

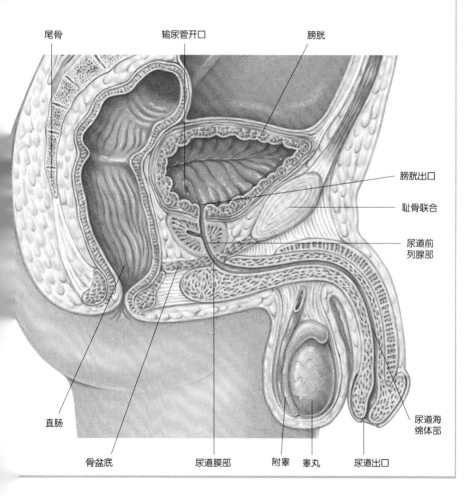

尾骨

输尿管开口

膀胱

膀胱出口

耻骨联合

尿道前列腺部

直肠

骨盆底

尿道膜部

附睾

睾丸

尿道出口

尿道海绵体部

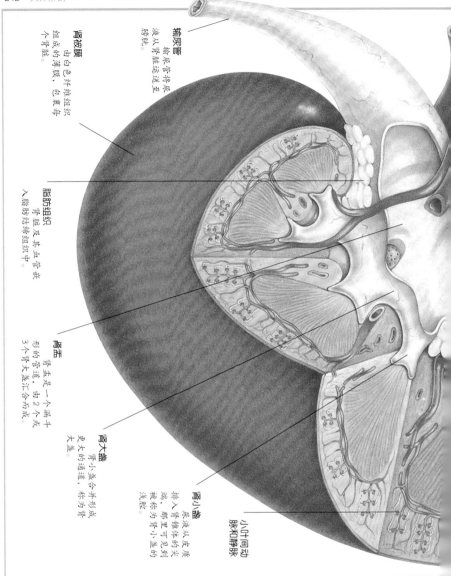

输尿管
输尿管将尿液从肾脏运送至膀胱。

肾被膜
由白色纤维组织组成的薄膜，包裹每个肾脏。

脂肪组织
肾脏及其血管嵌入脂肪结缔组织中。

肾盂
肾盂是一个漏斗形的管道，由2个或3个肾大盏汇合而成。

肾大盏
肾小盏合并形成更大的通道，称为肾大盏。

肾小盏
尿液从皮质排入肾锥体的尖端，那里可见到被称为肾小盏的浅腔。

小叶间动脉和静脉

肾脏结构

每个肾脏都有一个外缘,称为肾皮质。皮质包裹的内部区域被称为肾髓质,肾髓质由许多锥形的肾锥体组成。肾脏中包含许多"生成和排泄"尿液的单位,即肾单位和集合管。尿液从这些小管流入较大的小管——集合管,集合管在肾锥体尖端开口进入肾盏(腔)。

肾静脉
血液通过肾静脉排出肾脏,进入下腔静脉(人体的主要静脉)。

肾动脉
肾脏由肾动脉供应,肾动脉直接从人体主要动脉分出。

肾乳头(肾锥体尖端部分)

弓状静脉

弓状动脉

肾锥体

近曲小管

肾小球

远曲小管

收集管

髓袢

髓质

皮质

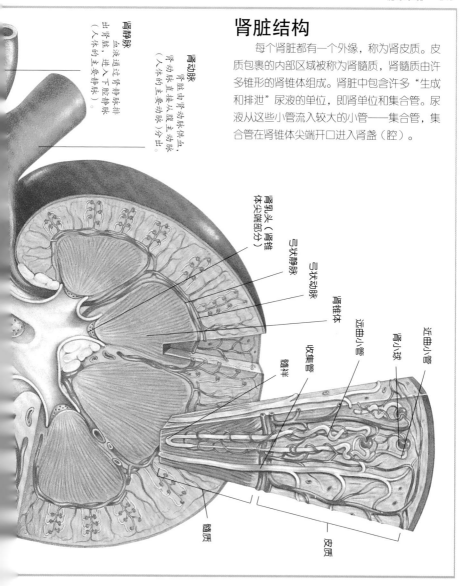

肾单位结构

　　每个肾脏含有85万~120万个被称为肾单位的过滤单元，每个肾单位都包含一个过滤血液的肾小球（毛细血管簇），肾小球被包裹于叫作肾小囊的杯形膜中。肾小囊连接着将肾小球的滤过液转化为尿液的、细长而卷曲的肾小管。

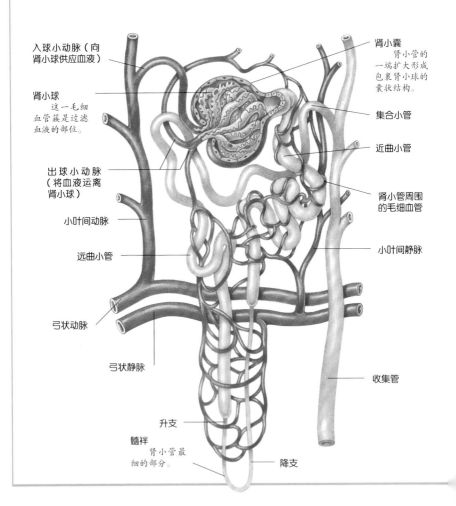

入球小动脉（向肾小球供应血液）

肾小球
　　这一毛细血管簇是过滤血液的部位。

出球小动脉（将血液运离肾小球）

小叶间动脉

远曲小管

弓状动脉

弓状静脉

升支

髓袢
　　肾小管最细的部分。

降支

肾小囊
　　肾小管的一端扩大形成包裹肾小球的囊状结构。

集合小管

近曲小管

肾小管周围的毛细血管

小叶间静脉

收集管

肾小球过滤

通过肾小球毛细血管的血液在压力作用下过滤到肾小囊中。过滤后的液体含有水、钾、碳酸氢盐、钠、葡萄糖和氨基酸，以及代谢废物，如尿素和尿酸。包括血细胞在内的大颗粒则留在毛细血管中。

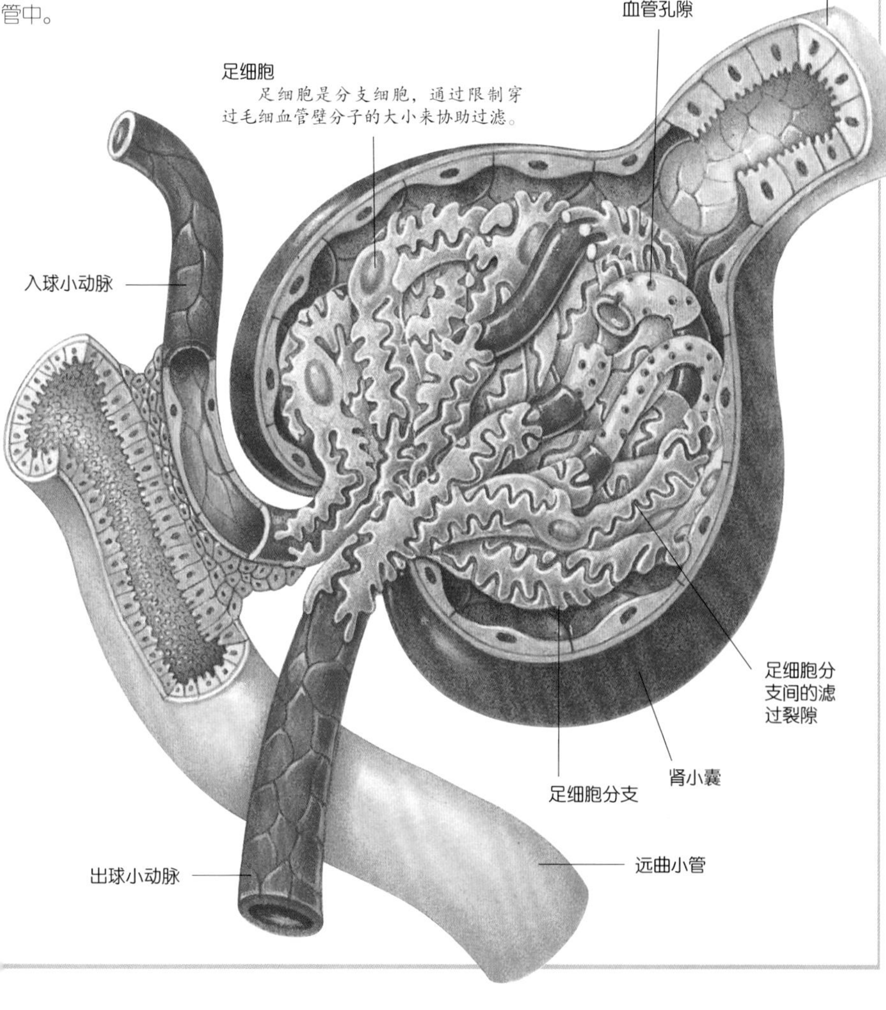

近曲小管

血管孔隙

足细胞
足细胞是分支细胞，通过限制穿过毛细血管壁分子的大小来协助过滤。

入球小动脉

足细胞分支间的滤过裂隙

肾小囊

足细胞分支

出球小动脉

远曲小管

尿液形成

　　血液在肾小球中被过滤后，滤过液会流经卷曲的肾小管。在这里，滤过液中的水和其他物质被重新吸收到血液中。剩余的滤过液则作为尿液被排出体外。尿量及尿液成分受作用于肾脏的激素的调节，以确保体液平衡得以维持。

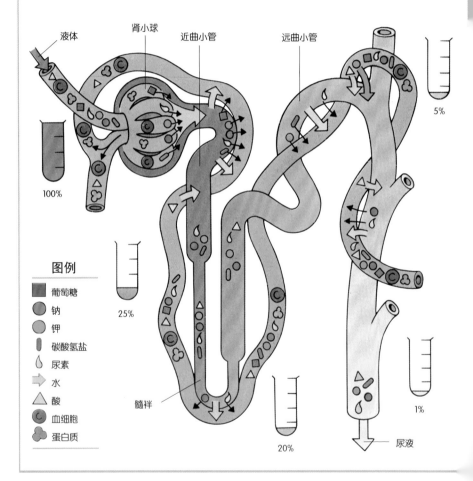

液体　　肾小球　　近曲小管　　远曲小管

100%

5%

25%

图例

- ▮ 葡萄糖
- ◖ 钠
- ◯ 钾
- ▮ 碳酸氢盐
- ◊ 尿素
- ⇨ 水
- △ 酸
- ◖ 血细胞
- ♣ 蛋白质

髓袢

20%

1%

尿液

膀胱

膀胱是一个中空的器官，可以容纳多达800毫升的尿液。膀胱壁由多层肌肉组成，内膜由具有弹性的变移上皮组成。尿液通过从肾脏延伸出的2条输尿管运送至膀胱中。在尿液通过前，膀胱连接尿道的出口在强大的括约肌作用下保持关闭状态。

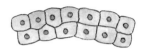

排空状态下的膀胱内膜
当膀胱处于排空状态时，膀胱壁的变移上皮是圆形的，且排列紧密。

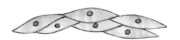

充盈状态下的膀胱内膜
当膀胱充满尿液并扩张时，变移上皮细胞被拉伸，变薄变平。

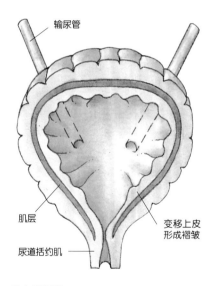

输尿管

肌层

尿道括约肌

变移上皮
形成褶皱

排空的膀胱
当膀胱被排空时，膀胱壁变厚。膀胱壁的变移上皮组织随着下方的肌肉收缩形成褶皱。

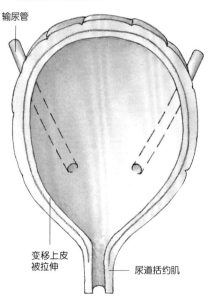

输尿管

变移上皮
被拉伸

尿道括约肌

充盈的膀胱
膀胱充盈时会膨胀，膀胱壁变薄，内膜的褶皱被拉伸。当括约肌松弛时，尿液从膀胱中排出。

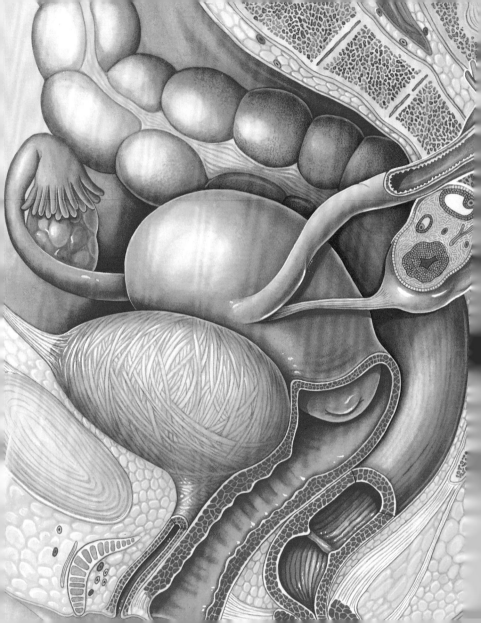

生殖系统

从生物学的角度来说，两性生殖系统的主要功能是生成性细胞，并将男女性细胞融合以孕育后代。女性卵巢和男性睾丸产生的激素影响性征的发育，如体型。

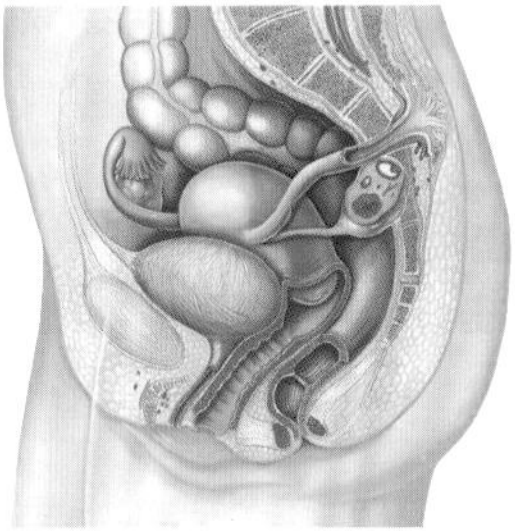

女性生殖系统
女性生殖器官位于骨盆内。卵子产生自卵巢，经输卵管到达子宫。

男性生殖系统

男性生殖器指阴茎、睾丸（1对产生精子和雄性激素的腺体）和阴囊（包裹睾丸的囊）。产生自两侧睾丸的精子会进入长而卷曲的管状结构——附睾，然后在那里发育成熟并储存。精子是重要的生殖细胞，可沿输精管推进，并通过尿道排出。

睾丸

睾丸位于悬吊在盆腔外的阴囊内。这种构造使精子处于略低于体温的环境，这是精子生存的必要条件。

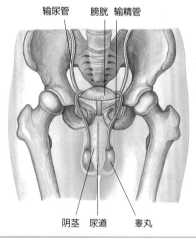

输尿管　膀胱　输精管

阴茎　尿道　睾丸

阴茎

阴茎由柱状勃起组织组成。当这个组织充满血液时，阴茎就会勃起。

阴茎海绵体

是两种勃起组织的其中一种。

尿道海绵体

这种海绵状的勃起组织包围尿道，并扩大形成阴茎头（尖端）。

尿道

精索

生精小管

睾丸中有许多这种紧密盘绕的小管，每天可产生数百万个的精子。

附睾

精子在这里发育成熟并储存。

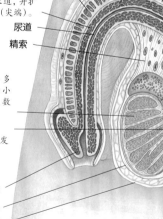

阴茎头

睾丸

阴囊

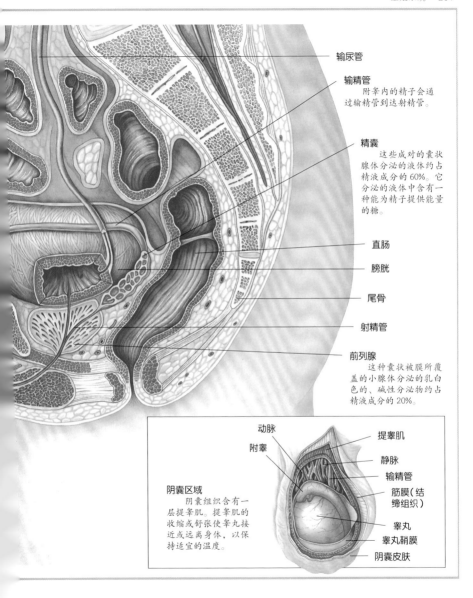

输尿管

输精管

　　附睾内的精子会通过输精管到达射精管。

精囊

　　这些成对的囊状腺体分泌的液体约占精液成分的 60%。它分泌的液体中含有一种能为精子提供能量的糖。

直肠

膀胱

尾骨

射精管

前列腺

　　这种囊状被膜所覆盖的小腺体分泌的乳白色的、碱性分泌物约占精液成分的 20%。

动脉

附睾

提睾肌

静脉

输精管

筋膜（结缔组织）

睾丸

睾丸鞘膜

阴囊皮肤

阴囊区域

　　阴囊组织含有一层提睾肌。提睾肌的收缩或舒张使睾丸接近或远离身体，以保持适宜的温度。

女性生殖器官

　　女性性腺是卵巢，这种成对的腺体从青春期开始释放卵子，即雌性卵细胞；它们还分泌性激素，特别是雌激素，雌激素会影响月经周期和女性性征的发育。卵巢每月释放1枚卵子，卵子沿着2条输卵管中的1条进入骨盆中央的1个中空结构——子宫。若卵子受精，则可能发育成胚胎。

卵巢

　　卵巢中含有许多被称为卵泡的细胞团，卵细胞便在其中发育。排卵时，卵泡破裂，将成熟的卵子释放到输卵管内。空卵泡形成一个小的、分泌孕酮和雌激素的组织块——黄体。

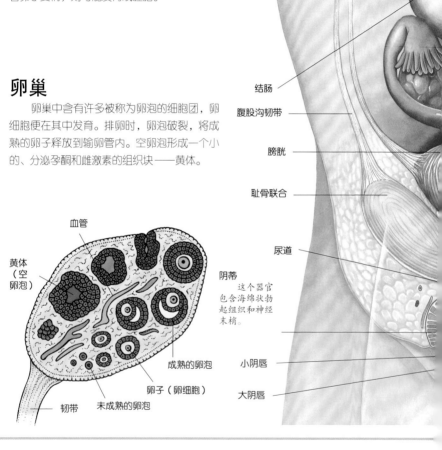

血管

黄体
（空
卵泡）

成熟的卵泡

卵子（卵细胞）

韧带　　未成熟的卵泡

结肠

腹股沟韧带

膀胱

耻骨联合

尿道

阴蒂
　　这个器官包含海绵状勃起组织和神经末梢。

小阴唇

大阴唇

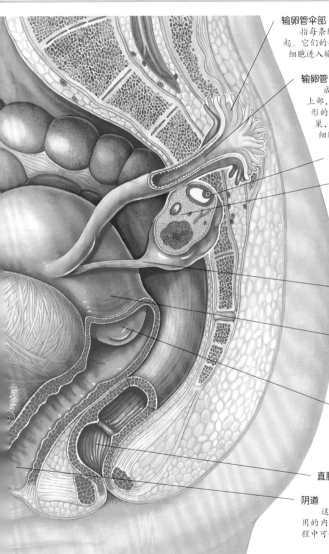

输卵管伞部

指每条输卵管的开口端的穗状突起。它们的微小振荡引导释放后的卵细胞进入输卵管内。

输卵管

成对的输卵管附着在子宫上部，每侧1条。它们的漏斗形的末端靠近但并不接触卵巢，以接收卵巢释放出的卵细胞。

包含成熟卵细胞的卵泡

卵巢

女性出生时，2个卵巢有大约200万个初级卵泡。青春期时，身体开始产生激素，刺激卵泡成熟，使卵细胞每月释放（排卵）。

卵巢韧带

这个短韧带将每个卵巢连接到子宫上部。

子宫

一部分子宫内膜在月经周期中每月脱落。怀孕期间，子宫会大大扩张。

子宫颈

子宫颈是子宫的颈部。它的开口允许精子、经血或婴儿通过；在分娩过程中，宫颈会大大扩张。

直肠

阴道

这条通道有能提供润滑作用的内层黏膜，以及在分娩过程中可伸展的外层肌壁。

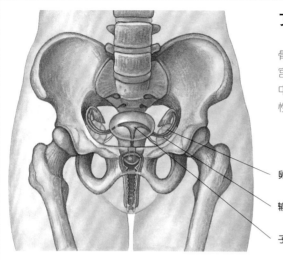

女性骨盆区域

　　女性生殖器官位于盆腔，即由骨盆骨骼环绕而成的区域。由于子宫在怀孕期间必须扩大以容纳生长中的胎儿，所以女性的盆腔要比男性的宽得多，也更浅。

卵巢

输卵管

子宫

女性外生殖器

　　阴道和尿道的开口与阴蒂被称为阴唇的皮肤褶皱包围着。在性唤起过程中，阴蒂充血膨胀，变得直立且高度敏感；阴道两侧的两个组织块（前庭球）也变得直立，腺体分泌黏液润滑黏膜。

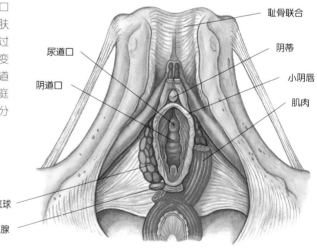

耻骨联合

尿道口

阴蒂

阴道口

小阴唇

肌肉

前庭球

前庭腺

乳房的解剖

女性的乳房由被脂肪组织包裹的乳腺小叶组成。导管从这些腺体延伸至乳头处的出口。乳头周围是一个圆形的色素区域，被称为乳晕，其中包含了汗腺和皮脂腺。乳房没有肌肉，仅由韧带固定。一组主要的淋巴管网在乳房周围环绕，并于最后汇入腋窝区域的淋巴结。

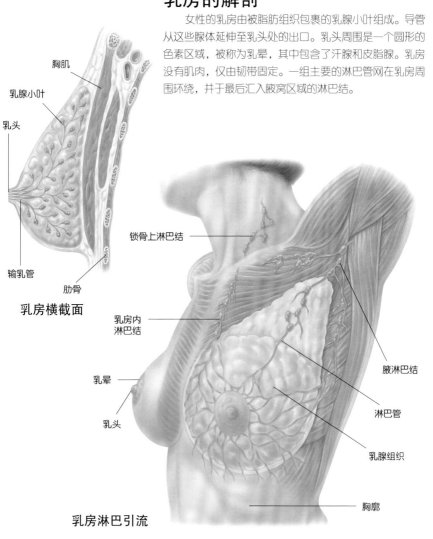

胸肌

乳腺小叶

乳头

输乳管

肋骨

乳房横截面

锁骨上淋巴结

乳房内
淋巴结

乳晕

乳头

腋淋巴结

淋巴管

乳腺组织

胸廓

乳房淋巴引流

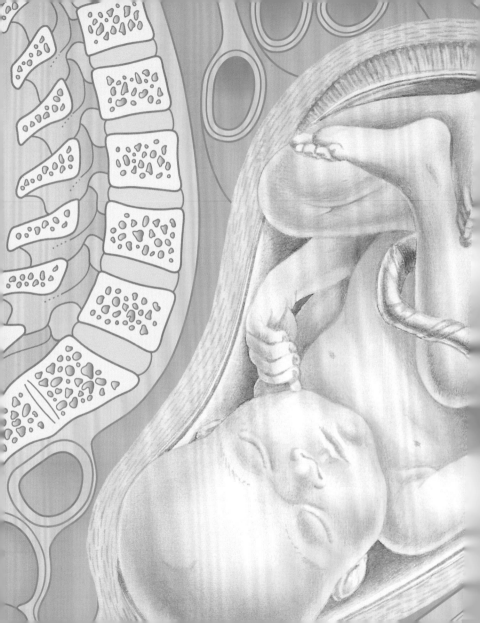

人类生命周期

卵子受精，胚胎开始成型，于几周后发育为胎儿。人类在出生前和出生后的数年中，生长发育非常迅速；青春期结束后，便步入成年期。对健康的人来说，成年期的进一步变化较少，直到步入老年后，身体系统逐渐衰退。一个人一生的多种特征都受到双亲遗传基因的影响。

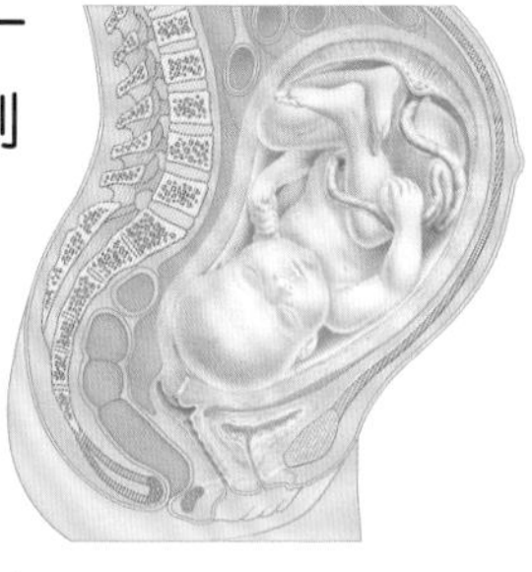

妊娠
未出生的婴儿（胎儿）在子宫内的一个充满液体（羊水）的囊中发育。

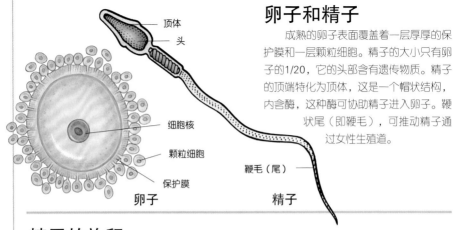

卵子和精子

　　成熟的卵子表面覆盖着一层厚厚的保护膜和一层颗粒细胞。精子的大小只有卵子的1/20，它的头部含有遗传物质。精子的顶端特化为顶体，这是一个帽状结构，内含酶，这种酶可协助精子进入卵子。鞭状尾（即鞭毛），可推动精子通过女性生殖道。

顶体
头
细胞核
颗粒细胞
保护膜
鞭毛（尾）
卵子
精子

精子的旅程

　　每次射精都会释放约4亿个精子进入阴道。在通过子宫颈、进入子宫的过程中，许多精子死亡，比如部分精子会被酸性的阴道分泌物杀死。只有几千个精子会到达输卵管的远端。许多精子会试图穿透卵子表面的保护膜，但只有1个精子能成功进入1个卵子，并使其受精。

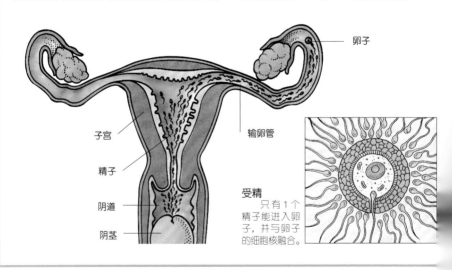

卵子
子宫
精子
阴道
阴茎
输卵管

受精
　　只有1个精子能进入卵子，并与卵子的细胞核融合。

受精卵分裂

在输卵管受精后，精子和卵子的细胞核融合，形成新的细胞，即受精卵。受精卵包含46条染色体，从双亲细胞各取23条。受精约3天后，受精卵在前往子宫的过程中分裂，形成一个细胞团（桑葚胚）。桑葚胚继续发育，成为含一个腔室的胚泡，它将发育成胚胎。

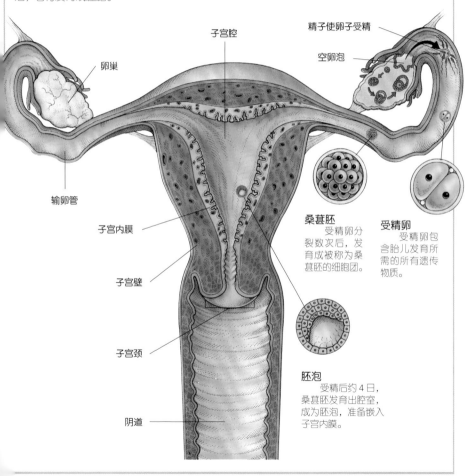

子宫腔

精子使卵子受精

空卵泡

卵巢

输卵管

子宫内膜

子宫壁

子宫颈

阴道

桑葚胚
　受精卵分裂数次后，发育成被称为桑葚胚的细胞团。

受精卵
　受精卵包含胎儿发育所需的所有遗传物质。

胚泡
　受精后约4日，桑葚胚发育出腔室，成为胚泡，准备嵌入子宫内膜。

着床

受精卵会发育成细胞团，即胚泡。胚泡在子宫腔内自由漂浮约48小时，之后附着在子宫内膜之上。受精约10天后，胚泡完全植入（着床）。胚泡的部分外周细胞（滋养细胞）深埋子宫内膜，最终形成胎盘。胚盘在胚泡中充满液体的腔室内形成，并将细胞团分成羊膜腔和卵黄囊，羊膜腔会发育成包裹胚胎的、充满液体的囊。胚盘发育出3个胚层，胎儿的身体结构都将由这些胚层发育而成。下图显示了胚泡的发育阶段。

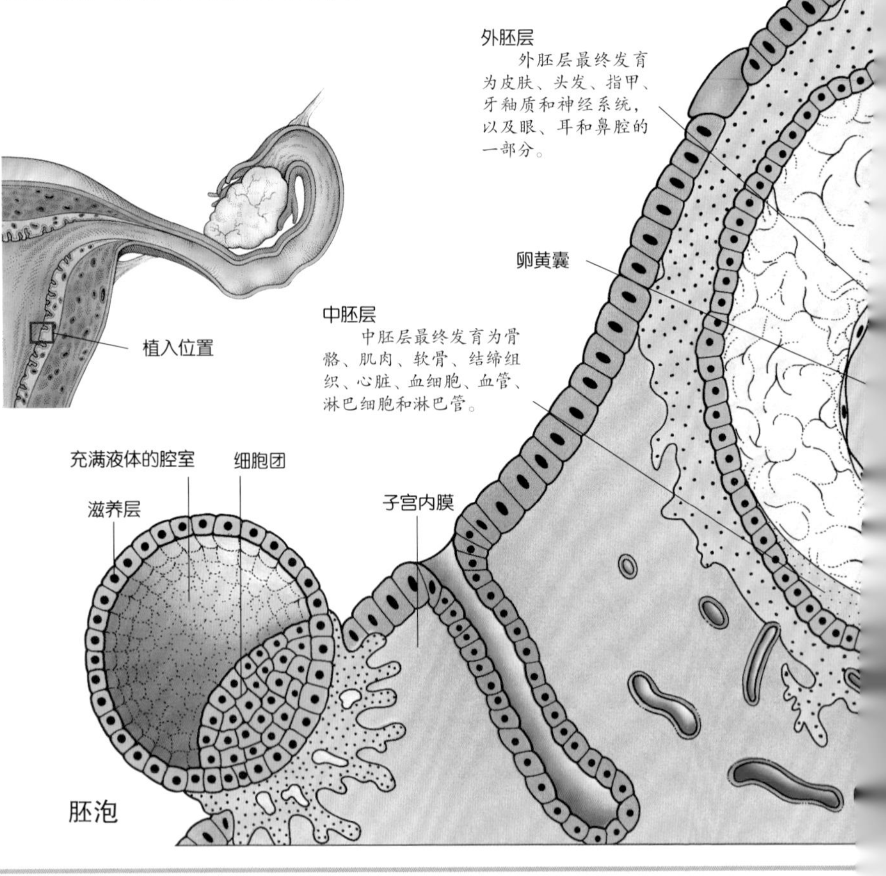

胚盘

植入位置

外胚层
　外胚层最终发育为皮肤、头发、指甲、牙釉质和神经系统，以及眼、耳和鼻腔的一部分。

卵黄囊

中胚层
　中胚层最终发育为骨骼、肌肉、软骨、结缔组织、心脏、血细胞、血管、淋巴细胞和淋巴管。

充满液体的腔室　　细胞团

滋养层

子宫内膜

胚泡

内胚层

内胚层最终发育为许多器官，如膀胱、消化系统器官和呼吸系统器官；也会发育为多种腺体的表皮以及肝脏和胰腺组织。

羊膜腔

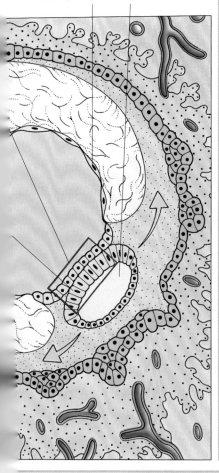

胚胎发育

着床后，胚胎迅速发育，发育阶段可以辨识。第8周，所有主要身体器官形成，胚胎发育为胎儿，开始移动。

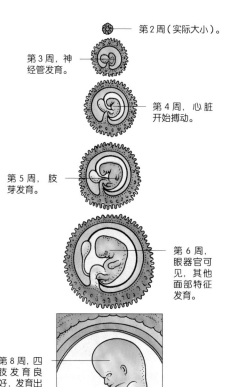

 第2周（实际大小）。

第3周，神经管发育。

第4周，心脏开始搏动。

第5周，肢芽发育。

第6周，眼器官可见，其他面部特征发育。

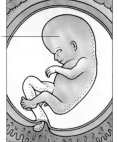

第8周，四肢发育良好，发育出可识别的人类面部。

胎儿发育

子宫内，胎儿在充满澄清羊水的囊中发育，羊水会保护胎儿免受伤害。胎儿吞咽羊水，并吸收到血液中。多余的羊水以尿液形式排出，废物则通过胎盘排出。母血通过胎盘为胎儿提供所需的氧气和营养物质。妊娠期大约32周时，胎儿可能呈现头部朝下的姿势。

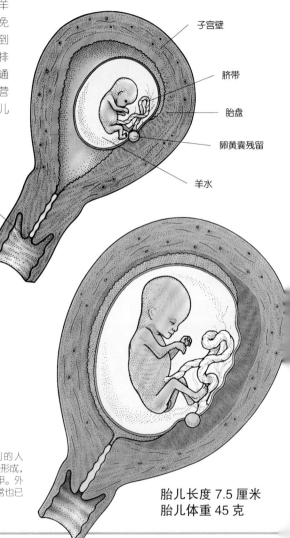

子宫壁

脐带

胎盘

卵黄囊残留

羊水

子宫颈

胎儿长度 2.5 厘米
胎儿体重 2 克

第 8 周

胎儿的上肢、下肢和主要关节正在发育，并开始活动，不过母亲在这个早期阶段还无法感觉到胎儿的动作。胎儿的手指和脚趾可见，指（趾）间连有蹼状物。胎儿血细胞在未成熟的血管中循环。

第 12 周

胎儿具有可识别的人形，主要内部器官已经形成，手指和脚趾开始长指甲。外耳、眼睑和恒牙胚通常也已经形成。

胎儿长度 7.5 厘米
胎儿体重 45 克

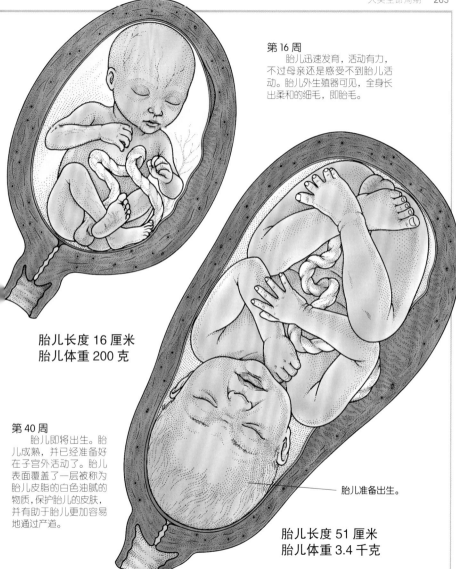

第 16 周
　　胎儿迅速发育，活动有力，不过母亲还是感受不到胎儿活动。胎儿外生殖器可见，全身长出柔和的细毛，即胎毛。

胎儿长度 16 厘米
胎儿体重 200 克

第 40 周
　　胎儿即将出生。胎儿成熟，并已经准备好在子宫外活动了。胎儿表面覆盖了一层被称为胎儿皮脂的白色油腻的物质，保护胎儿的皮肤，并有助于胎儿更加容易地通过产道。

胎儿准备出生。

胎儿长度 51 厘米
胎儿体重 3.4 千克

胎盘发育

胎盘是一个特殊器官，为胎儿提供营养和氧气，吸收胎儿的废物，并能作为抵挡有害物质的屏障。胎盘由滋养层发育而来，滋养层是着床于子宫内膜的胚泡的外细胞层。受精后第4周末期，胎盘就形成了。胎盘激素协助维持子宫内膜，维持妊娠。

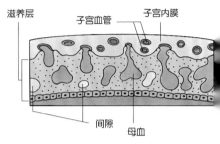

滋养层　　　　　子宫血管　　子宫内膜

间隙　　母血

迅速发育

植入的滋养层特殊细胞迅速穿透周边的子宫血管。母血从这些血管流出，进入滋养层的间隙。

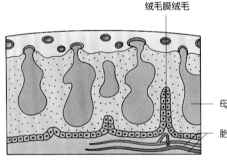

绒毛膜绒毛

母血

胎儿血管

绒毛膜绒毛

其他滋养层细胞向子宫内膜伸入指状突出物，即绒毛膜绒毛，其周围间隙内充满母血。胎儿的血管长入绒毛膜绒毛中。

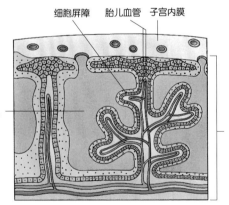

细胞屏障　胎儿血管　子宫内膜

母血

胎盘

传递氧气

母血和胎血并没有在胎盘进行直接接触，而是被细胞屏障分隔。氧气、营养物质和保护性抗体会穿透屏障传给胎儿，废物则被传回胎盘。

脐带

脐带连接着胎盘和胎儿腹部中心处。脐带是一种胶状结构，内含血管，全长约 30 厘米~90 厘米。

继续发育

在胎儿发育的同时，胎盘也会继续发育，所以妊娠末期时胎盘大约有 20 厘米宽、2.5 厘米厚。胎儿出生后，胎盘也从子宫排出。

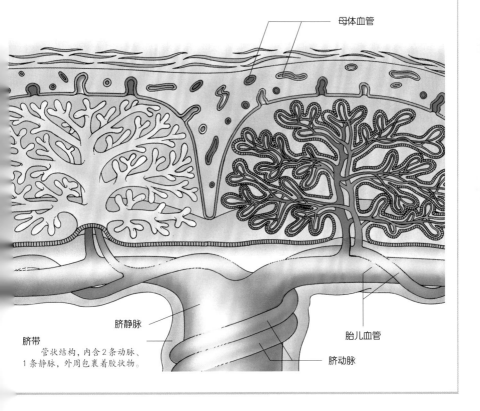

胎盘

脐带

母体血管

脐静脉

胎儿血管

脐动脉

脐带

管状结构，内含 2 条动脉、1 条静脉，外周包裹着胶状物。

妊娠期

　　妊娠期从孕妇最后一次经期的第一天算起，通常持续40周。按照惯例，妊娠期划分为3个阶段，每个阶段约3个月。妊娠期内，孕妇身体发生许多变化，以支持胎儿发育，并为分娩做好准备。

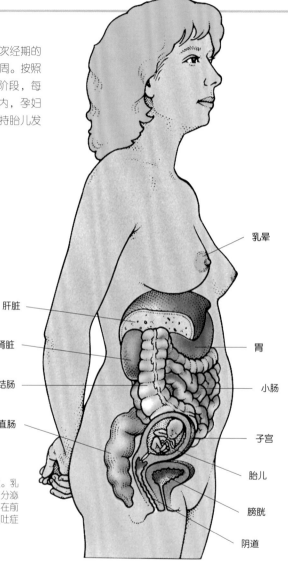

乳晕

肝脏

肾脏

结肠

直肠

胃

小肠

子宫

胎儿

膀胱

阴道

早期妊娠（0~12周）
　　乳房变得柔软，开始增大。乳头周围的乳晕颜色变深。阴道分泌物有时增多，排尿需求增加。在前几周内，孕妇常出现恶心和呕吐症状，体重也开始增加。

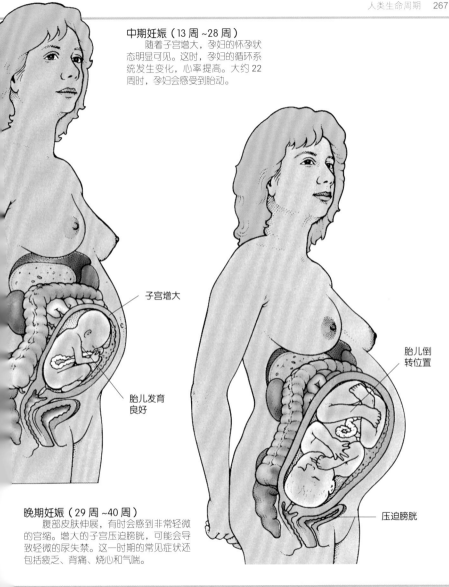

中期妊娠（13周~28周）
　　随着子宫增大，孕妇的怀孕状态明显可见。这时，孕妇的循环系统发生变化，心率提高。大约22周时，孕妇会感受到胎动。

子宫增大

胎儿发育良好

胎儿倒转位置

压迫膀胱

晚期妊娠（29周~40周）
　　腹部皮肤伸展，有时会感到非常轻微的宫缩。增大的子宫压迫膀胱，可能会导致轻微的尿失禁。这一时期的常见症状还包括疲乏、背痛、烧心和气喘。

产程开始

　　随着分娩临近，胎儿的头部下降，进入骨盆，减缓待产孕妇肺部和腹部的压力。分娩开始时，封闭子宫颈的黏液栓脱落，形成带血的流出物。宫缩更加规律且逐渐增强。包裹羊水的膜囊破裂，液体通过阴道流出。

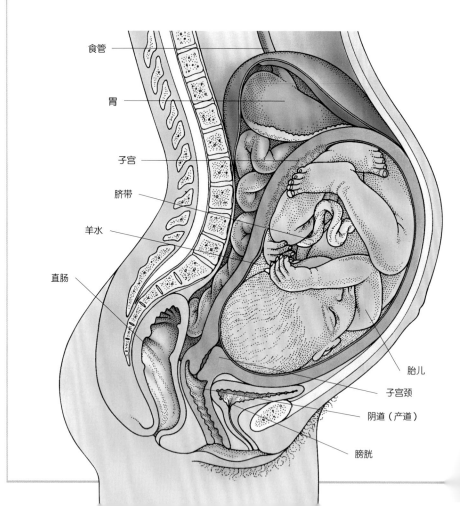

食管

胃

子宫

脐带

羊水

直肠

胎儿

子宫颈

阴道（产道）

膀胱

胎位

进入妊娠晚期，大约在第30周之前，胎儿会在子宫内倒转。最常规的胎位是头朝下，面向母体侧面，颈部向前弯曲。双胞胎的胎位有多种组合，但通常都是头部朝下。大约3%的足月产胎位是臀位，胎儿的臀部先于头部娩出。早产儿臀位分娩的发生率比足月儿要高得多。

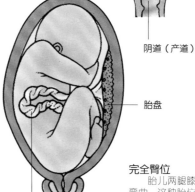

各自的胎盘

各自的羊膜囊

阴道（产道）

双胞胎

最常见的情况是子宫内的双胞胎都头朝下；一个胎儿头朝下，另一个胎儿臀部朝下也十分常见；其他组合也可能发生，但比较罕见。

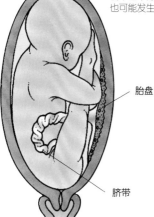

胎盘

脐带

伸腿臀位

图中的这种胎位被称为"伸腿臀位"或"不完全臀位"。胎儿的髋部弯曲，双腿靠着躯干伸展，双脚靠近头部。

胎盘

脐带

完全臀位

胎儿两腿膝盖和髋部弯曲。这种胎位比伸腿臀位更为罕见。

骨盆大小和形状

孕妇骨盆的大小和形状非常重要，它决定着分娩的难易程度。如果骨盆狭窄或胎儿过大，可能很难实现正常分娩。孕妇骨盆的大小和胎儿头部大小若不匹配，则称为头盆不称。

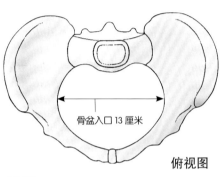

骨盆入口 13 厘米

俯视图

圆骨盆
女性骨盆的入口通常呈圆形，出口大致呈菱形。

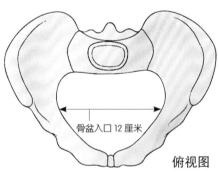

骨盆入口 12 厘米

俯视图

骨盆狭窄
一些女性的骨盆通道比正常情况要窄。相较于圆形骨盆，这种骨盆的分娩要更加困难。

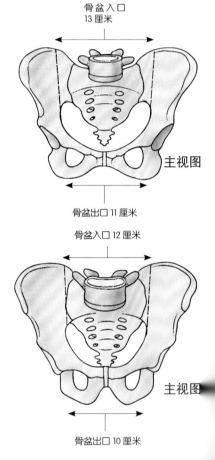

骨盆入口
13 厘米

主视图

骨盆出口 11 厘米

骨盆入口 12 厘米

主视图

骨盆出口 10 厘米

子宫颈的变化

　　子宫颈是由肌肉和结缔组织构成的坚固结构，它构成了子宫的下端。在妊娠晚期，子宫颈变软、缩短，为分娩做好准备。子宫上段发生的无痛收缩被称为无痛性宫缩，这种收缩会拉拽子宫下段，并将子宫颈上提。子宫颈在分娩开始前一直保持关闭。

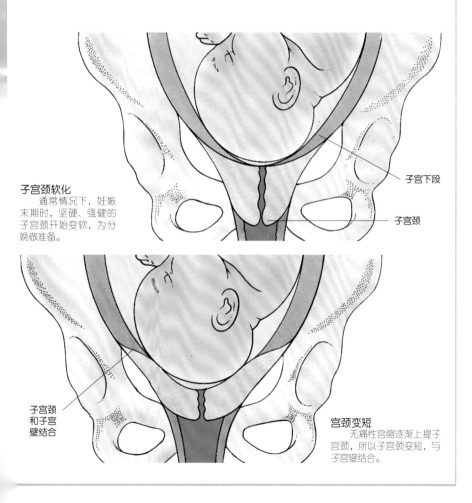

子宫颈软化
　　通常情况下，妊娠末期时，坚硬、强健的子宫颈开始变软，为分娩做准备。

子宫下段

子宫颈

子宫颈和子宫壁结合

宫颈变短
　　无痛性宫缩逐渐上提子宫颈，所以子宫颈变短，与子宫壁结合。

入盆

在妊娠的最后几周，胎儿的头部下降入骨盆腔，这个过程被称为入盆。入盆发生后，许多孕妇感觉负担"减轻了"，膈肌处的压力也减轻了，呼吸变得更加容易。通常，初产妇约在第36周发生入盆，而经产妇可能直到产程开始时才发生入盆。

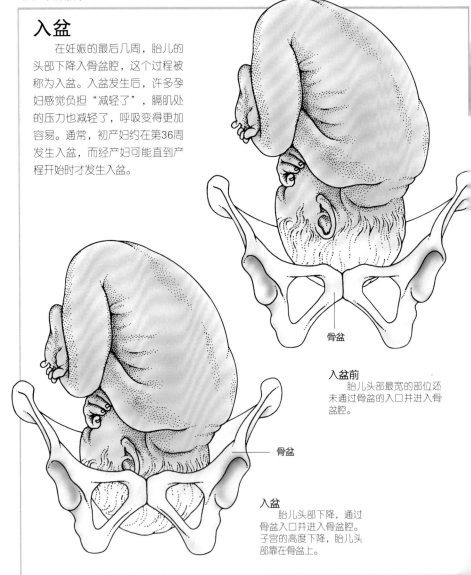

骨盆

入盆前

胎儿头部最宽的部位还未通过骨盆的入口并进入骨盆腔。

骨盆

入盆

胎儿头部下降，通过骨盆入口并进入骨盆腔。子宫的高度下降，胎儿头部靠在骨盆上。

第一产程

　　第一产程始于伴有疼痛感的规律宫缩，这会导致子宫颈逐渐扩张。宫口直径达到10厘米时，子宫颈完全扩张，这标志着第二产程的开始。初产妇的子宫颈扩张速度约为1厘米/小时，经产妇的子宫颈扩张速度更快。

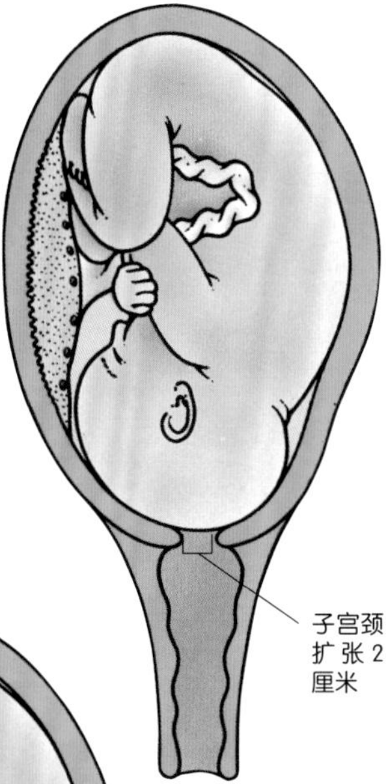

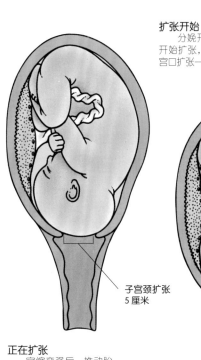

扩张开始
　　分娩开始时，子宫颈开始扩张，每次宫缩会使宫口扩张一点。

子宫颈
扩张2
厘米

正在扩张
　　宫缩变强后，推动胎儿头部下降。胎儿头部的压力增加，导致子宫颈继续扩张。

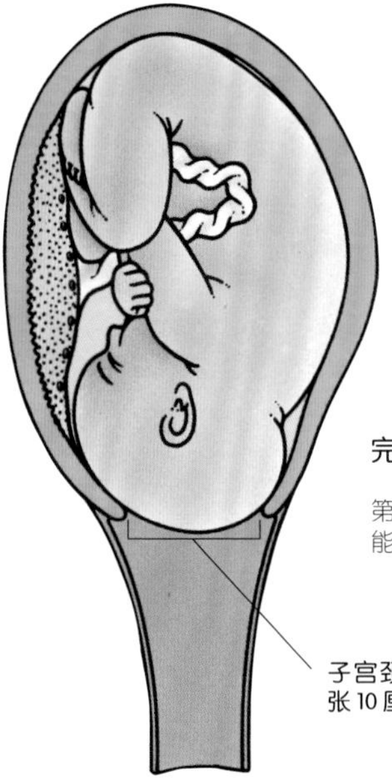

子宫颈扩张
5厘米

完全扩张
　　子宫颈完全扩张时，第一产程结束。胎儿头部能够进入产道。

子宫颈扩
张10厘米

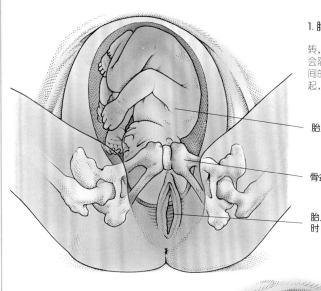

1. 胎儿下降至产道

胎儿在通过产道的同时旋转,胎儿头部下降压迫骨盆底。会阴,即处于阴道口和肛门之间的区域,在分娩时会向下隆起,阴道口变宽。

胎儿在产道内旋转

骨盆

胎儿头部压迫骨盆底时,会阴部位鼓起

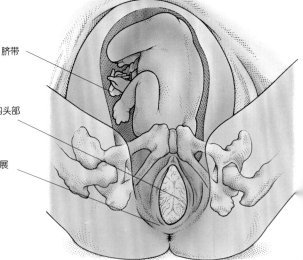

脐带

通过阴道口可以看见胎儿的头部

会阴处组织继续伸展

2. 胎儿头部可见

产道中的胎儿继续下降,会阴继续缓慢隆起。通过阴道口可以看见胎儿的头顶部。

第二产程

　　子宫颈的完全扩张标志着第二产程开始。第二产程中，宫缩更加强烈，产妇不由自主地用力。胎儿娩出子宫并沿产道向下移动时，会转向母体背侧。第二产程里，初产妇一般持续50分钟左右，经产妇一般20分钟左右。

3. 胎儿头部娩出

　　胎儿头部娩出时通常面对母体肛门方向。胎儿肩部下降入骨盆，接着胎头转向，由此胎儿身体姿势恢复正常。

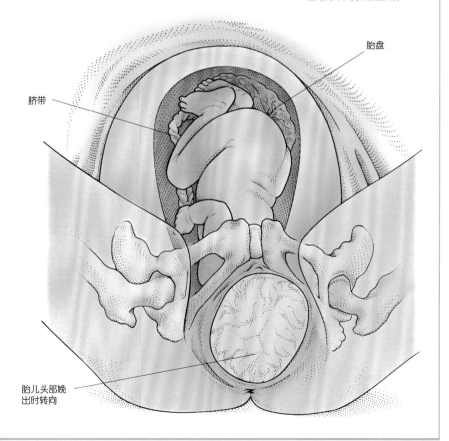

脐带

胎盘

胎儿头部娩出时转向

胎儿分娩

　　胎儿头部完全娩出后，分娩会在之后的几次宫缩下迅速完成。先是一只肩膀娩出，接着娩出另一只肩膀，之后整个身体会平滑地娩出。这个阶段中，胎盘通常仍与子宫壁相连，并在数分钟后娩出。分娩时，脐带会被夹紧以防止失血，随后被剪断。

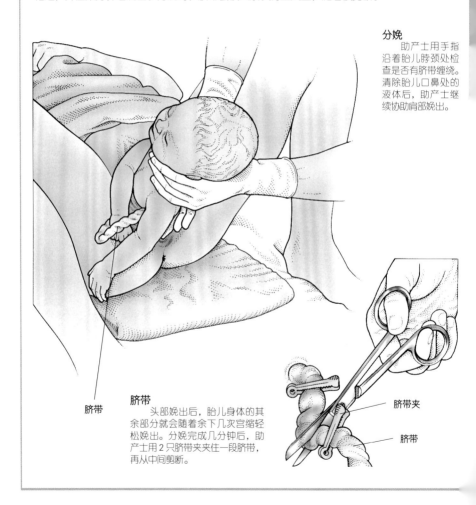

分娩

　　助产士用手指沿着胎儿脖颈处检查是否有脐带缠绕。清除胎儿口鼻处的液体后，助产士继续协助肩部娩出。

脐带

脐带

　　头部娩出后，胎儿身体的其余部分就会随着余下几次宫缩轻松娩出。分娩完成几分钟后，助产士用2只脐带夹夹住一段脐带，再从中间剪断。

脐带夹

脐带

助产

　　如果分娩过程不顺利，就可能需要助产。产钳可以帮助孕妇迅速分娩，尤其是胎儿处于困境、产妇力竭或产妇流血等情况发生时。除使用产钳外，帮助分娩的另一方法是胎头吸引术。只有当子宫颈全开且胎儿头部开始下降时才可以使用这些辅助方法。

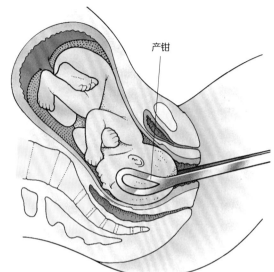

产钳

吸盘

产钳分娩

　　产钳由 2 片弯曲的金属叶组成，与胎儿的头部相匹配。轻柔地拉动产钳，可引导胎儿头部下降入阴道。胎儿头部娩出后将会移去产钳，分娩可以正常进行。

胎头吸引术

　　真空吸引器由泵和吸盘组成，吸盘可由金属、橡胶或塑料制成。将吸盘置于胎儿头部，每次宫缩时轻柔拉动胎儿通过产道。

胎儿监护

分娩过程中，会通过测量胎儿心率（通常为120次~160次/分钟，或称BPM）来监测胎儿的状况。这种监测记录是通过在产妇腹部绑上金属片或在胎儿头部贴电极来实现的。每次宫缩时，胎儿心率会减速，但应当很快恢复正常。心率长时间减速表示可能会出现问题。

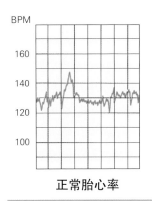

正常胎心率

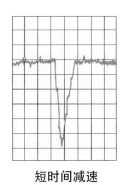

短时间减速

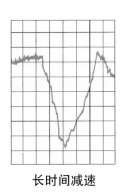

长时间减速

双胞胎分娩

双胞胎的分娩过程必须进行严密监控，并且必须记录双胞胎的胎心（见上图）。第一个胎儿通常头部朝下；如果第二个胎儿也是头朝下或呈臀位，这样都可以正常分娩。如果胎儿横躺，可以翻转胎位。如果双胞胎共用1个胎盘，在第一个胎儿娩出后，需要夹住脐带，防止第二个胎儿从脐带处失血。

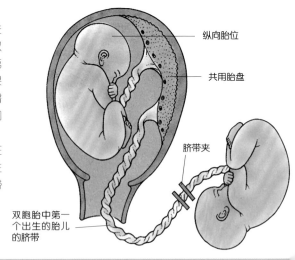

纵向胎位

共用胎盘

脐带夹

双胞胎中第一个出生的胎儿的脐带

第三产程

胎盘从子宫剥离的过程为第三产程，通常在胎儿娩出后约15分钟内完成。胎儿娩出前要剪断脐带。有时需要通过注射激素，协助产妇增强宫缩，以完成胎盘从子宫剥离并娩出的过程。

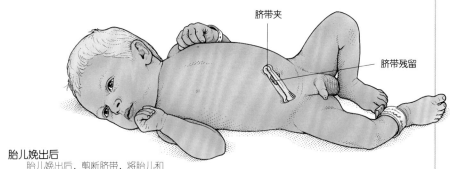

脐带夹

脐带残留

胎儿娩出后

胎儿娩出后，剪断脐带，将胎儿和胎盘分离。胎盘此时仍依附于子宫壁。

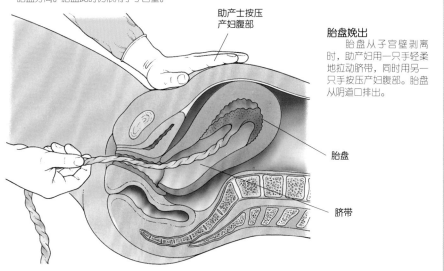

助产士按压产妇腹部

胎盘娩出

胎盘从子宫壁剥离时，助产妇用一只手轻柔地拉动脐带，同时用另一只手按压产妇腹部。胎盘从阴道口排出。

胎盘

脐带

新生儿

　　新生儿的头部和身体的某些部位可能看起来与稍微大一点的婴儿有些不同，这些差异是正常的，并会在几天或几周内消失。足月新生儿的平均体重约为3千克，体长约51厘米。在出生的最初几天内，婴儿的体重可能会下降约10%，但在第10天左右就会恢复正常。初生婴儿身上通常覆盖着一层被称为胎儿皮脂的白色油脂，它在子宫内保护胎儿的皮肤，并有助于顺利分娩。

乳房
　　婴儿的乳房一般会肿胀，并可能分泌少量乳汁。这种肿胀会在几周内消散。

肺
　　婴儿的第一次呼吸会扩张肺部，并促进循环改变。

肝脏
　　分解胆红素的肝脏酶尚不成熟，可导致暂时性黄疸。

生殖器
　　新生儿的外生殖器看起来相对较大。女孩会有少许阴道分泌物。

皮肤
　　第一周可能会发生轻微的皮肤脱落。轻微的皮疹和皮肤缺损在婴儿早期也十分常见。

肠
　　新生儿排出的第一次粪便通常黏稠，且呈墨绿色，被称为胎便。

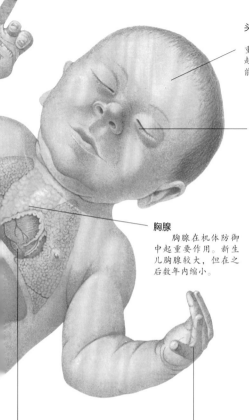

头
　分娩时的压迫会导致颅骨重叠，因而初生婴儿的头部看起来不太不正常，这一情况可能持续数天。

眼
　新生儿双目可视，但倾向闭眼。

胸腺
　胸腺在机体防御中起重要作用。新生儿胸腺较大，但在之后数年内缩小。

心脏
　刚出生时，心脏结构发生变化，血液可以通过肺部循环。

手
　在循环系统发挥功能前，新生儿的手和脚可能透着蓝色。

囟门

　胎儿颅骨骨骼并未融合为一体，而是分离的，颅骨间形成的柔软间隙叫作囟门。这些间隙使颅骨在分娩时可以重叠。婴儿成长到大约18个月时，囟门关闭。

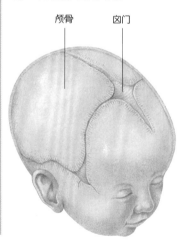

颅骨　　　**囟门**

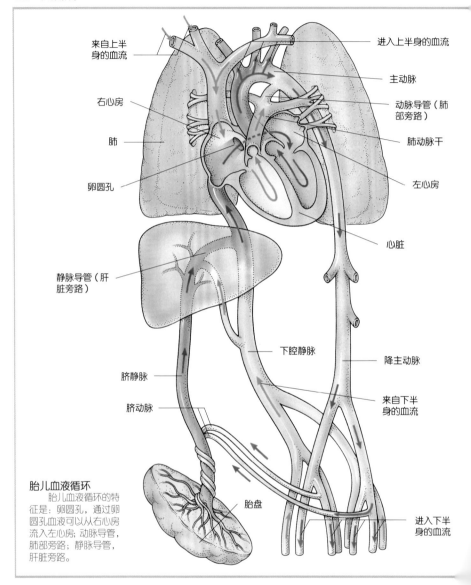

来自上半身的血流

进入上半身的血流

主动脉

右心房

动脉导管（肺部旁路）

肺

肺动脉干

卵圆孔

左心房

心脏

静脉导管（肝脏旁路）

下腔静脉

降主动脉

脐静脉

来自下半身的血流

脐动脉

胎盘

进入下半身的血流

胎儿血液循环
　　胎儿血液循环的特征是：卵圆孔，通过卵圆孔血液可以从右心房流入左心房；动脉导管，肺部旁路；静脉导管，肝脏旁路。

分娩前后的血液循环

　　胎儿的血液循环和刚出生的婴儿不同（见下图），胎儿的氧气交换发生于胎盘。大多数血液流经2条通路以绕过胎儿肺部，这两条通路分别是心脏的卵圆孔，以及肺动脉和主动脉间的动脉导管。新生儿的第一次呼吸会促进变化发生。上述的通路关闭，所有血流流经肺部。

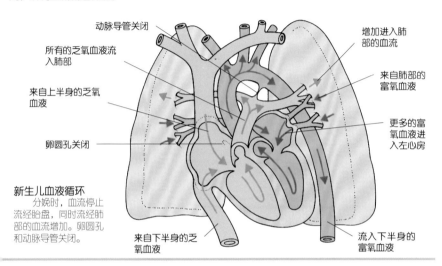

动脉导管关闭

所有的乏氧血液流入肺部

来自上半身的乏氧血液

卵圆孔关闭

增加进入肺部的血流

来自肺部的富氧血液

更多的富氧血液进入左心房

新生儿血液循环

　　分娩时，血流停止流经胎盘，同时流经肺部的血流增加。卵圆孔和动脉导管关闭。

来自下半身的乏氧血液

流入下半身的富氧血液

阿普加新生儿评分

　　阿普加新生儿评分系统可用来应评估新生儿的状况。在出生后1分钟及5分钟，给心率等项目进行评估打分。非白人婴儿的健康肤色要通过检查嘴唇内侧、眼白、掌心和足底来进行评估。

体征	得分：0	得分：1	得分：2
心率	无	小于100	大于100
呼吸	无	慢或不规律；哭声微弱	规律；哭声较强
肌张力	松弛	四肢略蜷	四肢活动
应对刺激的反应	无	皱眉或啜泣	打喷嚏或咳嗽
皮肤颜色	苍白；青紫	四肢青紫	全身红

产褥期

　　分娩之后的时期被称为产褥期，这一时期通常持续约6周，产妇身体会逐渐恢复至产前状态。随着胎盘附着处愈合，从子宫剥落的组织碎片以被称作恶露的阴道分泌物的形式排出。起初，恶露含有血液，之后则变为白色。产褥期也会发生宫缩，此时子宫逐渐缩小至产前大小。子宫颈关闭，阴道恢复正常。

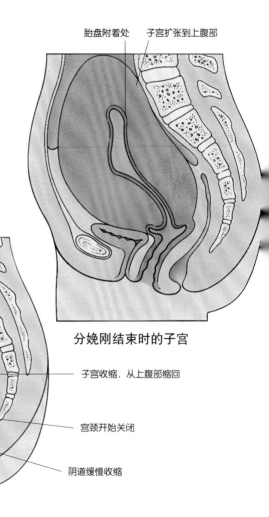

胎盘附着处　　子宫扩张到上腹部

分娩刚结束时的子宫

子宫收缩，从上腹部缩回

宫颈开始关闭

阴道缓慢收缩

分娩结束一周后的子宫

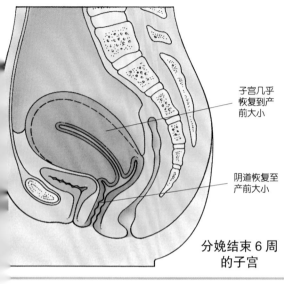

子宫几乎恢复到产前大小

阴道恢复至产前大小

分娩结束6周的子宫

宫口

末产妇（也就是没有生过孩子的女性）的宫口接近圆形。分娩扩张了子宫颈、宫口之后虽然再次关闭，但无法恢复至此前的样子。

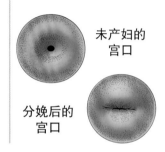

未产妇的宫口

分娩后的宫口

泌乳

妊娠期间，乳房中乳腺体积增大、数量增多。分娩后几天内开始泌乳。分娩后乳房随即分泌一种被称为初乳的浓稠黄色液体，这是婴儿的第一餐。婴儿吮吸乳头会刺激垂体分泌缩宫素，进而促进乳汁的分泌。

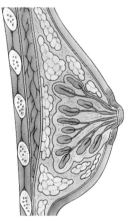

妊娠前

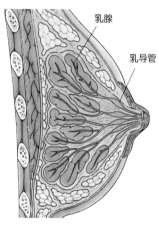

乳腺

乳导管

妊娠和泌乳期

儿童生长发育

　　在儿童期，硬骨发育（骨化）和骨骼生长是一个持续的过程。分娩前，在骨干上的初级骨化中心就已开始骨化。新生儿只有骨干处骨化，骨端（骨骺）处则由软骨构成。儿童发育过程中，骨骺处形成次级骨化中心。大约到18岁时，软骨全部被骨取代，生长发育完成。

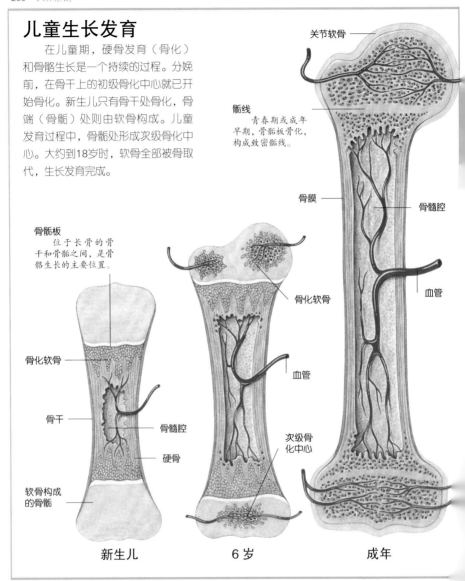

关节软骨

骺线
青春期或成年早期，骨骺板骨化，构成致密骺线。

骨膜

骨髓腔

血管

骨骺板
位于长骨的骨干和骨骺之间，是骨骼生长的主要位置。

骨化软骨

血管

骨化软骨

骨干

骨髓腔

硬骨

次级骨化中心

软骨构成的骨骺

新生儿　　　　6 岁　　　　成年

身体比例

　　儿童的身体比例会发生巨大变化。新生儿的头部约占身体全长的1/4；随着儿童生长发育，头部和躯干的长度比降低，四肢变长；最终，成人的头部约占身体全长的1/8。

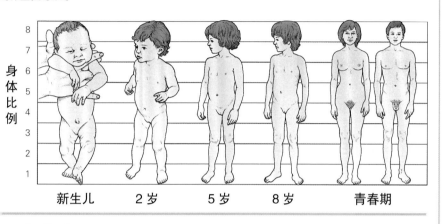

身体比例

新生儿　　2岁　　　5岁　　　8岁　　　青春期

牙齿发育

　　8个月至2岁半之间，儿童的乳牙以特定顺序长出（见右一图）。大约6岁开始，乳牙逐渐被32颗恒牙取代（长牙的年龄见右二图）。一些人可能永远不会长出第三磨牙（智齿）。

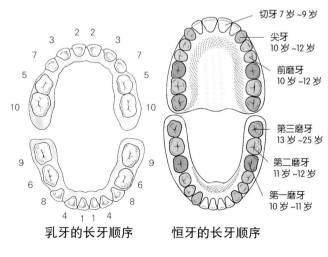

切牙 7岁~9岁

尖牙 10岁~12岁

前磨牙 10岁~12岁

第三磨牙 13岁~25岁

第二磨牙 11岁~12岁

第一磨牙 10岁~11岁

乳牙的长牙顺序　　　恒牙的长牙顺序

儿童能力发展

　　刚刚出生的婴儿就能看和听，也能进行某些反射性运动，比如握住放在手中的物件，头转向脸被触摸的方向，也因此能够找到乳头。在幼儿期，婴儿获得了身体运动、操作行为和社交行为的基本技能，也发展了语言能力。婴儿的成长步骤清晰可辨，被称为发展里程碑。大多数儿童都是按这种可预测的步骤发育的。

发展里程碑
　　每个儿童在掌握基本技能的速度上稍有差别，但是，发展里程碑的模式是可预测的。

年龄	运动
1 个月	躺着时头偏向一边。除了哺乳或被抱起外，几乎都在睡觉。
6 个月	在大人帮助下可以坐起来。头部和背部保持直立，会转头观察四周。
9 个月	尝试四肢爬行。抓住扶手时可以坚持站立一会儿。
12 个月	被搀扶一只或两只手时可以行走。也可以扶着家具侧身走。
18 个月	抓住扶手或在搀扶下可以上下楼梯。能够扔球。
2 岁	可以轻松地到处跑。能够开门。可以踢走球而又不会失去平衡。
3 岁	能够骑三轮车，用脚尖走路。交替使用双脚上下楼梯。
4 岁	能够单脚跳，用脚尖跑。能够爬树和爬梯子。
5 岁	能够交替使用双脚跳跃，用脚尖轻盈地跑步。能够配合音乐跳舞。

操作　　　　　　社会行为

休息时手通常半握着，但掌心被他人手指触碰时会握住他人的手指。

凝视妈妈近侧的脸。第5周或第6周能微笑。

将物件握至掌心，在两手间传递物件。

把所有东西都往嘴里放，听到房间另一头的熟悉声音会迅速转头看。

用大拇指和食指捏住物件，用食指戳动小物件。

拿起瓶子或杯子。拿住并咀嚼固体食物。含糊不清地说话。通过喊叫来吸引注意。

故意把一件件玩具扔到地上，并观察玩具掉落。

为他/她穿衣服时能主动伸出手臂和脚。理解一些简单的指令。

能够把3或4个积木搭建起来。用铅笔或蜡笔在墙上涂画。

很好地使用勺子。会表达如厕的需要。使用一些单词，并能理解很多单词。

翻书时能每次翻动1页。能把6或7个积木搭建起来。

穿鞋子和袜子。说出简单句子。要求食品和饮料。

能够临摹线条和圆圈。能用3块积木仿建一座桥。

理解分享的意思。能和他人玩耍。尝试整理物品。

能够抄写一些字母，比如X、V、H、T和O。能够画人和房子。

能够自己穿衣和脱衣。说出的话已经符合语法，并能让人听懂。

能够画出矩形和三角形。抄写许多字母。可以在不需要提示的情况下写出一些字母。

自己洗脸和擦干脸。知道自己的生日。能够表演故事的细节。

男孩的青春期

男孩的青春期始于12岁或13岁。激素的变化刺激生长速度加快、行为发生改变，亦会刺激生殖器增大，以及第二性征（如胡须）出现。由于男孩这段飞速生长的时期开始得要比女孩晚，所以他们稳定生长的时期更长，并且成年身高会更高。

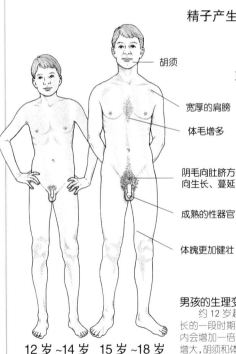

- 胡须
- 宽厚的肩膀
- 体毛增多
- 阴毛向肚脐方向生长、蔓延
- 成熟的性器官
- 体魄更加健壮

12 岁 ~14 岁   15 岁 ~18 岁

下丘脑

GnRH

FSH

LH

睾丸

支持细胞 | 间质细胞

精子产生

睾酮

刺激生长

男性性征发育

缩略词

FSH	卵泡刺激素
LH	黄体生成素
GnRH	促性腺激素释放激素

男孩的激素

青春期时，下丘脑分泌促性腺激素释放激素（GnRH），刺激垂体分泌卵泡刺激素（FSH）和黄体生成素（LH）。这促使睾丸的激素分泌细胞（间质细胞）提高雄性激素（睾酮）的分泌，同时也激活精子生成细胞（支持细胞）。

男孩的生理变化

约 12 岁起，男孩会经历迅速生长的一段时期，他们的体重在青春期内会增加一倍。同时，男孩的生殖器增大，胡须和体毛增多，嗓音变得低沉。

女孩的青春期

　　女孩的青春期大约始于10岁或11岁。女孩快速生长的时期要比男孩早，通常约16岁时达到成年身高。通常而言，女孩在生长发育期的末尾才开始有月经，那时女孩已经达到适宜体重。规律的月经周期建立后，排卵开始，这预示着女孩已经能够生育了。

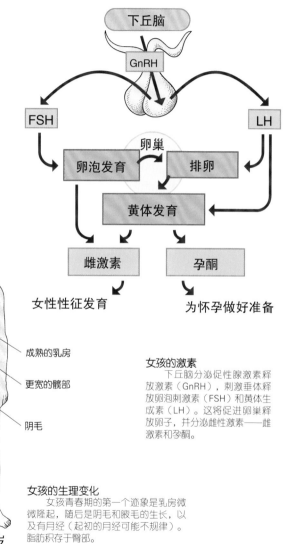

成熟的乳房

更宽的髋部

阴毛

0 岁 ~12 岁　　15 岁 ~16 岁

女孩的激素

　　下丘脑分泌促性腺激素释放激素（GnRH），刺激垂体释放卵泡刺激素（FSH）和黄体生成素（LH）。这将促进卵巢释放卵子，并分泌雌性激素——雌激素和孕酮。

女孩的生理变化

　　女孩青春期的第一个迹象是乳房微微隆起，随后是阴毛和腋毛的生长，以及有月经（起初的月经可能不规律）。脂肪积存于臀部。

月经周期

　　月经是子宫内膜的周期性脱落，表明女性已可以进行生育。月经周期由垂体和卵巢分泌的激素进行调控。每个月经周期中，2个卵巢中有1个会释放1颗卵子。如果卵子没有受精，会在约2周后和子宫内膜一起脱落。

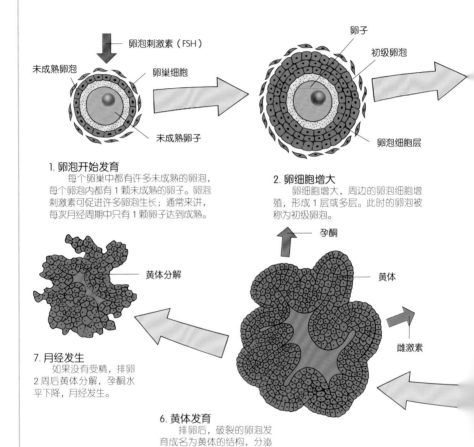

卵泡刺激素（FSH）

未成熟卵泡

卵巢细胞

未成熟卵子

卵子

初级卵泡

卵泡细胞层

1. 卵泡开始发育
　　每个卵巢中都有许多未成熟的卵泡，每个卵泡内都有 1 颗未成熟的卵子。卵泡刺激素可促进许多卵泡生长；通常来讲，每次月经周期中只有 1 颗卵子达到成熟。

2. 卵细胞增大
　　卵细胞增大，周边的卵泡细胞增殖，形成 1 层或多层。此时的卵泡被称为初级卵泡。

孕酮

黄体分解

黄体

雌激素

7. 月经发生
　　如果没有受精，排卵2周后黄体分解，孕酮水平下降，月经发生。

6. 黄体发育
　　排卵后，破裂的卵泡发育成名为黄体的结构，分泌孕酮和雌激素。

3. 次级卵泡形成
随着卵泡继续增大，充满液体的腔室形成，卵泡细胞挤向卵泡边缘，围绕着卵子。这个结构被称为次级卵泡。

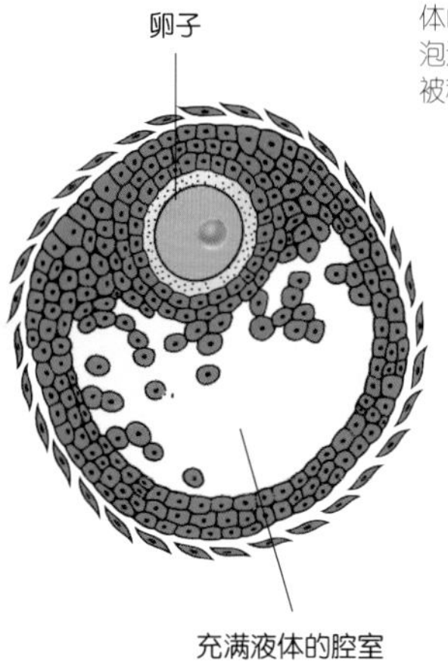

卵子

4. 雌激素增加
成熟卵泡突向卵巢表面，雌激素分泌增加。

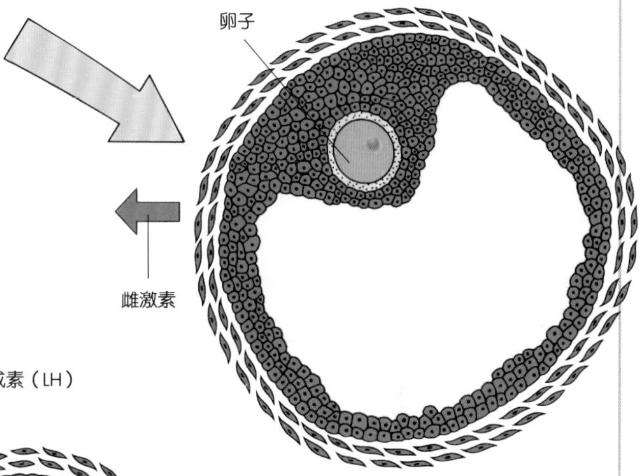

卵子

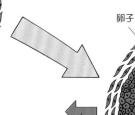

充满液体的腔室

雌激素

卵泡释放成熟卵子

黄体生成素（LH）

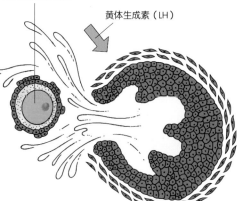

5. 卵泡破裂
垂体分泌的大量黄体生成素导致成熟卵泡破裂，并从卵巢释放卵子，这个过程被称为排卵。

子宫内膜的变化

　　月经周期开始时，子宫内膜和未受精的卵子一同脱落。出血阶段结束后，子宫内膜增厚，为培育受精卵和之后的妊娠做准备。如果没有受精，子宫内膜再次破裂并和未受精的卵子一同脱落，月经周期再次开始。

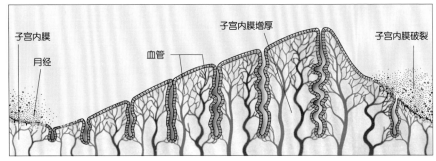

子宫内膜　月经　血管　子宫内膜增厚　子宫内膜破裂

1 2 3 4 5 6 7 8 9 10 11 12 13 14 15 16 17 18 19 20 21 22 23 24 25 26 27 28

天数

28天周期

　　月经周期通常持续28天，但在23天~35天的周期内均为正常。出血持续平均5天，在1天~8天的范围内也属正常。在标准的28天周期内，排卵发生在第14天。出血量因人而异，每次的出血量也不同。

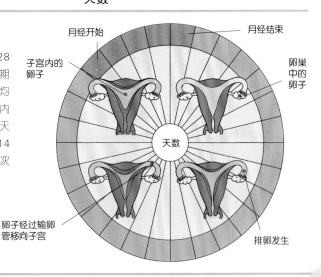

月经开始　月经结束　子宫内的卵子　卵巢中的卵子　天数　卵子经过输卵管移向子宫　排卵发生

精子的产生

　　精子的产生从青春期开始，产生于位于睾丸的生精小管。精子的发育要经历一系列复杂的过程：精原细胞发育为精母细胞，再发育为精细胞。精细胞成熟，发育为精子，移动到生精小管的中央管腔内。精子再次移动到附睾并储存。

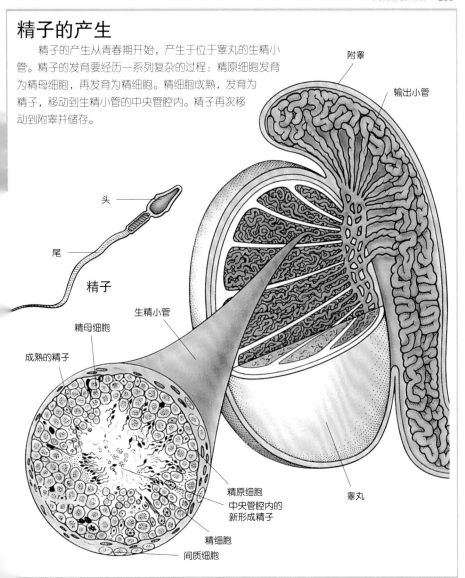

附睾

输出小管

头

尾

精子

生精小管

精母细胞

成熟的精子

精原细胞
中央管腔内的
新形成精子

精细胞

间质细胞

睾丸

衰老：皮肤

对老年人而言，深层皮肤组织中的细胞减少，导致皮肤弹性下降，韧性降低。皮肤更薄也更脆弱，并开始出现皱纹。皮肤内的血管也不再那么有弹性，因此即使是很小的伤害，也会导致淤青。

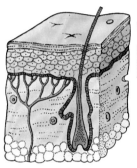

青年人的皮肤
表层皮肤厚，深层有许多弹性纤维，有助于保持皮肤平滑。

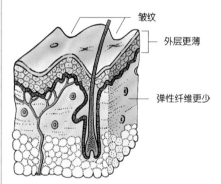

皱纹

外层更薄

弹性纤维更少

老人皮肤
表层更薄，深层弹性纤维更少，导致皮肤松弛，并产生皱纹。

衰老：骨骼

从中年开始，骨骼密度开始下降，变得更加脆弱。在正常的更新过程中，骨组织破坏的速度超过了更新的速度。达到70岁后，骨密度通常降低约1/3。

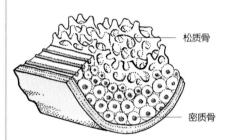

松质骨

密质骨

青年人的骨骼
由密集的致密骨构成的骨骼外层厚且坚韧；骨骼内部由柔软的松质骨构成，富含血管。

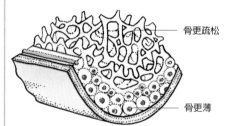

骨更疏松

骨更薄

老人骨骼
骨骼外层更薄，缺乏力量。内部的松质骨更疏松，血管更少，钙也更少。

衰老对血液循环的影响

　　许多老人的动脉内壁增厚，堆积脂肪，成为斑块。这些斑块可能会形成血栓，阻碍血液流通，动脉变窄，导致心脏负荷增大。导致和所有肌肉一样，心脏也会随年龄增长而日渐衰弱，效率也越来越低。

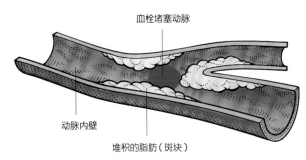

血栓堵塞动脉

动脉内壁

堆积的脂肪（斑块）

身体器官衰退

　　年轻人的器官，比如肝脏和肾脏，有强大的功能容量，甚至超过机体所需，因而有时可以补偿因疾病产生的损害。老年人的器官效率降低，即便是很小的疾病，也可能导致器官衰竭。

肝脏

　　年龄增长，肝功能发生衰退是正常现象。酗酒或慢性感染可能会大大提高衰退的速度。

肾脏

输尿管

左叶

右叶

门静脉

肝管

肝动脉

肾脏

　　70 岁时，肾脏功能已经衰退至 40 岁的 50%。随着年龄增长，衰退将持续进行并加速。

老年性听力下降

　　衰老通常会导致人类丧失对声音的敏感性，听力会变得迟钝，或听到的内容失真，这会让老年人很难跟得上谈话。最先变得难以察觉的是音调高的声音；最终，所有频率的听力都会受到影响。老年人的听力下降可能是由于耳蜗的退化，持续或长时间暴露于嘈杂噪音会加速这种恶化。

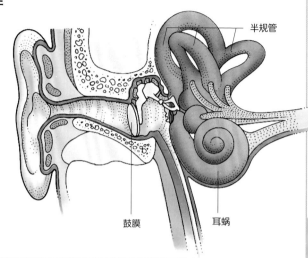

半规管

鼓膜　　　　耳蜗

视力减退

　　随着年龄增长，眼部结构可能会发生改变，这种变化会影响眼睛聚焦近处物体的能力，导致视力减退。组织弹性降低，致使眼部晶状体变硬，因此晶状体无法改变形状，从而无法在视网膜上呈现清晰的图像。视力有时也会受到黄斑（视网膜的中心区域）退化，或白内障（晶状体浑浊）的影响。

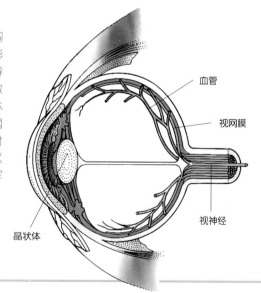

血管

视网膜

视神经

晶状体

更年期

更年期通常指女性45岁~55岁的某段时期，这期间月经停止，女性的生殖阶段结束；垂体分泌的卵泡刺激素（FSH）对卵巢不再产生作用，卵巢也停止产生卵子。雌激素水平随之下降，这可能会导致生理症状，有时也会导致心理症状。生理上的常见症状有潮热和盗汗，阴道壁可能变薄，阴道可能会变得干燥。

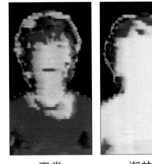

正常　　　潮热

潮热
热图像显示，潮热时皮肤温度上升。女性会感到身体发热，皮肤可能变红。

图例

更年期前

更年期

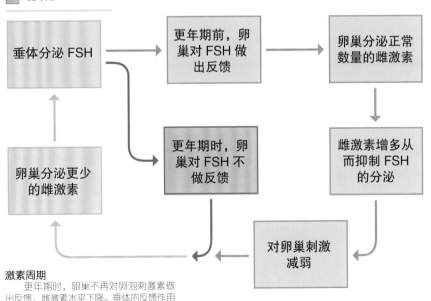

垂体分泌 FSH

更年期前，卵巢对 FSH 做出反馈

卵巢分泌正常数量的雌激素

雌激素增多从而抑制 FSH 的分泌

更年期时，卵巢对 FSH 不做反馈

对卵巢刺激减弱

卵巢分泌更少的雌激素

激素周期
更年期时，卵巢不再对卵泡刺激素做出反馈，雌激素水平下降。垂体的反馈作用导致更多的卵泡刺激素被分泌出来。

基因交换

　　生殖细胞的特别基因组成通过被称为减数分裂的细胞分裂形式产生。减数分裂后产生的每个新细胞都只含有23条染色体，是所有其他单个体细胞遗传物质数量的一半（这些细胞的分裂方式为有丝分裂，见第53页）。精子和卵子融合后，形成的受精卵有两组染色体，每组23条，共46条。

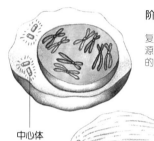

阶段 1
　　23 对染色体每条都进行复制。复制完毕、呈 X 状的每条染色体与同源染色体联会（图中列举了 4 对联会的染色体）。

中心体

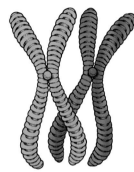

互换
　　同源染色体交换相应的DNA（位于每条染色体上同样位置的 DNA）。

阶段 2
　　同源染色体联会时会随机交换 DNA。这个被称为染色体互换的过程会实现基本不会重复的基因组合。

阶段 3
　　同源染色体在细胞中央排列。细胞两端的中心粒释放纺锤丝，形成名为纺锤体的结构。

同源染色体
　　1 对同源染色体相似却不相同。

纺锤丝

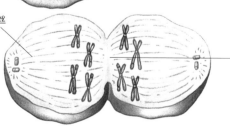

阶段 4
　　纺锤丝将同源染色体分离，并拉向细胞两端。细胞开始分裂为 2 个独立细胞。

细胞分裂

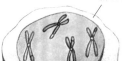

新细胞

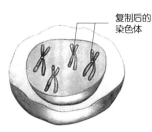

复制后的
染色体

阶段 5
　　每个新细胞拥有新的核膜。现在，细胞拥有23条染色体，每条已经在阶段 1 中得到复制。

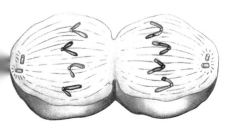

阶段 6
　　纺锤丝形成，染色体在细胞中央排列。每条染色体分开形成 2 条染色单体，并被拉向细胞两端。细胞再次开始一分为二。

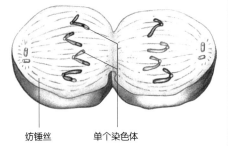

纺锤丝　　　单个染色体

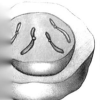

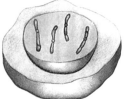

阶段 7
　　细胞分裂后，4 个新细胞每个都含有不同的 23 条染色体组合，含有的 DNA 都来源于最初细胞的 46 条染色体。

每个新细胞拥有
不同的 23 条染色体组合。

图例

父亲的基因

母亲的基因

基因传递

　　一个人遗传得到的基因组合决定他的性状，比如头发颜色和身高。遗传得到的基因一半来自母亲，另一半来自父亲。下图展示的是两代内的基因传递。图中只展示了8个基因，而每个体细胞含有的基因数量多达10万个。

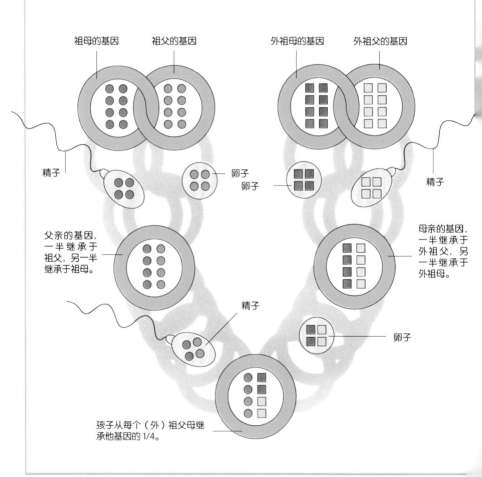

祖母的基因　　祖父的基因　　　　外祖母的基因　　外祖父的基因

精子

卵子
卵子

精子

父亲的基因，一半继承于祖父，另一半继承于祖母。

母亲的基因，一半继承于外祖父，另一半继承于外祖母。

精子

卵子

孩子从每个（外）祖父母继承他基因的 1/4。

性别的决定

　　人的性别由第23对染色体决定，其他22对染色体携带的基因则决定其他大多数性状。女性的性染色体2条都是X染色体，男性则拥有1条X染色体和1条Y染色体；Y染色体比X染色体要小得多。卵子受精时会与精子融合，而精子决定了胚胎的性别（精子可能含有1条X染色体或1条Y染色体，卵子只可能含有1条X染色体）。

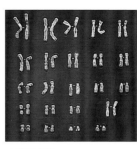

人类染色体

　　人体内的每个细胞都含有46条染色体，两两组合为23对。上图中，性染色体（图中为XY）位于右下角。

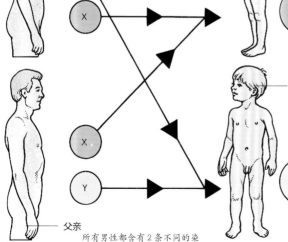

母亲
　　所有女性都含有2条X染色体。

女孩
　　胚胎拥有两条X染色体，父母各提供1条，发育为女性。

男孩
　　胚胎拥有1条来自父亲的Y染色体和1条来自母亲的X染色体，发育为男性。

父亲
　　所有男性都含有2条不同的染色体：1条X染色体，1条Y染色体。

显性和隐性基因

　　人类遗传两组基因，1组来自母亲，1组来自父亲。通常，在决定某一性状的2个基因中，只有1个会对个体产生影响。例如，1个既继承了眼睛呈棕色（显性）基因，又继承了眼睛呈蓝色（隐性）基因的孩子，会有1双棕色的眼睛。1对基因必须全部为隐性基因，才能呈现隐性性状。

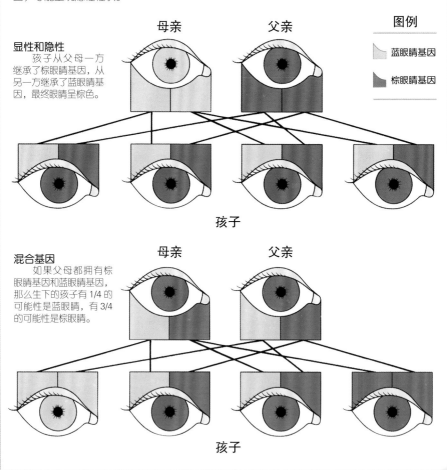

显性和隐性
　　孩子从父母一方继承了棕眼睛基因，从另一方继承了蓝眼睛基因，最终眼睛呈棕色。

母亲　　　　父亲

图例

▨　蓝眼睛基因

◩　棕眼睛基因

孩子

混合基因
　　如果父母都拥有棕眼睛基因和蓝眼睛基因，那么生下的孩子有 1/4 的可能性是蓝眼睛，有 3/4 的可能性是棕眼睛。

母亲　　　　父亲

孩子

伴性遗传

X（女性）染色体上的缺陷隐性基因会导致色盲及包括血友病在内的各种疾病。继承了1个正常基因和1个不正常的带病基因的女性，也会呈现健康状态，这是因为正常的显性基因掩盖了不正常的隐性基因。女性较少受到X染色体遗传病的影响，而男性只有1条X染色体，若这条X染色体携带遗传病基因，他就会受到影响。如果这位男性和1位携带正常基因的女性结婚，那么他们生育的所有儿子都拥有正常基因，而所有女儿则都是该遗传病基因的携带者。

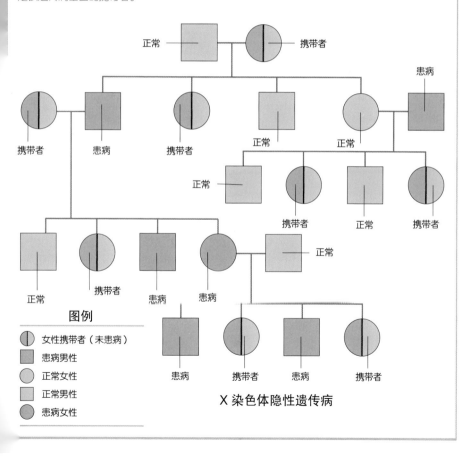

X 染色体隐性遗传病

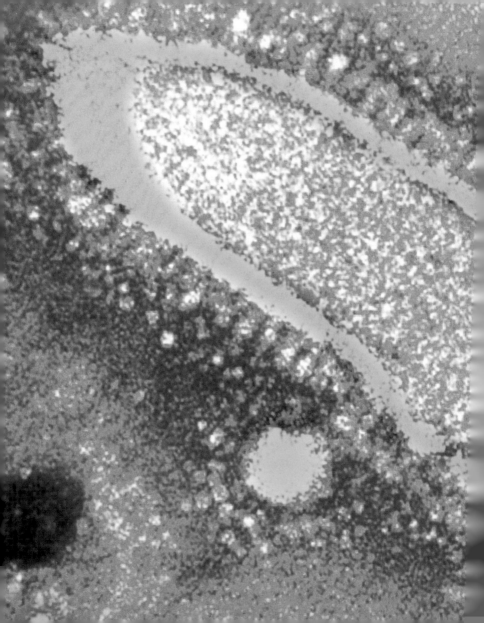

疾病和紊乱

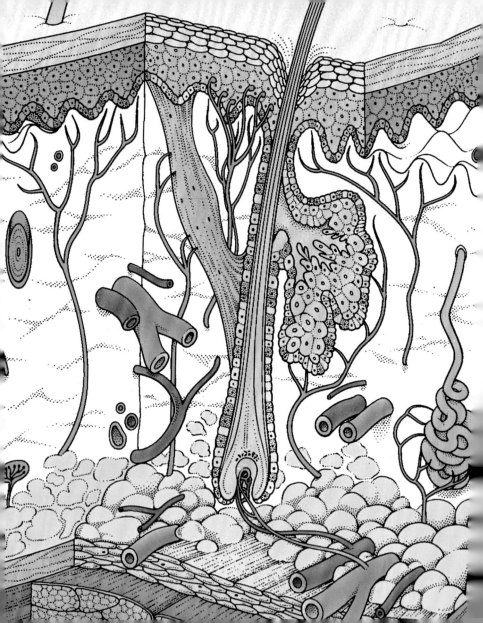

皮肤疾病

皮肤会受很多疾病影响：它易受物理损伤和由细菌、病毒及其他微生物引发的感染，如真菌感染；过度暴露于阳光下会使得皮肤细胞生长异常，进而增生为肿瘤。皮疹则可能是由过敏反应、自身免疫性疾病或感染引起的。

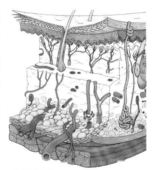

皮肤问题
皮肤是全身最容易受到伤害的部位之一。皮肤疾病可能是局部的，仅有小范围影响，也可能遍布全身。

伤口

　　皮肤损伤形成的伤口可分为不同的种类。被钉子刺伤会形成穿刺性伤口，这种伤口的开口很小，但伤害部位被刺入很深；切割而成的伤口，通常边缘整齐；擦伤是一种浅表损伤，它会刮掉表层皮肤，露出内层（真皮）。

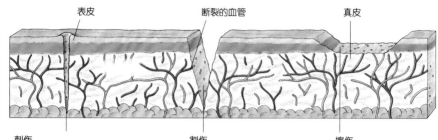

表皮　　**断裂的血管**　　**真皮**

刺伤
　　刺伤虽然只会在皮肤表面形成一个小入口，但能深入皮下组织。这类损伤的风险之一是易造成感染。

割伤
　　伤口边缘整齐、干净，组织和血管被切断，可能造成严重出血，但愈合后留下的疤痕最不明显。

擦伤
　　擦伤后，表层皮肤被刮掉，露出真皮层。可能会发生轻微出血。

寻常痤疮

　　在寻常痤疮中，皮脂腺分泌过量油脂，又将其排入毛囊。硬化的皮脂"栓样物"（黑头）阻塞毛囊开口；细菌在被阻塞的皮脂中繁殖，导致周围区域发炎。

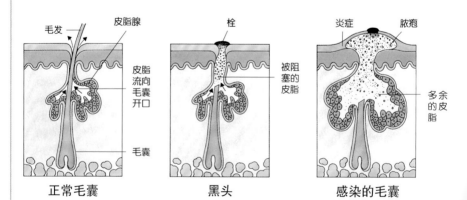

毛发　　**皮脂腺**　　　**栓**　　　**炎症**　　**脓疱**

皮脂流向毛囊开口

被阻塞的皮脂

多余的皮脂

毛囊

正常毛囊　　　　**黑头**　　　　**感染的毛囊**

疖

　　单个毛囊内的脓会聚集而形成疖，这通常是葡萄球菌感染的结果。受感染区域会红肿疼痛。疖常见于腋窝或腹股沟等湿润部位，以及背部、颈部等衣服摩擦处。

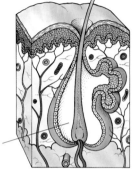

充满脓液的毛囊

表皮囊肿

　　囊肿是包含液体或半固体物质的囊状结构，某些类型（表皮囊肿）出现在皮下。最常见的囊肿是由毛囊炎症引发的表皮样囊肿，这种囊肿中含有皮肤细胞产生的一种叫作角质素的物质。

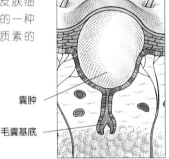

囊肿

毛囊基底

疣

　　疣是由人类乳头状瘤病毒感染引起的皮肤生长。病毒侵入组成皮肤外层（表层）的棘细胞和鳞状细胞，使其过度繁殖。多余的细胞向上推进，皮肤表面就会出现可见的肿块。有时会在疣上看到小黑点，那是小血管。

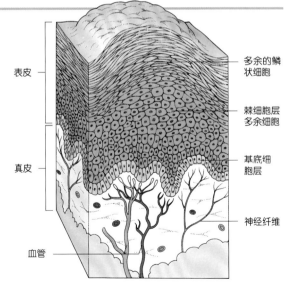

表皮

真皮

血管

多余的鳞状细胞

棘细胞层多余细胞

基底细胞层

神经纤维

痣

痣是由生成皮肤色素的细胞（黑素细胞）过度生长引起的。痣的大小、颜色和质地各不相同，它们可以是凸起的（如图所示），也可以是扁的；多呈浅棕色或深棕色；表面可能粗糙，也可能光滑。痣很少变成恶性，但如果外观发生变化，应该及时去看医生。

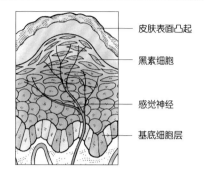

皮肤表面凸起

黑素细胞

感觉神经

基底细胞层

皮肤癌

皮肤癌与过度暴露于阳光下有关。其最常见的类型是仅在局部扩散的基底细胞癌。其他类型，比如鳞状细胞癌和罕见的恶性黑色素瘤，则更加危险，会扩散至全身。

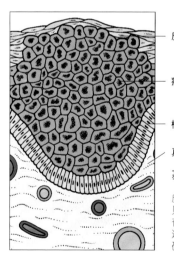

皮肤表面

癌细胞

栅栏状细胞层

真皮

基底细胞上皮瘤
在这种病症中，皮肤外层（表皮）可见异常细胞生长，且有呈栅栏状的细胞层边界。肿瘤通常略坚硬，呈珍珠状。

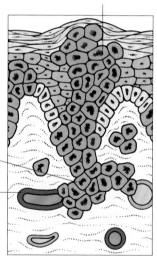

表皮中的癌细胞

癌细胞扩散至真皮

血管

恶性黑色素瘤
这种病症是由色素细胞（黑素细胞）引起的。肿瘤细胞可穿透皮肤各层，并能迅速扩散。

皮疹和变色

　　皮疹是皮肤发炎的区域，可能影响一小块皮肤，也可能对身体的一大片区域产生影响。出现皮疹的主要原因是感染和过敏反应。然而，常见的银屑病和某些类型的湿疹仍病因不明。白癜风是一种自身免疫性疾病，患病的皮肤失去色素，但不会出现其他症状。

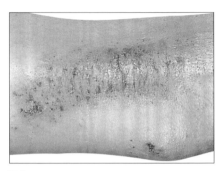

湿疹

　　这种皮肤炎症有几种不同的类型。其特征症状是瘙痒、红斑和破裂的小水疱，会使皮肤表面湿润并形成硬皮。

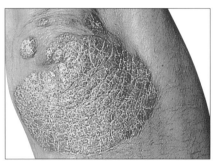

银屑病

　　这种非传染性皮肤病的特征是炎症区域发红或呈粉色，表面有银白色鳞屑，常见于手肘、膝盖、小腿、头皮和下背部。

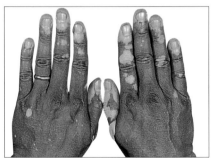

白癜风

　　白癜风会使皮肤斑块失去颜色。这种色素脱失在深色皮肤上更为明显，手部和面部为常患病区。患白癜风的皮肤也可能恢复正常肤色。

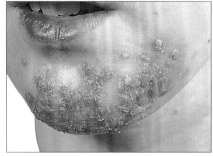

脓疱病

　　脓疱病是一种具有高度传染性的皮肤病，由细菌感染破损皮肤而引起。皮肤（通常为面部）先是出现充满液体的小水疱，然后水疱破裂，形成黄色、发痒的硬壳。

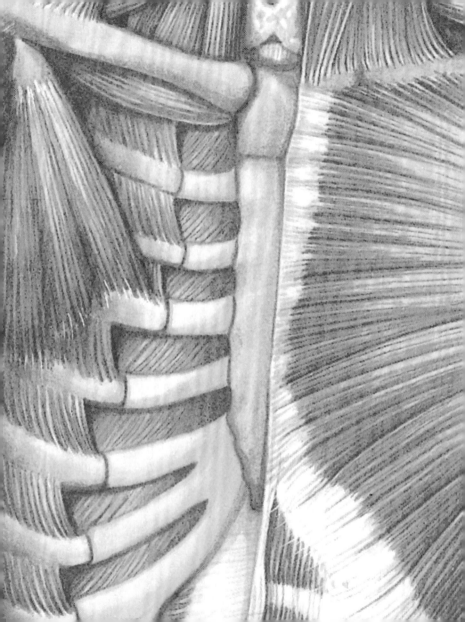

肌肉骨骼疾病

　　骨骼、骨骼肌、肌腱以及身体运动中与它们相互作用的韧带，都会经受持续的磨损和撕裂。一般来说，肌肉骨骼系统更易出现的问题是受伤，而不是患病。但是，骨骼的强度和结构可能会因激素失调及其他疾病而受影响，这种情况更易出现在老年人身上；一些炎症性关节疾病则可能发生于任何年龄段。

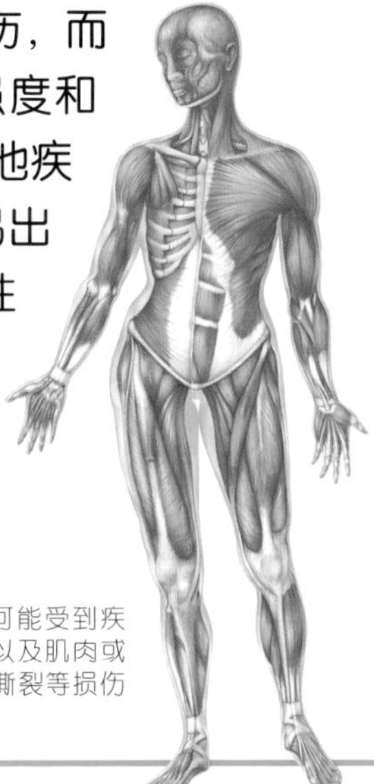

关节问题

　　关节可能受到疾病、骨折以及肌肉或结缔组织撕裂等损伤的影响。

骨折的类型

　　骨骼如何断裂取决于它所受到的力的方向和大小。骨折的范围从小的表面裂缝（裂隙），到完全断裂不等。如果断骨伤在皮肤之下，则称为闭合性骨折；如果断骨的两端穿透皮肤，则称为开放性骨折。

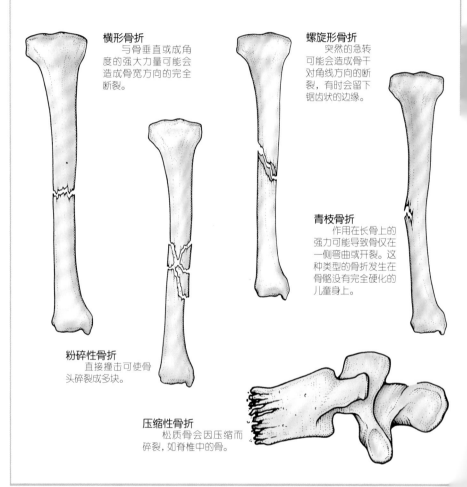

横形骨折
　　与骨垂直或成角度的强大力量可能会造成骨宽方向的完全断裂。

螺旋形骨折
　　突然的急转可能会造成骨干对角线方向的断裂，有时会留下锯齿状的边缘。

青枝骨折
　　作用在长骨上的强力可能导致骨仅在一侧弯曲或开裂。这种类型的骨折发生在骨骼没有完全硬化的儿童身上。

粉碎性骨折
　　直接撞击可使骨头碎裂成多块。

压缩性骨折
　　松质骨会因压缩而碎裂，如脊椎中的骨。

常见的骨折部位

骨骼的某些部位比其他部位更容易骨折，但特定部位骨折的风险可能会受到个人年龄和生活方式的影响。老年人的骨骼更脆弱，更容易破裂；老年人常见的骨折部位是股骨（大腿骨）。踝骨或锁骨骨折常发生在积极运动的年轻人身上。

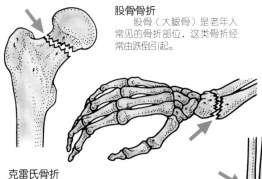

股骨骨折
股骨（大腿骨）是老年人常见的骨折部位，这类骨折经常由跌倒引起。

克雷氏骨折
桡骨下端骨折。桡骨是下臂长骨之一。这种骨折通常是在跌倒时伸出手缓冲造成的。

锁骨骨折
锁骨骨折是一种常见的运动损伤。它主要是由外力作用在肩膀或张开的手臂上而造成的。

肋骨骨折
肋骨骨折通常由击打造成，但也可能由咳嗽或大笑时对胸腔施加的压力引起。骨折的肋骨通常未经治疗即可痊愈。

脚踝骨折
生活或运动中，踝关节的猛烈扭转会导致对腓骨或胫骨（腿的长骨）下端骨折。

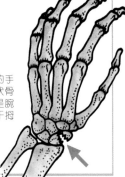

舟状骨骨折
跌倒时张开的手触地，会引起舟状骨骨折。这块骨头是腕骨的一部分，位于拇指下面。

骨质疏松

从中年开始，随着骨代谢所必需的性激素水平开始下降，骨骼明显变得更薄、更多孔。随着年龄的增长，骨质疏松几乎对每个人都会有一定程度的影响。绝经后，女性雌激素水平快速下降，因此女性特别容易出现骨质疏松。

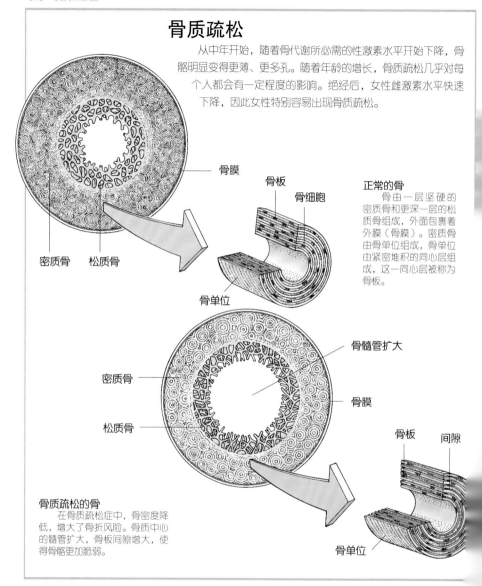

骨膜

密质骨

松质骨

骨板

骨细胞

骨单位

正常的骨

骨由一层坚硬的密质骨和更深一层的松质骨组成，外面包裹着外膜（骨膜）。密质骨由骨单位组成，骨单位由紧密堆积的同心层组成，这一同心层被称为骨板。

密质骨

松质骨

骨髓管扩大

骨膜

骨板

间隙

骨单位

骨质疏松的骨

在骨质疏松症中，骨密度降低，增大了骨折风险。骨质中心的髓管扩大，骨板间隙增大，使得骨骼更加脆弱。

为什么会出现骨质疏松

骨骼不断被分解、重建，以促进生长和修复。年轻时，骨的形成速度超过了骨细胞被身体重新吸收的速度，但这个过程在成年早期会发生改变，表现为重吸收率高于细胞形成率。骨骼逐渐变得越来越脆弱，越来越轻。

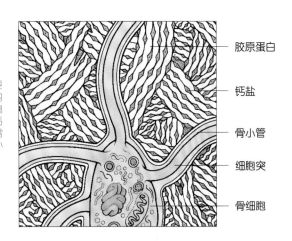

骨的形成

骨骼是由矿物质（主要是钙盐）沉积在胶原纤维的有机基质中形成的。骨细胞形成胶原蛋白，也有助于钙的沉积。根据激素对身体需要的调节，钙可以通过骨小管进入或离开血液。

- 胶原蛋白
- 钙盐
- 骨小管
- 细胞突
- 骨细胞

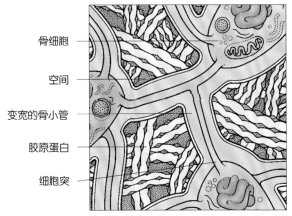

- 骨细胞
- 空间
- 变宽的骨小管
- 胶原蛋白
- 细胞突

骨吸收

骨质疏松随年龄增长而发展，胶原蛋白骨架和沉积矿物质的分解速度比形成速度要快得多。连接骨细胞的骨小管变宽，胶原蛋白中出现新的空间。这些变化使骨骼变得脆弱。

脊柱骨折

大多数脊柱损伤是由严重的压力，或超出脊柱正常运动范围的旋转或弯曲所致。如果脊柱骨折不稳定（可能移位），那么则可能使脊髓或神经受损，导致身体感觉和功能丧失，甚至会造成瘫痪。骨疾病，如骨质疏松（见第318~319页），会使脊柱变得脆弱，并可能增加骨折的可能性。

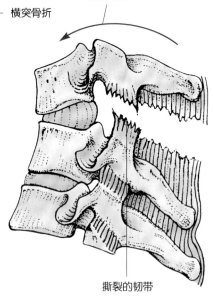

横突骨折

弯曲的力

稳定的椎骨骨折
横突（从每块椎骨延伸出来的骨节之一）骨折通常是轻微损伤，因为椎骨不会从正常位置移位。这种类型的骨折，往往是直接击打的结果，最常见于腰椎。椎骨骨折很少导致神经损伤。

不稳定的骨折和脱位
如果脊柱中的韧带在极度弯曲或旋转的过程中撕裂，椎骨可能从正常排列中滑脱或被推出去。这种类型的骨折威胁了脊柱的稳定性并危及脊髓。

撕裂的韧带

椎间盘突出

椎间盘（相邻椎骨间的减震盘）具有坚硬的外壳和果冻状的髓核。如果外层由于磨损或施加过度压力而破裂，髓核会突出并压迫脊髓神经根或脊髓。这种疾病被称为椎间盘突出。它主要发生在下部脊柱，会引发剧烈的疼痛。

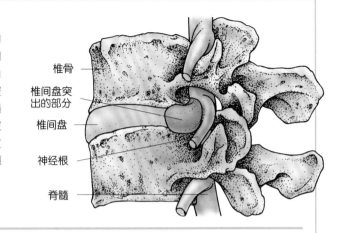

椎骨
椎间盘突出的部分
椎间盘
神经根
脊髓

挥鞭样损伤

如果颈部突然猛烈地向前或向后，然后向相反的方向反弹，则可能造成颈椎损伤。这种损伤被称为挥鞭伤，通常由车祸导致。受伤时的颈部拉伸可能会扭伤或撕裂韧带并/或使颈椎关节部分脱臼，偶尔可能导致椎骨骨折。

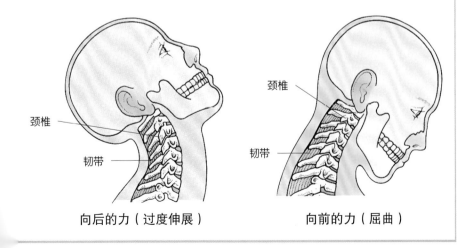

颈椎
韧带

颈椎
韧带

向后的力（过度伸展）　　　　向前的力（屈曲）

韧带损伤

韧带是将骨端连接在一起的强纤维组织带。如果关节内的骨头由于强力或突然的运动被拉得太远，韧带中的一些纤维可能会被过度拉伸（扭伤）或撕裂，这通常会引发肿胀、疼痛或肌肉痉挛；如果伤势严重，则可能会导致关节不稳或脱位。踝关节是最常发生韧带损伤的部位之一。

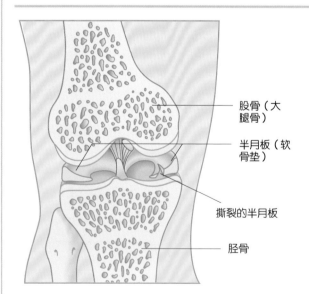

腓骨
胫骨
撕裂的韧带
距骨

股骨（大腿骨）
半月板（软骨垫）
撕裂的半月板
胫骨

软骨撕裂

人体中的一种软骨由坚固、柔韧且略带弹性的结缔组织组成。在膝关节（左图）中，由这种软骨组成的两个圆盘（半月板）起到减震器的作用，可以缓冲股骨（大腿骨）和胫骨的过度用力。突然扭转运动撕裂半月板是足球等运动中的常见损伤。

类风湿性关节炎

　　关节炎是一个通用术语，泛指导致关节疼痛、肿胀的几种不同疾病。类风湿性关节炎被认为是一种自身免疫性疾病，由免疫系统产生的抗体攻击身体组织而导致，患病关节会发炎、肿胀、僵硬、变形。这种疾病可能发生在身体的任何关节，但最常受到影响的是手指。

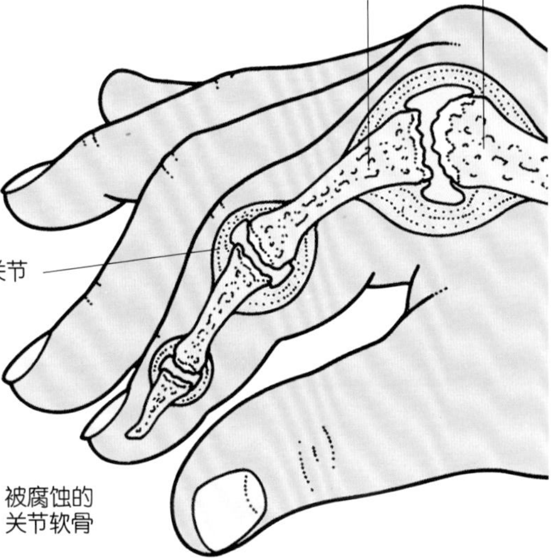

指骨

掌骨

发炎的滑膜

早期　　晚期

发炎的关节

被腐蚀的关节软骨

滑膜在扩散

手部的类风湿性关节炎
　　手的关节是类风湿性关节炎的常发部位。严重时，关节之间的间隙消失，手和手指会变形。

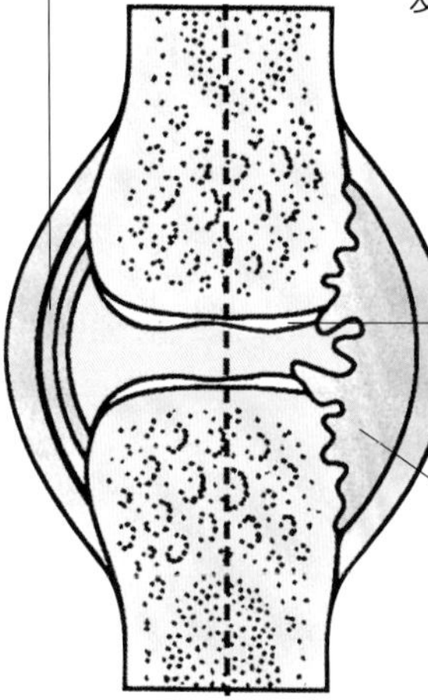

疾病的阶段
　　类风湿性关节炎的第一个症状是患病关节内层的滑膜出现炎症。这种膜会变厚并扩大到整个关节。关节软骨和骨端都会变得粗糙并被腐蚀。

骨关节炎

　　骨关节炎是指关节骨端覆盖的关节软骨退化。虽然局部磨损会加速这一进程，但作为衰老过程的一部分，这种病症更易影响老年人。病症可能只发生于一个关节。在骨关节炎的早期阶段，软骨开始分解，变得越来越粗糙。最终，骨表面暴露并相互摩擦，引发疼痛。患病关节可能会不时发炎。

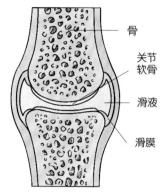

骨
关节软骨
滑液
滑膜

正常的关节结构
　　在健康的关节中，覆盖骨端的关节软骨由滑液起润滑作用。滑液由关节内表面的滑膜分泌，有利于关节运动。

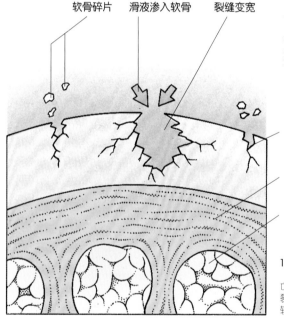

软骨碎片　滑液渗入软骨　裂缝变宽

破裂的关节软骨

骨

骨髓

1. 破坏软骨
　　当软骨细胞（关节软骨细胞）死亡时，软骨表面出现裂纹；滑液通过裂纹渗入，引起更严重的软骨退化。软骨碎片脱落，刺激滑膜。

2. 形成间隙

最终，软骨中形成一个间隙，并向下延伸到软骨下骨骼，血管开始在患病区域生长。一个纤维软骨组织形成的栓塞将填补这个缺口。

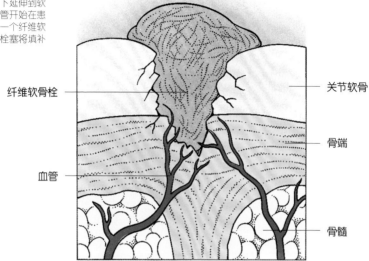

纤维软骨栓

血管

关节软骨

骨端

骨髓

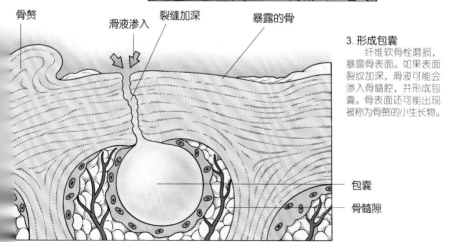

骨赘

滑液渗入

裂缝加深

暴露的骨

3. 形成包囊

纤维软骨栓磨损，暴露骨表面。如果表面裂纹加深，滑液可能会渗入骨髓腔，并形成包囊。骨表面还可能出现被称为骨赘的小生长物。

包囊

骨髓隙

肌肉拉伤和撕裂

运动中经常出现的过度用力、突然牵拉或扭转，可能会导致肌肉纤维受损。例如，激烈的肩部活动可能会撕裂附着于肱骨（上臂骨）上的三角肌或胸肌。轻度损伤被称为拉伤，严重损伤则被称为肌肉撕裂。受伤肌肉内的出血会导致剧烈疼痛和肿胀，受伤部位周围也可能出现可见的淤青。

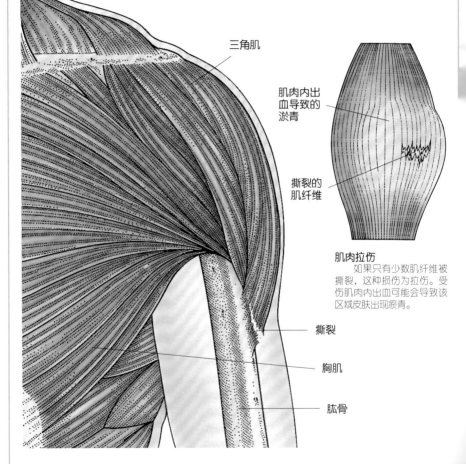

三角肌

肌肉内出血导致的淤青

撕裂的肌纤维

肌肉拉伤
如果只有少数肌纤维被撕裂，这种损伤为拉伤。受伤肌肉内出血可能会导致该区域皮肤出现瘀青。

撕裂

胸肌

肱骨

重复性劳损

由不断重复某项活动而引起的一些伤害被称为重复性劳损（RSI）。常见的损伤是手腕和手部的屈肌和伸肌肌腱发炎，经常使用键盘的人更容易受到这种伤害，受伤者甚至移动手指都会感受到疼痛。RSI也可引发一种被称为腕管综合征的病状，这是由于正中神经通过手腕前韧带下方的间隙时受到压力而导致的。

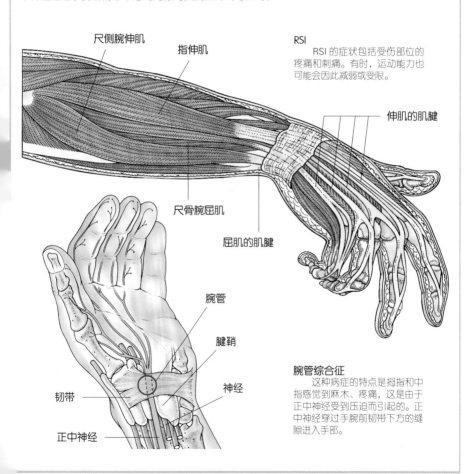

尺侧腕伸肌

指伸肌

RSI
RSI的症状包括受伤部位的疼痛和刺痛。有时，运动能力也可能会因此减弱或受限。

伸肌的肌腱

尺骨腕屈肌

屈肌的肌腱

腕管

腱鞘

神经

韧带

正中神经

腕管综合征
这种病症的特点是拇指和中指感觉到麻木、疼痛，这是由于正中神经受到压迫而引起的。正中神经穿过手腕前韧带下方的缝隙进入手部。

腱鞘炎和肌腱炎

涉及肌腱的损伤可能会影响包裹肌腱的纤维鞘内层（腱鞘炎）或肌腱本身（肌腱炎）。腱鞘炎可能是过度劳累或重复运动的结果。当运动造成肌腱和邻近骨骼之间的过度摩擦时，就会引发肌腱炎。

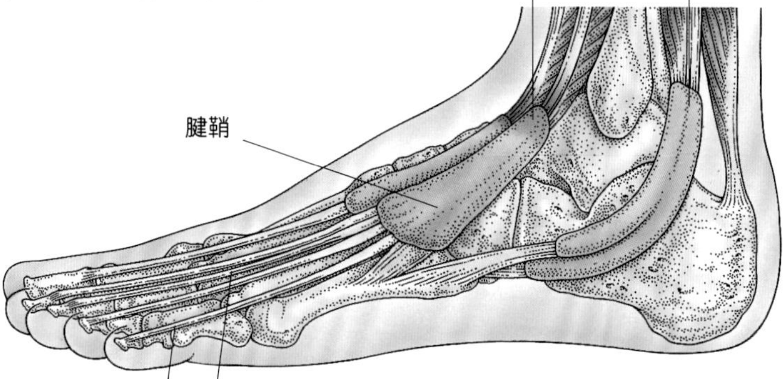

发炎

腱鞘

腱鞘

腱鞘

肌腱

脚部的腱鞘炎

脚部结构复杂，因此容易出现肌腱损伤。跑步和跳舞等活动都可能会引起腱鞘发炎，其症状包括疼痛、肿胀和行动受限。

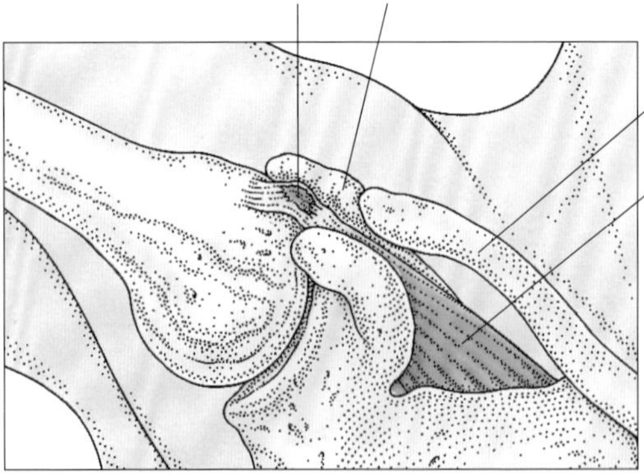

发炎的冈上肌腱　肩胛骨的肩峰

锁骨

冈上肌

肩部的肌腱炎

从事网球或壁球运动的人都有出现肩部肌腱炎的风险。重复举臂极易引起肩部冈上肌腱与肩胛骨上的骨投影（肩峰）之间的摩擦。

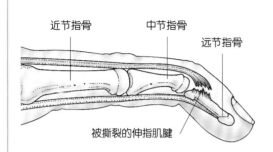

近节指骨　　中节指骨

远节指骨

被撕裂的伸指肌腱

肌腱撕裂

　　突然的大力运动会使肌腱发生严重损伤，并可能将肌腱从骨头上扯下。例如，大力击打手指尖可使手指向前弯曲，将伸指肌腱从其附着的骨（远节指骨）上扯下来。

软组织炎症

　　骨骼和关节周围组织的炎症，是由于组织损伤释放出了体内自然产生的化学物质而引起的。这些化学物质刺激神经末梢，产生疼痛。它们也会造成血管扩张和液体渗出，血液中的白细胞被吸引到受伤部位，引发局部发红、发热和肿胀。通常会使用抗炎药物治疗炎症，这些药物会阻断化学物质产生，进而减轻症状。

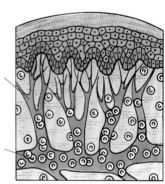

血管扩张

白细胞增加

发炎的组织
　　受伤部位的血管扩张，白细胞大量积聚，引起发热、发红、疼痛和肿胀。

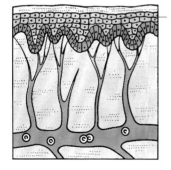

肿胀减轻

减轻肿胀
　　药物通过抑制炎症相关化学物质的产生，使得血管恢复正常，白细胞数量减少，肿胀、发红和疼痛减轻。

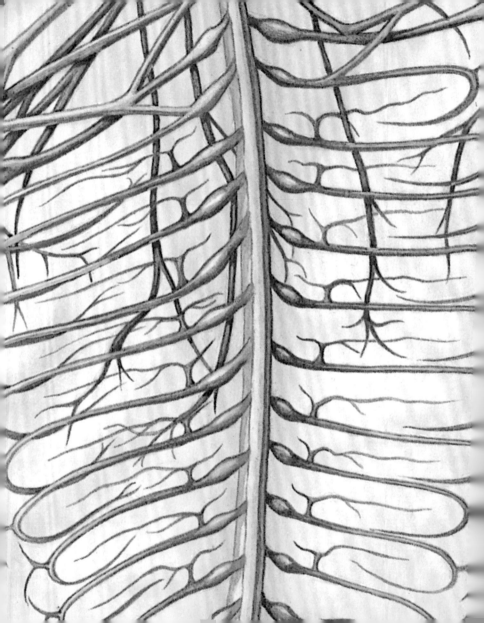

神经系统疾病

　　大脑和脊髓中电信号传导不畅，或输入神经、输出神经中断都可能会损害躯体和心理功能。神经系统可能受到感染、损伤、肿瘤和退行性疾病的影响。卒中是最常见的神经系统疾病之一，由大脑供血血管堵塞或渗漏引起，有时会导致永久性残疾。

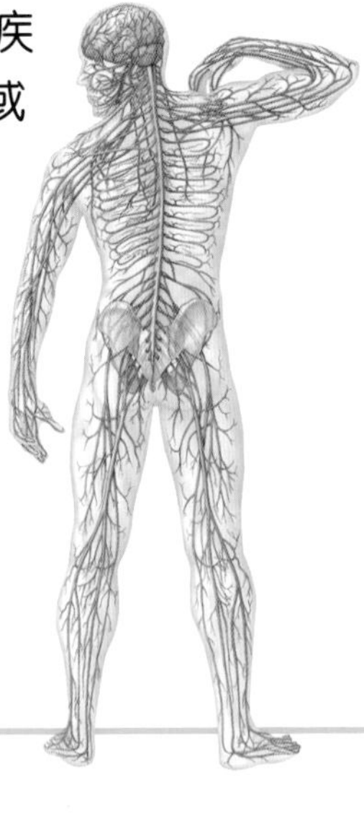

脊髓损伤
　　脊髓损伤可能导致身体各部位的感觉丧失，甚至瘫痪。

癫痫

　　癫痫是大脑异常放电的结果，这种异常会导致无法控制的周期性癫痫发作。癫痫可能仅影响大脑的某一部分（部分性发作），或许会导致意识丧失；也可能影响整个大脑（全身性发作），导致意识丧失。全身性发作主要有两种类型：强直阵挛发作，导致意识丧失、全身抽搐；多发生于儿童的小发作（失神），仅导致短暂的意识丧失和轻微的运动异常。脑电图多图像示波仪可以记录大脑的电信号，有助于诊断癫痫。

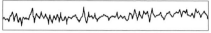

正常的脑电图

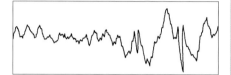

部分性发作的脑电图

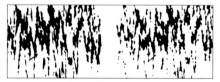

全身性发作的脑电图

多发性硬化症

　　多发性硬化症（MS）是一种会影响运动、视力、言语及其他功能的疾病，这种疾病可能是由于机体的免疫系统攻击自身组织，损伤了保护神经纤维的髓鞘而造成。巨噬细胞能够清除受损的髓鞘，使纤维暴露出来，并干扰脉冲的传导。

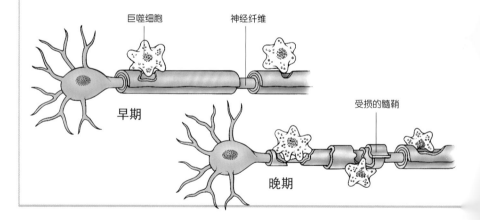

巨噬细胞　　　　　神经纤维

早期

受损的髓鞘

晚期

帕金森病

　　帕金森病是一种影响大脑的基底节（神经细胞团）的退行性疾病。基底节帮助控制身体活动，其发挥作用时需要多巴胺（在大脑结构中主要为黑质）释放的神经递质。罹患帕金森病时，黑质受损，导致多巴胺缺乏。这种疾病会引起肌肉僵硬、颤抖，影响行走、言语和面部表情。

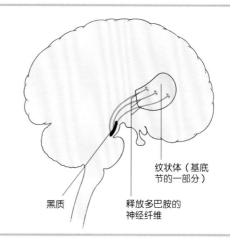

纹状体（基底节的一部分）

黑质

释放多巴胺的神经纤维

痴呆

　　痴呆是由于脑部疾病而导致的智力下降。痴呆是阿尔茨海默病最常见的特征之一，在阿尔茨海默病中，大脑细胞退化，淀粉样蛋白在大脑中堆积。大脑血管堵塞（阻碍血液流动）引起小卒中后，也可能会导致脑损伤和痴呆。

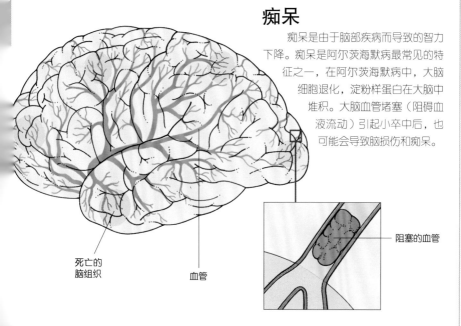

死亡的脑组织

血管

阻塞的血管

卒中

卒中是由于血液供应中断而导致大脑部分受损，其通常由动脉阻塞引起。缺氧时，脑细胞会停止正常运作；运动、视力和言语可能也会受损。脑组织内出血（见第335页）是引发卒中的另一个原因。

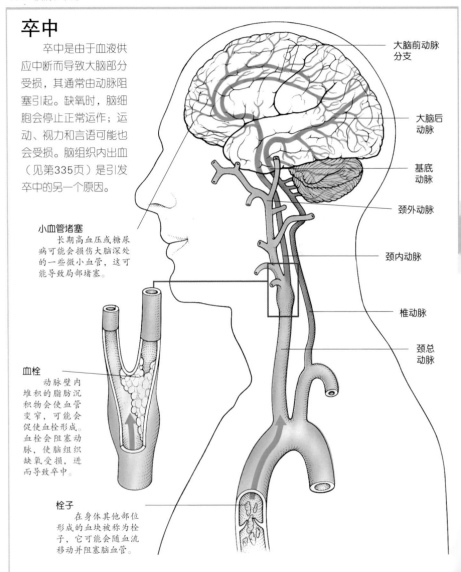

大脑前动脉分支

大脑后动脉

基底动脉

颈外动脉

颈内动脉

椎动脉

颈总动脉

小血管堵塞

长期高血压或糖尿病可能会损伤大脑深处的一些微小血管，这可能导致局部堵塞。

血栓

动脉壁内堆积的脂肪沉积物会使血管变窄，可能会促使血栓形成。血栓会阻塞动脉，使脑组织缺氧受损，进而导致卒中。

栓子

在身体其他部位形成的血块被称为栓子，它可能会随血流移动并阻塞脑血管。

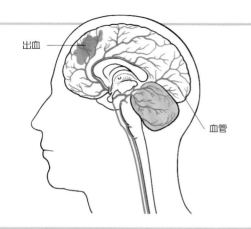

出血

血管

脑组织内出血

脑组织内出血被称为脑出血，这是老年高血压患者发生卒中的一个主要原因。持续不断的高血压对脑内小动脉造成的额外压力会引起血管膨胀，甚至破裂。

蛛网膜下腔出血

当血液渗入蛛网膜下腔（脑脊膜之间的部位）时，称为蛛网膜下腔出血。在年轻人中，先天性动脉缺陷可能会引起脑出血，进而导致卒中。常见的缺陷有两种，一种是动脉异常膨出——即颅内小动脉瘤，可能会破裂；另一种是脑血管之间的畸形连接。

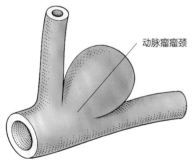

动脉瘤瘤颈

颅内小动脉瘤
颅内小动脉瘤通常在脑底附近的动脉连接处形成。这些浆果状的膨出部分是从出生时可能就很薄弱的部位发展而来，并会自发破裂。

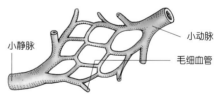

小静脉

小动脉

毛细血管

正常的毛细血管

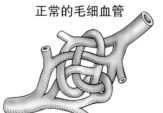

异常的毛细血管

动静脉畸形
这是一种先天性缺陷，表现为小动脉和小静脉之间的毛细血管连接异常，通常会引起血压升高、血液渗漏。

短暂性脑缺血发作

短暂性脑缺血发作（TIA）是指大脑供血的暂时性中断，并导致卒中样症状，通常持续2分钟到30分钟，最长不超过24小时。这通常是由栓子、小血块或身体其他部位的脂肪堵塞大脑动脉而引起。

颅骨

颈动脉被阻塞的部分

脊柱

被阻塞的动脉
如图所示，彩色增强 X 射线显示通向大脑的颈动脉变窄，这可能是由于脂肪沉积堵塞所致。这种阻塞通常会导致短暂性脑缺血发作。

堵塞
脑动脉中的栓子暂时阻断了大脑一些部位的含氧血液供应，导致类似卒中的症状。

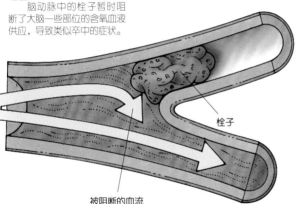

栓子

被阻断的血流

破裂、分散的栓子

栓子破裂分散
当正常的血流使栓子破裂分散时，含氧的血液再次到达缺氧的大脑区域，TIA 的症状消失。

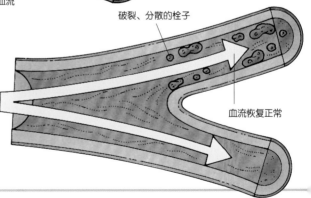

血流恢复正常

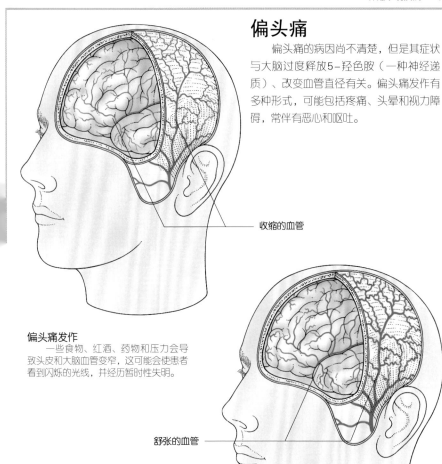

偏头痛

　　偏头痛的病因尚不清楚，但是其症状与大脑过度释放5−羟色胺（一种神经递质）、改变血管直径有关。偏头痛发作有多种形式，可能包括疼痛、头晕和视力障碍，常伴有恶心和呕吐。

收缩的血管

偏头痛发作
　　一些食物、红酒、药物和压力会导致头皮和大脑血管变窄，这可能会使患者看到闪烁的光线，并经历暂时性失明。

舒张的血管

头痛期
　　随着头皮和大脑中的血管再次扩张，半侧或整个头部都可能会发生剧烈的搏动性疼痛。

脑部感染

　　各种各样的病毒、细菌和寄生虫都可以感染大脑，一些病毒性和寄生虫性脑感染是由蚊子或其他昆虫叮咬引起的，还有一些则是由一般感染如腮腺炎和麻疹引起的。感染性微生物既可以影响大脑，也可以影响包围着大脑的脑膜。感染通常通过血液到达大脑，但也可以通过耳鼻感染或穿过颅骨的伤口传播至大脑。

脑组织

　　脑组织的感染称为脑炎，这是一种严重的疾病。脑炎以头痛和发热为始，可导致永久性大脑损伤或死亡。

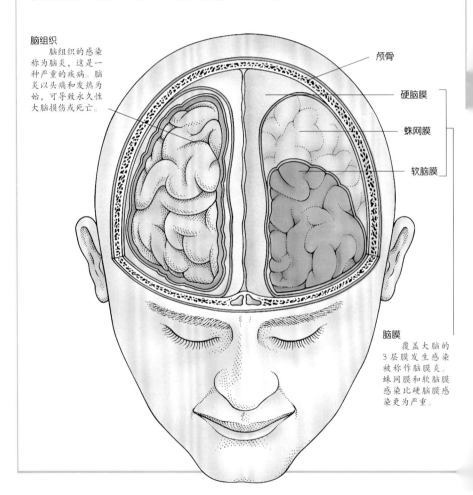

颅骨

硬脑膜

蛛网膜

软脑膜

脑膜

　　覆盖大脑的3层膜发生感染被称作脑膜炎。蛛网膜和软脑膜感染比硬脑膜感染更为严重。

脑膜炎

　　脑膜炎——这一覆盖大脑的膜发生的炎症，是由不同类型的细菌或病毒感染引起的。这种疾病会引起流感样症状。细菌性脑膜炎可以致命，脑膜炎球菌性脑膜炎则会引发红疹。病毒性脑膜炎症状较轻，容易在冬季发生流行。

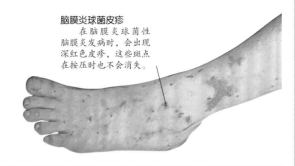

脑膜炎球菌皮疹
　　在脑膜炎球菌性脑膜炎发病时，会出现深红色皮疹，这些斑点在按压时也不会消失。

脑脓肿和肿瘤

　　脓肿和肿瘤可在脑上或脑内形成。脓肿是充满脓液的肿块，通常由细菌感染引起，而脑肿瘤是组织的异常生长，分为恶性和良性。这两种疾病都会导致颅内压增加，引发头痛、呕吐或肌肉乏力等症状。

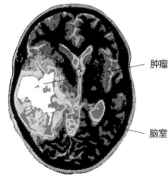

脑肿瘤
　　这个巨大的恶性肿瘤是在几年内缓慢形成的。

肿瘤

脑室

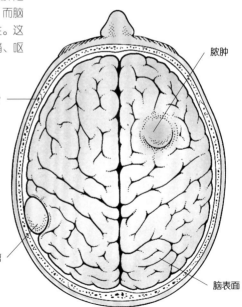

脓肿

颅骨

肿瘤

脑表面

颅内出血

　　不穿透颅骨的头部损伤被称为闭合性损伤，它可引起内出血。受到闭合性损伤时，患者虽然可能会短暂失去意识，出现几分钟或者几个小时的脑功能受损，但不会立即出现症状。如果不止血，闭合性脑损伤可以致命。如果血液聚集，则可能出现嗜睡、头痛、精神错乱和人格改变等症状，随后即是昏迷甚至死亡。

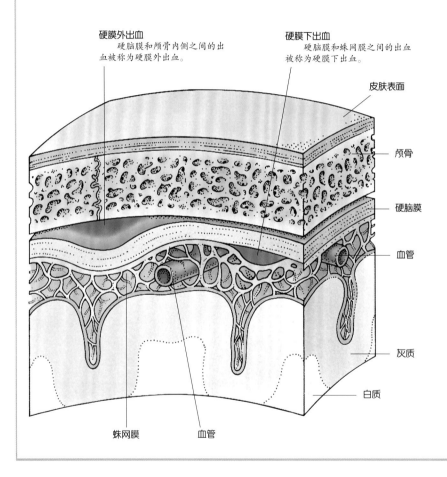

硬膜外出血
硬脑膜和颅骨内侧之间的出血被称为硬膜外出血。

硬膜下出血
硬脑膜和蛛网膜之间的出血被称为硬膜下出血。

皮肤表面

颅骨

硬脑膜

血管

灰质

白质

蛛网膜　　血管

瘫痪

　　大脑运动区域或脊髓神经通路损伤会导致身体不同部位的瘫痪。肌肉的自主运动，包括呼吸等自动功能，都会受到影响，还有可能失去知觉。意识或智力通常不会受到瘫痪的影响。

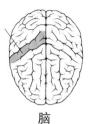

受损的运动区域

脑

图例

被影响的身体区域	
受损部位	

偏瘫
　　大脑一侧的运动区域受损会导致对侧身体瘫痪。这种单侧瘫痪被称为偏瘫。

第1胸神经（T₁）

第1腰神经（L₁）

截瘫
　　脊髓中段或下段区域受损会导致双腿和部分躯干瘫痪（截瘫）。排尿和排便可能受到影响。

第4至第7颈神经（C₄~C₇）

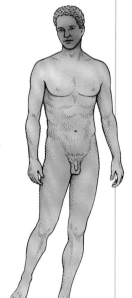

四肢瘫痪
　　颈部脊髓损伤可以导致整个躯干、双臂和双腿瘫痪，这种瘫痪被称为四肢瘫痪。

听力丧失

有一类听力丧失叫作感音神经性耳聋，是由内耳结构受损或听神经通路受损所导致的耳和大脑之间神经冲动产生不良或传导不良。这可能由先天性缺陷造成，也可能是由于使用了某些药物、长时间暴露于较大噪音环境下或随年龄增长导致耳部结构退化。其他类型的听力丧失是由外耳或中耳内声音传播受损造成；其中一个主要原因就是中耳感染——中耳炎，它会使中耳内产生黏稠分泌物。

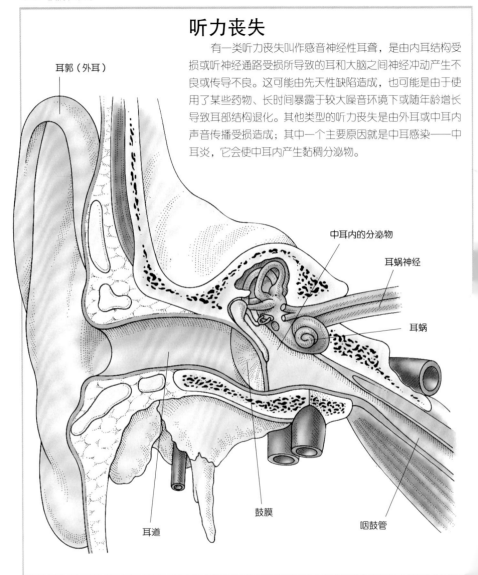

耳郭（外耳）

中耳内的分泌物

耳蜗神经

耳蜗

鼓膜

耳道

咽鼓管

视觉问题

    眼睛形状的改变会导致无法清晰聚焦。近视时，眼球过长；远处物体在视网膜前聚焦，而不是聚焦于视网膜上；远视时，眼球过短，近处物体在视网膜后聚焦。

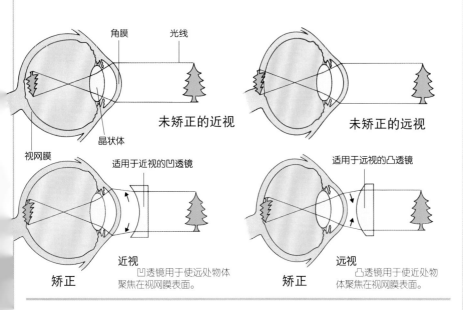

角膜　　光线

未矫正的近视　　　未矫正的远视

晶状体

视网膜

适用于近视的凹透镜

适用于远视的凸透镜

近视

矫正

凹透镜用于使远处物体聚焦在视网膜表面。

远视

矫正

凸透镜用于使近处物体聚焦在视网膜表面。

青光眼

    房水通常会分泌到眼睛里，并以同样的速度排出。如果角膜背面和虹膜之间的引流通道堵塞，液体无法流出，流体压力就会上升。得青光眼时，房水在眼睛前部积聚，使眼压升高。这种情况会损害视神经，导致永久性失明。

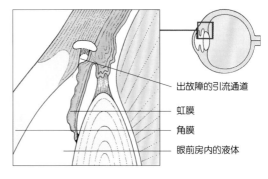

出故障的引流通道

虹膜

角膜

眼前房内的液体

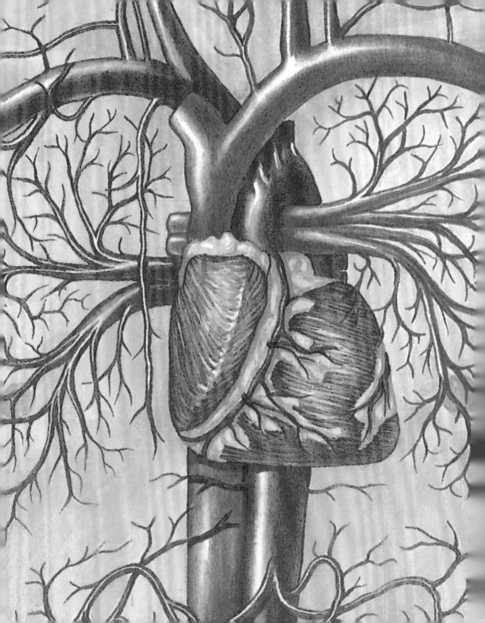

心血管疾病

　　心血管系统疾病是导致人们不健康的常见原因之一。常见的心脏疾病有心脏结构缺陷；动脉狭窄导致供血受限，对人体造成损伤；心肌疾病；以及病毒性感染。血液循环可能被诸如血栓或脂肪沉积等堵塞物阻碍，血管脆弱或瓣膜功能障碍也会阻碍血液循环。

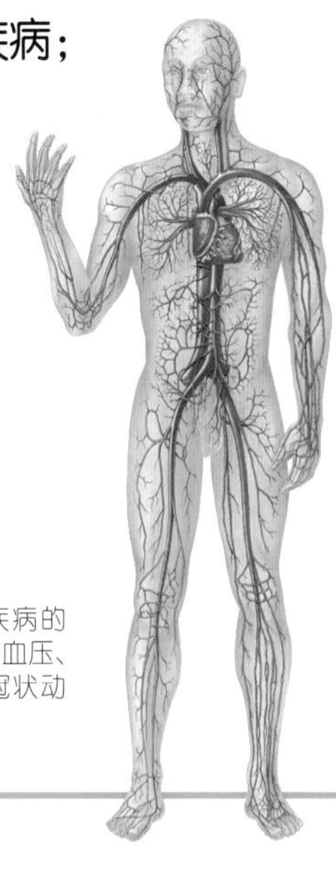

心脏疾病
引发心脏疾病的最常见原因有高血压、先天性缺陷和冠状动脉疾病。

动脉粥样硬化

　　动脉硬化的病因多由于脂肪沉积，使得动脉变得狭窄。为心脏供血的动脉发生粥样硬化，是心脏损伤的一大原因。病变开始时，血液中集聚过量的脂肪和胆固醇，这些物质渗入动脉内膜，逐渐沉积，形成粥瘤或斑块。久而久之，斑块发展成团块，阻碍血液流通。

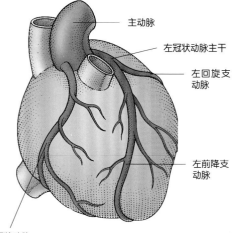

主动脉

左冠状动脉主干

左回旋支动脉

左前降支动脉

右冠状动脉

动脉粥样硬化的位置

　　在心脏中，冠状动脉主干和分支上的任意位置都可能发生粥样硬化。斑块通常会在动脉的受压位置形成，比如动脉分叉处。

动脉管腔变得狭窄

斑块的脂核

纤维帽

斑块

　　被称为斑块的脂肪沉积物由顶部有纤维帽的脂核构成。如果在血液湍流冲击下，斑块表面变得粗糙，血小板和血细胞可能因此而聚集，形成血栓，致使动脉完全阻滞。这种情形很可能会导致栓塞：1小片血栓脱落，随着血液循环到达其他位置，阻塞血管。

心绞痛

劳累引起的胸痛，称为心绞痛，这表明心肌没有获得足够的富氧血液。心绞痛的常发原因是动脉硬化（见第346页）导致冠状动脉变窄。若出现紧缩性疼痛或绞痛等典型的症状，则是由心脏积聚的有毒废物而导致。绞痛通常从胸骨后开始，可能会向颈部、下颌和手臂放散。

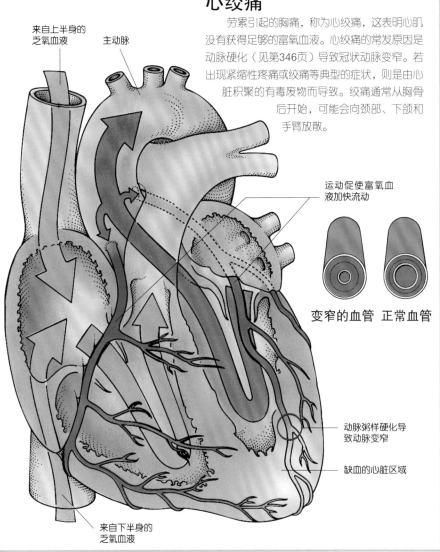

来自上半身的乏氧血液

主动脉

运动促使富氧血液加快流动

变窄的血管　正常血管

动脉粥样硬化导致动脉变窄

缺血的心脏区域

来自下半身的乏氧血液

心脏病发作

　　心脏病发作的医学术语为心肌梗死，指部分心肌坏死。冠状动脉堵塞，使得部分心脏区域供血不足，最终将导致心肌梗死。其症状通常包括休息也无法缓解的严重胸痛，还可能出现出汗、恶心和气短。如果心肌梗死导致心脏完全停止跳动，则称为心脏停搏，可能会导致死亡。

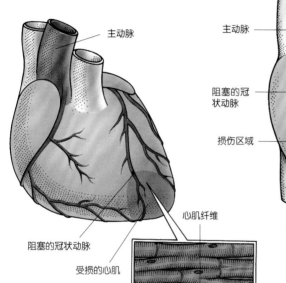

主动脉

主动脉

阻塞的冠状动脉

损伤区域

心肌纤维

阻塞的冠状动脉

受损的心肌

供血阻滞

　　如果1条冠状动脉阻塞，那么由这条动脉进行供给的心肌将会坏死。心脏病发作的严重程度取决于阻塞的程度，以及心脏组织的活动水平。

酶释放

　　心脏病发作期间的组织损伤导致心肌纤维释放某几种酶。通过检测血液中这几种酶的水平，可知心肌的损伤程度。

酶释放

毛细血管

心律失常

心律失常体现为心跳节律不规则，或者心率长时间过慢或过快。这类反常的心跳模式通常因冠状动脉阻塞而致。如下所示，心律失常有多种类型，划分依据包括：每分钟心跳次数，心律类型，以及不规则心跳起始的心脏区域。

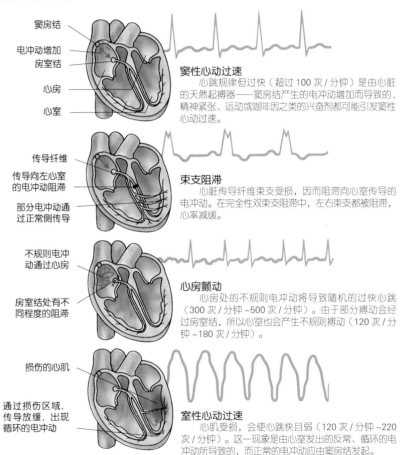

窦房结
电冲动增加
房室结
心房
心室

窦性心动过速

心跳规律但过快（超过 100 次 / 分钟）是由心脏的天然起搏器——窦房结产生的电冲动增加而导致的，精神紧张、运动或咖啡因之类的兴奋剂都可能引发窦性心动过速。

传导纤维
传导向左心室的电冲动阻滞
部分电冲动通过正常侧传导

束支阻滞

心脏传导纤维束支受损，因而阻滞向心室传导的电冲动。在完全性双束支阻滞中，左右束支都被阻滞，心率减缓。

不规则电冲动通过心房
房室结处有不同程度的阻滞

心房颤动

心房处的不规则电冲动将导致随机的过快心跳（300 次 / 分钟 ~500 次 / 分钟）。由于部分搏动会经过房室结，所以心室也会产生不规则搏动（120 次 / 分钟 ~180 次 / 分钟）。

损伤的心肌
通过损伤区域，传导放缓，出现循环的电冲动

室性心动过速

心肌受损，会使心跳快且弱（120 次 / 分钟 ~220 次 / 分钟）。这一现象是由心室发出的反常、循环的电冲动所导致的，而正常的电冲动应由窦房结发起。

心瓣膜病

有力的心脏搏动取决于所有4个心瓣膜的正常运行。影响1个或多个瓣膜的病变主要有两种：狭窄和关闭不全。狭窄指的是瓣膜出口过窄，这可能是先天的，也可能由疾病或衰老导致；关闭不全指的是瓣膜没有正确关闭，这可能由冠状动脉疾病导致。

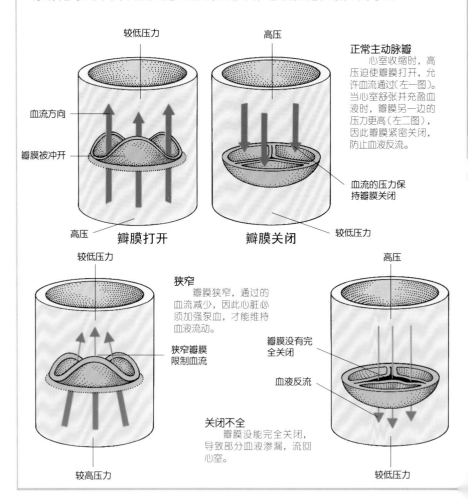

较低压力

高压

正常主动脉瓣
　心室收缩时，高压迫使瓣膜打开，允许血流通过（左一图）。当心室舒张并充盈血液时，瓣膜另一边的压力更高（左二图），因此瓣膜紧密关闭，防止血液反流。

血流方向

瓣膜被冲开

血流的压力保持瓣膜关闭

高压 **瓣膜打开**

瓣膜关闭 较低压力

较低压力

高压

狭窄
　瓣膜狭窄，通过的血流减少，因此心脏必须加强泵血，才能维持血液流动。

狭窄瓣膜限制血流

瓣膜没有完全关闭

血液反流

较高压力

关闭不全
　瓣膜没能完全关闭，导致部分血液渗漏，流回心室。

较低压力

心脏杂音

正常情况下是听不到心脏血流的声音的。心脏内结构缺陷造成的血液湍流，会导致不正常的心音，这被称为心脏杂音。血流碰撞或通过狭窄瓣膜，或瓣膜关闭不全导致血液反流并与顺流血液碰撞，这两种情况都会产生心脏杂音。

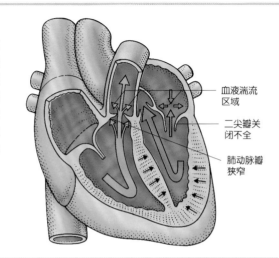

血液湍流区域

二尖瓣关闭不全

肺动脉瓣狭窄

瓣膜置换

如果缺陷心瓣膜无法通过手术矫正，则可能需要更换。由金属或塑料制成的人造瓣膜有两种主要类型：球形瓣（运用笼中球的原理）和碟形瓣（运用斜翻盘的原理）。两种人造瓣膜都很有效，并且十分耐用，但易造成血栓，因此可能有必要结合药物治疗。用于更换的瓣膜也可以由动物或人体组织制作，这类瓣膜耐用性较差，但不会导致血栓。

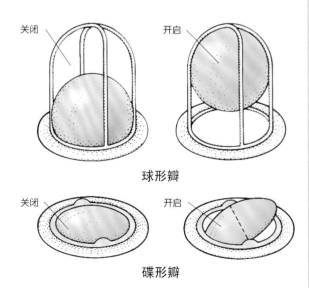

关闭　　开启

球形瓣

关闭　　开启

碟形瓣

先天性心脏病

有时，胎儿的心脏没能正常发育，会导致先天缺陷（出生时就有的缺陷）。在许多案例中，先天性心脏病的发病原因不明。然而，如果孕妇在妊娠早期发生病毒性感染（尤其是风疹），或孕妇患有糖尿病且没有得到良好控制，胎儿的心脏结构就可能发生异常。患有唐氏综合征（染色体异常所致）的儿童也更易出现心脏结构缺陷。大多数先天性心脏病只有心脏的1个部位有缺陷；多个部位均有缺陷的情况较为罕见。

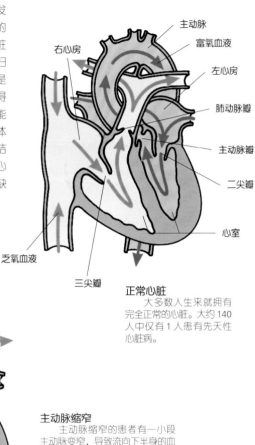

正常心脏

大多数人生来就拥有完全正常的心脏。大约140人中仅有1人患有先天性心脏病。

主动脉缩窄

主动脉缩窄的患者有一小段主动脉变窄，导致流向下半身的血液减少。患病婴儿可能会皮肤苍白，难以呼吸或进食困难，这种情况下，通常需要实施矫形手术。

右心房
主动脉
富氧血液
左心房
肺动脉瓣
主动脉瓣
二尖瓣
心室
乏氧血液
三尖瓣

主动脉缩窄的区域
血流减少

房间隔缺损

将心房和心室分开的壁层（即心间隔）上出现孔隙，将导致过多血液流入肺部。罹患唐氏综合征的患儿通常会得房间隔缺损，为了保证今后的生活质量，通常需要实施手术。

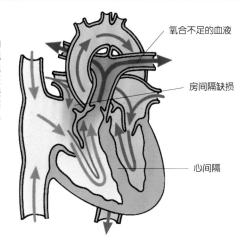

氧合不足的血液

房间隔缺损

心间隔

室间隔缺损

将心室隔开的壁层（即室间隔）上出现孔隙，将导致左心室的血液流进右心室，进而使得过多血液泵进肺部。通常情况下，小孔隙会随幼儿的生长而闭合；若孔隙较大，则需要手术。

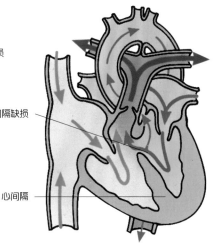

室间隔缺损

心间隔

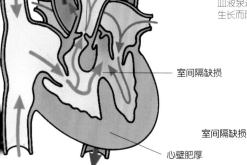

主动脉骑跨

肺动脉瓣狭窄

室间隔缺损

心壁肥厚

法洛四联症

法洛四联症是4种结构缺陷的组合：室间隔出现缺损、右心室壁层肥厚、主动脉骑跨、肺动脉瓣狭窄，其症状包括皮肤青紫和呼吸困难。患儿需要实施矫形手术。

心肌疾病

最常见的心肌疾病是炎症，即心肌炎。非炎症的心肌疾病有多种，称为心肌病。心肌炎通常由病毒性感染导致，但也可能由风湿热、辐射或药物导致。心肌病可能由遗传缺陷、维生素或无机盐缺乏，或过度饮酒导致。以下介绍3种类型。

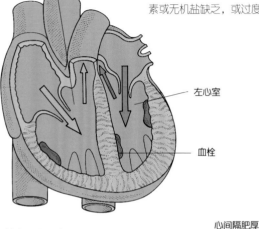

右心室

左心室

血栓

左心室壁肥厚

心间隔肥厚

扩张型心肌病

扩张型心肌病患者的心脏肌肉壁层扩张，会减弱心脏的收缩力。导致每次心跳泵出的血量不足，机体组织得到的氧气也相应减少。许多案例中，心脏内壁上可能会形成血栓。

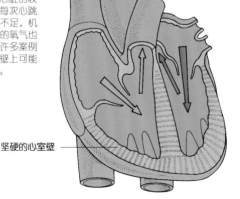

坚硬的心室壁

肥厚型心肌病

肥厚型心肌病通常是遗传而来，致病原因不明。心肌纤维过度生长，导致组织，尤其是左心室壁和心间隔组织肥厚，阻碍血液正常充盈。

限制型心肌病

限制型心肌病由心脏内的瘢痕组织，或者由铁或蛋白质沉积导致。心室壁变硬，阻碍血液正常充盈。

心包炎

　　心包是包裹在心脏外的膜性囊。心包的炎症称为心包炎，有时由病毒性感染或心脏病发作而导致，也可能是风湿热之类的细菌性感染的并发症。心包炎也可由恶性肿瘤、自身免疫病、肾衰竭或心包处发生的贯通伤导致，其症状包括胸痛和发烧。

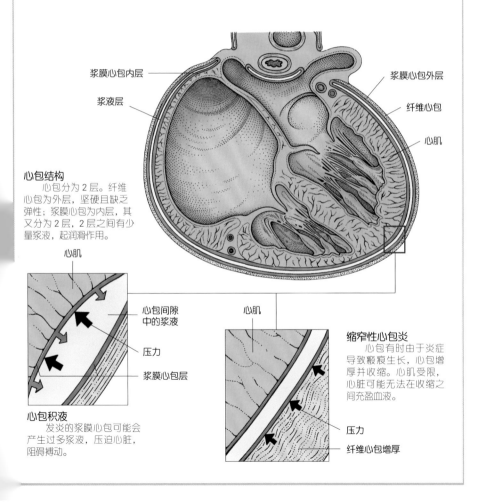

浆膜心包内层

浆液层

浆膜心包外层

纤维心包

心肌

心包结构

　　心包分为2层。纤维心包为外层，坚硬且缺乏弹性；浆膜心包为内层，其又分为2层，2层之间有少量浆液，起润滑作用。

心肌

心包间隙中的浆液

压力

浆膜心包层

心肌

缩窄性心包炎

　　心包有时由于炎症导致瘢痕生长，心包增厚并收缩。心肌受限，心脏可能无法在收缩之间充盈血液。

压力

纤维心包增厚

心包积液

　　发炎的浆膜心包可能会产生过多浆液，压迫心脏，阻碍搏动。

心力衰竭

心力衰竭（简称心衰）并不意味着心脏停止搏动，而是指血液不能有效泵入肺部和其他身体组织。心衰的症状与心脏的发病部位有关，其症状包括咳嗽、疲乏、水肿（组织间积蓄液体）和呼吸困难。

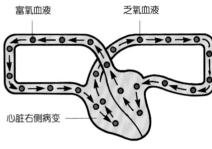

右心衰

富氧血液　　　　　乏氧血液

心脏右侧病变

1. 右心衰

心脏右侧病变可能由瓣膜缺陷或呼吸系统疾病导致，致使血液泵入肺部的速度比血液从静脉流回心脏的速度慢。

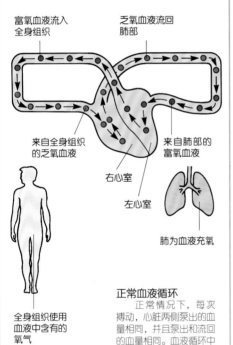

富氧血液流入全身组织　　　乏氧血液流回肺部

来自全身组织的乏氧血液

来自肺部的富氧血液

右心室

左心室

肺为血液充氧

全身组织使用血液中含有的氧气

正常血液循环

正常情况下，每次搏动，心脏两侧泵出的血量相同，并且泵出和流回的血量相同。血液循环中没有任何地方阻塞。

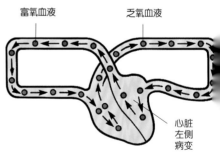

左心衰

富氧血液　　　　　乏氧血液

心脏左侧病变

1. 左心衰

心脏左侧病变，导致血液泵入全身的速度比血液从肺静脉流回心脏的速度慢，可能由心脏结构缺陷或心律失常导致。

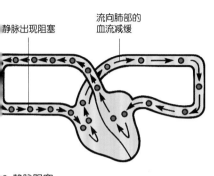

静脉出现阻塞　　**流向肺部的血流减缓**

液体从毛细血管壁挤出　　**富氧血液供给减少**

2. 静脉阻塞
　　血液开始在心脏右侧淤积。静脉持续输回血液，导致阻塞。

3. 毛细血管渗漏
　　阻塞恶化，导致静脉压力升高，将液体从毛细血管壁中挤出。液体积聚，导致踝关节肿胀，有时还会导致腰背部肿胀。

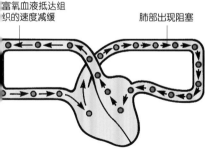
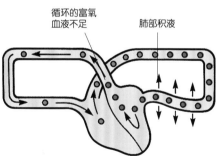

富氧血液抵达组织的速度减缓　　**肺部出现阻塞**

循环的富氧血液不足　　**肺部积液**

2. 肺部阻塞
　　血液无法重回循环通路，开始在肺静脉和肺部积压，导致阻塞。

3. 肺部积液
　　阻塞恶化，压力增高，导致肺部积液，阻碍对血液的有效氧合，引发咳嗽、呼吸困难和疲乏。

血栓形成

　　血栓会在静脉或动脉中形成，阻碍正常的血液循环。如果动脉含有脂肪沉积（斑块），则特别容易形成血栓；若血栓阻塞供给心脏的动脉，就可能危及生命。供给脑的动脉中形成血栓，是导致卒中的一大原因（见第334页）。

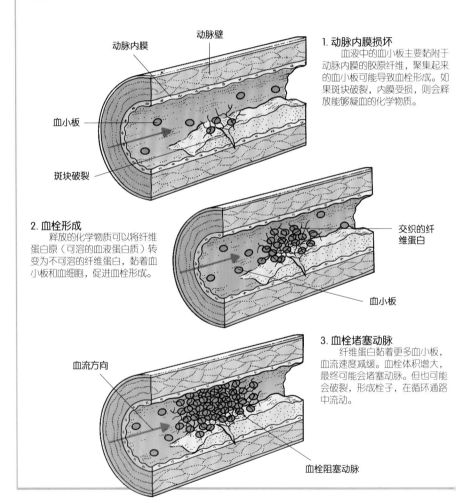

1. 动脉内膜损坏

　　血液中的血小板主要黏附于动脉内膜的胶原纤维，聚集起来的血小板可能导致血栓形成。如果斑块破裂，内膜受损，则会释放能够凝血的化学物质。

动脉内膜
动脉壁
血小板
斑块破裂

2. 血栓形成

　　释放的化学物质可以将纤维蛋白原（可溶的血液蛋白质）转变为不溶的纤维蛋白，黏着血小板和血细胞，促进血栓形成。

交织的纤维蛋白
血小板

3. 血栓堵塞动脉

　　纤维蛋白黏着更多血小板，血流速度减缓。血栓体积增大，最终可能会堵塞动脉。但也可能会破裂，形成栓子，在循环通路中流动。

流动方向
血栓阻塞动脉

栓塞

物质颗粒（栓子）从最初位置出发，随着血流移动，再到达另一个位置固定，就会发生栓塞。这样的小颗粒可能是脱落的血栓，或血栓上脱落的一部分。动脉粥样硬化产生的碎片、胆固醇、空气或骨折处骨髓流出的脂肪等都可能形成栓子。部分栓塞，比如阻塞肺动脉的栓塞，可能威胁生命。

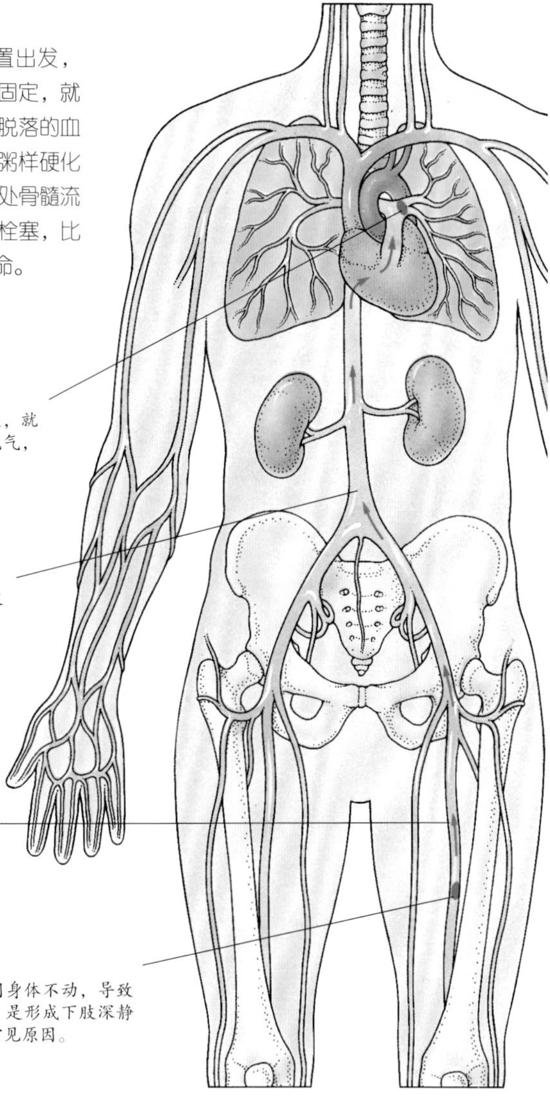

栓子阻塞肺动脉

如果栓子在肺动脉固定，就可能阻碍肺组织获得所需氧气，阻塞肺部循环。

下腔静脉

将血液从下肢运往心脏。

栓子的路线

部分或全部的深静脉血栓可能会剥落并随着血流移动。

血栓

长时间身体不动，导致血流滞缓，是形成下肢深静脉血栓的常见原因。

动脉瘤

　　动脉瘤指病变的动脉管壁异常膨出，这种情况可能由疾病或损伤导致，也可能是先天性的。尽管任何部位都可能患动脉瘤，但最常见的位置是主动脉（从心脏发出的人体主要动脉）。老年人更常于腹主动脉位于肾脏偏下的位置出现动脉瘤。

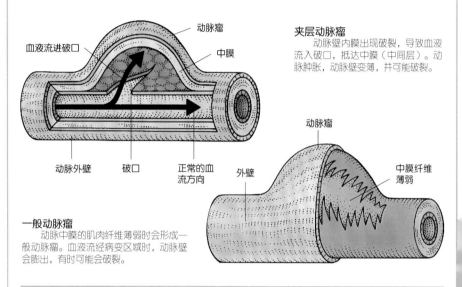

血液流进破口　动脉瘤　中膜　动脉外壁　破口　正常的血流方向　外壁　动脉瘤　中膜纤维薄弱

夹层动脉瘤

　　动脉壁内膜出现破裂，导致血液流入破口，抵达中膜（中间层）。动脉肿胀，动脉壁变薄，并可能破裂。

一般动脉瘤

　　动脉中膜的肌肉纤维薄弱时会形成一般动脉瘤。血液流经病变区域时，动脉壁会膨出，有时可能会破裂。

静脉曲张

　　如果下肢深静脉的瓣膜出现缺陷，可能导致血液反流，并在接近皮肤表面的浅静脉蓄积。这些呈现出静脉曲张的静脉会变得肿胀、迂曲，并产生疼痛感。静脉曲张最常发生的部位是小腿的背面和侧面。严重者病变静脉处的皮肤会变薄、干燥并变色，最终可能形成溃疡。

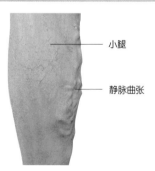

小腿　静脉曲张

高血压

高血压指持续反常增高的血压。尽管可能不会导致病症，但高血压会增加卒中、心脏病发作以及其他循环系统疾病的风险。血压的计量单位是毫米汞柱。正常年轻人的血压大约为110/75毫米汞柱，第一个数字是收缩压，在心室收缩后读出；第二个数字是舒张压，在心室舒张时读出。

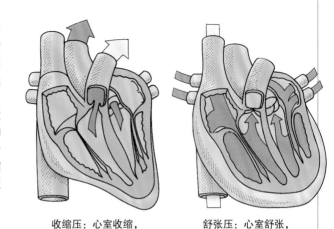

收缩压：心室收缩，血液排出。

舒张压：心室舒张，血液充盈。

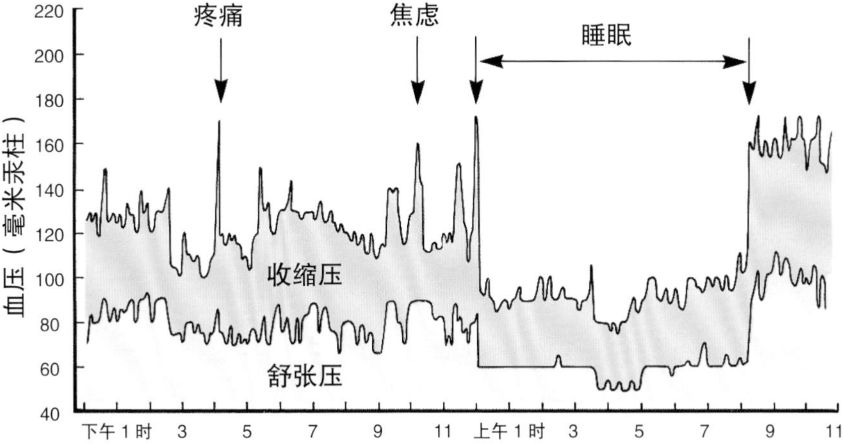

24 小时内的变化

上图显示了血压会在不同刺激（如疼痛或焦虑）的作用下，发生巨大变化。这种变化是正常的。

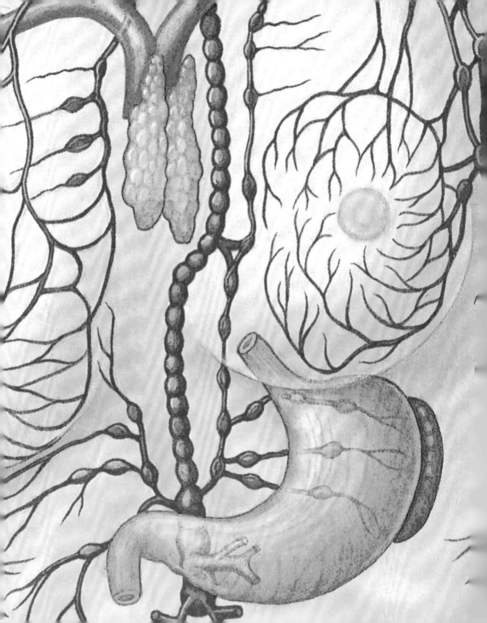

感染与
免疫系统疾病

　　人体不断被病原体（如细菌、病毒、真菌和原生动物）感染，免疫系统会产生抗体。抗体可以抵抗这些感染，有时也会预防再感染。免疫系统疾病有2种类型；在过敏和自身免疫性疾病中，免疫系统反应过度；在免疫缺陷病中，免疫系统太弱，无法应对健康威胁。

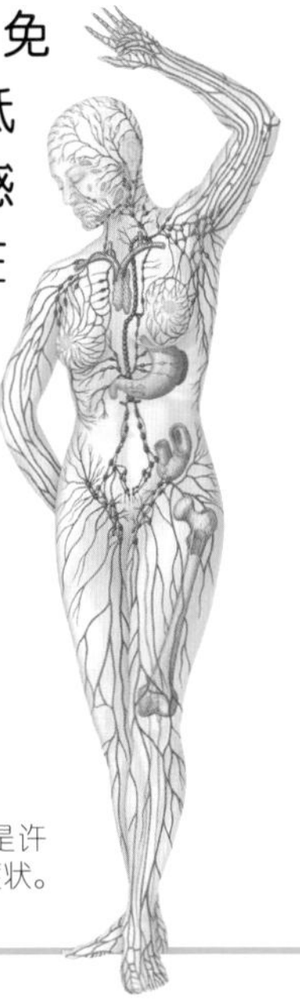

淋巴结肿大
淋巴结肿大是许多传染病的常见症状。

细菌

细菌是生活在土壤、水和空气中的单细胞微生物，也可能寄生在人体中。许多细菌是无害的，甚至是有益的，但一些细菌会进入人体的内部组织并导致疾病。细菌的形状各不相同，有椭圆形（如图所示）、球形、棒状和螺旋状。

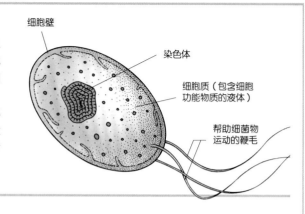

细胞壁

染色体

细胞质（包含细胞功能物质的液体）

帮助细菌物运动的鞭毛

细菌如何致病

致病细菌可以通过几种途径进入人体：通过空气道或消化道、性接触，或通过皮肤的伤口。一些细菌会产生毒素，并将毒素释放到体内，这些毒素可以破坏或改变身体细胞的功能。还有一些不太常见的致病方式，比如细菌直接进入并破坏细胞。

1. 释放毒素
致病细菌释放的毒素可能会改变细胞内某些化学反应，使正常的细胞功能受到破坏或使细胞死亡。

细菌

体细胞

毒素

受损细胞或凋亡细胞

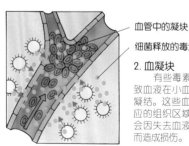

血管中的凝块

细菌释放的毒素

2. 血凝块
有些毒素会导致血液在小血管中凝结。这些血管供应的组织区域可能会因失去血液供应而造成损伤。

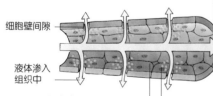

细胞壁间隙

液体渗入组织中

3. 血液渗出
毒素会导致血管壁受损，造成血液渗出，进而使血压下降。

毒素

血管

抗生素抗性

　　许多细菌已经发展出抵抗抗生素的方法。最有效的机制是在细菌群体之间快速转移质粒——含有细菌DNA的小包装，是细菌的遗传物质。质粒可能含有抗性基因；接受这些质粒的细菌会遗传抗性基因。

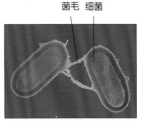

基因交换
　　上图显示了2个杆状细菌的接合。DNA 通过被称为菌毛的管子从一个细菌传递到另一个。

质粒的作用
　　质粒可以使细菌产生使药物失活的酶。它们也可以使细菌改变其受体位点（抗生素通常结合的地方）。

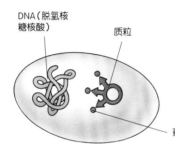

DNA（脱氢核糖核酸）

质粒

药物失活酶

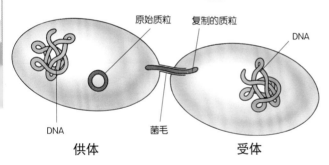

原始质粒　　复制的质粒

DNA

DNA　　　菌毛

供体　　　　**受体**

接合
　　质粒转移发生在被称为"接合"的过程中。质粒在供体细菌中进行自我复制。复制体通过菌毛，到达受体细胞。

耐药菌株
　　质粒转移可能产生大量的细菌，这些细菌会形成抵抗各种抗生素的酶。

DNA

药物失活酶

DNA

供体　　　　**受体**

病毒

数十亿个病毒聚在一起仅有针头那么大。这些微小的生物只能寄生在活细胞内进行繁殖。每种病毒都有一个由DNA或RNA组成的遗传物质内核，还有一两个蛋白质壳。表面蛋白（抗原）嵌在外壳上。

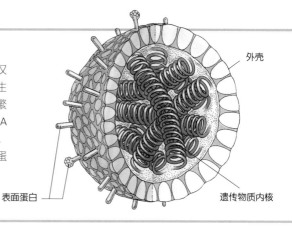

外壳

表面蛋白

遗传物质内核

病毒的类型

根据其遗传物质的主要成分，病毒可大致分为RNA病毒或DNA病毒。进一步的分类由病毒的大小、形状和对称性决定。下面列出了一些常见的病毒家族。

病毒家族		病毒类型和可能引发的疾病
腺病毒		DNA 病毒。引起扁桃体、呼吸道和眼睛的感染（如结膜炎）。
乳头多瘤空泡病毒		DNA 病毒。引发手足部的良性或非恶性肿瘤，如疣。可能与一些癌症有关。
疱疹病毒		DNA 病毒。引发唇疱疹、生殖器疱疹、水痘、带状疱疹和腺热。
小核糖核酸病毒		RNA 病毒。引发多种疾病，包括心肌炎、小儿麻痹症、病毒性肝炎、脑膜炎和普通感冒。
逆转录病毒		可以将 RNA 转换成 DNA 的 RNA 病毒。这类病毒引发艾滋病和一种白血病。
副黏病毒		RNA 病毒。引发流感，其症状包括发烧、咳嗽、喉咙痛和四肢酸痛。
正黏病毒		RNA 病毒。引起腮腺炎、麻疹和呼吸道感染，如哮喘。

病毒性疾病如何发生

病毒可引发各种各样的疾病，包括感冒、流感和艾滋病。由于病毒不能自行繁殖，它们必须侵入宿主细胞才能进行复制。被侵入的宿主细胞要么功能异常，要么死亡。某些病毒可能会刺激免疫系统破坏正常的细胞。

入侵的
病毒

病毒穿透
细胞膜

病毒脱离蛋白质外
壳，释放其核酸

病毒的核酸

1. 病毒侵入宿主

在病毒侵入宿主细胞之前，其表面分子必须附着于宿主表面的特定受体位点。然后，病毒穿透细胞膜，其蛋白质壳脱落，释放其遗传物质。

细胞核

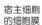
宿主细胞
的细胞膜

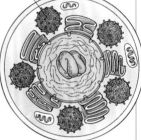
复制的病　宿主细胞
毒粒子

2. 病毒复制

遗传物质利用宿主细胞内的物质进行自我复制。每个新的复制物会成为 1 个新的病毒粒子。

3. 宿主细胞被破坏

新的病毒粒子使细胞膨胀并破裂，释放病毒粒子，感染其他细胞。但是并非所有的病毒都能破坏宿主细胞；一些被称为包膜病毒的病毒，会从细胞膜中萌出并脱落。

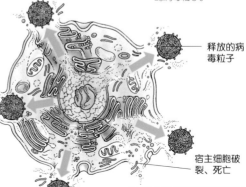
释放的病
毒粒子

宿主细胞破
裂、死亡

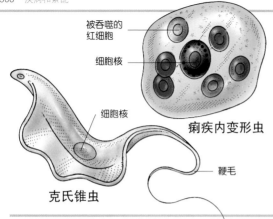

被吞噬的红细胞

细胞核

痢疾内变形虫

细胞核

鞭毛

克氏锥虫

原生动物

　　原生动物是原始的单细胞动物，其中一些是可以使人类产生严重疾病的寄生虫，比如疟原虫。它们有一个细胞核。许多原生动物还有一条尾巴（鞭毛）来帮助运动，如克氏锥虫（Trypanosomacruzi）。有些原生动物可以吞噬红细胞和食物颗粒，如痢疾内变形虫（Entamoeba histolytica）。

疟疾

　　疟原虫感染型疟疾影响了全球数百万人。它由4种类疟原虫引起，并通过雌性疟蚊的叮咬传播。疟疾的症状包括发冷和高烧；如果没有得到有效的治疗，疾病会复发。由恶性疟原虫（Plasmodium falciparum）导致的一种疟疾会损害肾脏和大脑等重要器官，并可能迅速致命。

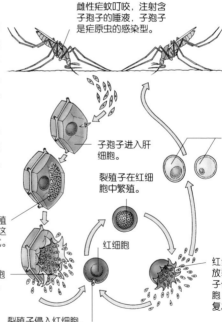

雌性疟蚊叮咬，注射含子孢子的唾液，子孢子是疟原虫的感染型。

子孢子进入肝细胞。

如果被另一只蚊子摄入，一些寄生虫会发育为成熟的配子母细胞，即雄性和雌性配子体。

在肝脏中，子孢子繁殖并发展成为裂殖子，这是寄生虫的另一种形式。

裂殖子在红细胞中繁殖。

红细胞

裂殖子从肝细胞释放到血液中。

红细胞破裂并释放裂殖子，裂殖子侵入其他红细胞，引起机体反复发冷和发烧。

裂殖子侵入红细胞。

真菌

　　真菌是一种清除死亡或腐烂组织的简单生物。有些类型在不进行繁殖的情况下对人体无害，其他真菌可引起毛发、指甲或黏膜的表面疾病。真菌感染还可能攻击肺等重要的内脏器官，这种情况虽较为罕见，却可能是致命的，特别是对免疫力低的人群而言。

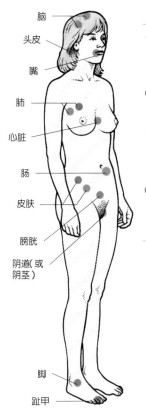

脑
头皮
嘴
肺
心脏
肠
皮肤
膀胱
阴道（或阴茎）
脚
趾甲

图例

● 隐球菌病
　　这种感染会引发脑膜炎和肺炎，也会感染皮肤和骨骼。

● 曲霉菌病
　　这是一种可以感染肺部的真菌感染。

● 皮肤真菌病
　　这种皮肤感染也被称为癣，最常见的是感染头皮、脚或指甲。

● 念珠菌病
　　念珠菌会感染口腔和生殖器，也会出现在心脏、肠、膀胱和脑中。

真菌的类型

　　引起感染的真菌有两种主要类型：丝状真菌和酵母菌。丝状真菌会生长在被称为菌丝的长的、有分枝的线中。酵母菌是单细胞生物，包括引起鹅口疮等常见感染的真菌。

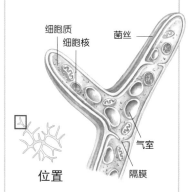

细胞质
细胞核
菌丝
气室
隔膜

位置

丝状真菌
丝状真菌的管状分支（菌丝）有时由被称为隔膜的隔横分开。

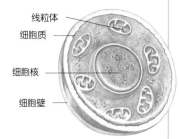

线粒体
细胞质
细胞核
细胞壁

酵母菌
这些单细胞真菌存在于菌落中，通过细胞分裂传播。

免疫

　　针对传染性疾病的免疫有两种类型：主动免疫和被动免疫。主动免疫，即接种疫苗，使用特定病原体的变体来刺激免疫系统产生抗体。被动免疫使用的是含有针对该疾病的抗体的血液提取物。

主动免疫

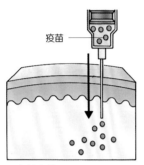

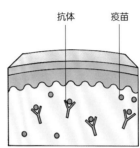

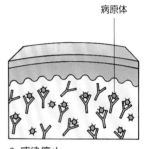

1. 注射疫苗
　　将含有灭活或无害形式病原体的疫苗注射到健康的人体内。

2. 触发免疫系统
　　免疫系统应答，产生抗体。免疫系统会"记住"病原体。

3. 感染停止
　　在之后的感染中，免疫系统会产生大量的抗体。

被动免疫

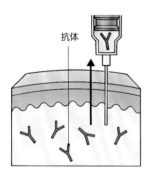

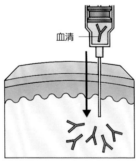

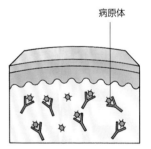

1. 收集抗体
　　带有抗体的血液取自对这种感染有免疫力的人或动物。

2. 注射血清
　　从这种血液中提取的血清被注入需要保护的人体内。

3. 提供保护
　　血清中的抗体会攻击目前的感染，或者提供短期保护。

基因工程病毒

基因工程指的是通过插入来自另一个生物体的基因来改变生物体的遗传物质（DNA）的技术。这种技术被用于制造一些疫苗。病毒（如乙肝病毒）表面抗原（蛋白质）的基因被插入到细菌等其他生物的DNA中；当细菌繁殖时，会产生大量的复制病毒材料，可用于制作疫苗以刺激产生免疫应答。

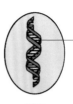

来自病毒 DNA 的基因插入到细菌的 DNA 中

复制的细菌

病毒DNA复制

材料的复制

当含有改变的 DNA（遗传物质）的细菌繁殖时，每个新产生的细菌将含有改变的 DNA 的复制体。

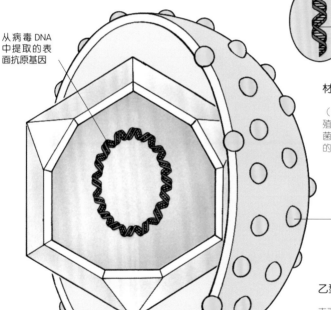

从病毒 DNA 中提取的表面抗原基因

在疫苗中使用时，病毒表面抗原将触发免疫应答

乙型肝炎病毒

用作疫苗时，病毒的表面抗原将对疾病提供预防。从病毒 DNA 中提取表面抗原的基因，插入另一个生物体的 DNA 中进行复制。

过敏反应

过敏是免疫系统的过度反应，由可能被吸入、吞咽或接触到人体的通常无害的物质引起。这种物质，或称过敏原，在皮肤以及呼吸道、肺和胃的内层的某些细胞中引起反应。肥大细胞释放组胺，这种刺激物会产生过敏反应，如哮喘或皮疹。

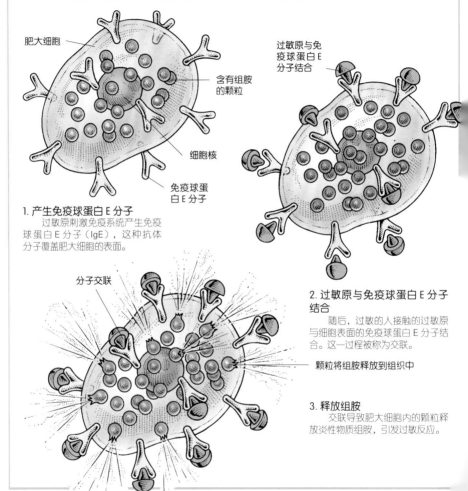

肥大细胞

含有组胺的颗粒

细胞核

免疫球蛋白E分子

过敏原与免疫球蛋白E分子结合

1. 产生免疫球蛋白E分子

过敏原刺激免疫系统产生免疫球蛋白E分子（IgE），这种抗体分子覆盖肥大细胞的表面。

分子交联

颗粒将组胺释放到组织中

2. 过敏原与免疫球蛋白E分子结合

随后，过敏的人接触的过敏原与细胞表面的免疫球蛋白E分子结合。这一过程被称为交联。

3. 释放组胺

交联导致肥大细胞内的颗粒释放炎性物质组胺，引发过敏反应。

自身免疫性疾病

有时，免疫系统形成的抗体不是针对细菌等入侵者，而是抵抗身体自身组织。这些不恰当的攻击被称为自身免疫性疾病，其可能针对特定的器官（如甲状腺）也可能导致更普遍的疾病（见下表）。这类疾病常见于中年人，相对于男性而言，女性更易受到自身免疫性疾病的影响。

疾病	描述
爱迪生氏病	肾上腺受损导致低血压、身体虚弱，降低身体对压力的反应能力。
胰岛素依赖性糖尿病	被称为胰岛的胰腺细胞簇不能产生充足的胰岛素，导致血糖水平过高。
溶血性贫血	这种自身免疫形式的贫血缩短了红细胞的寿命，导致能量损失、脸色苍白、头痛和呼吸困难。
格雷夫斯病	甲状腺变得过于活跃且可能会变大，形成甲状腺肿。患者会出现体重减轻、烦躁和震颤等症状。
多发性硬化	神经纤维覆盖物的损伤会导致肌肉无力、感觉混乱，以及言语和视力问题。
重症肌无力	神经和肌肉之间的连接处的损伤导致肌肉无力、疲劳，面部肌肉的表现尤其明显。
系统性红斑狼疮	受损组织导致功能逐渐丧失，特别是在肾、肺和关节中。脸上会出现明显的皮疹。
白癜风	皮肤中色素产生细胞（黑素细胞）的损失会导致皮肤出现多个不规则的苍白斑块，多发于手和脸。

HIV感染与艾滋病

艾滋病，即获得性免疫缺陷综合征（AIDS），是由人免疫缺陷病毒（HIV）引起的。病毒（如下所示）会破坏一种白细胞——"辅助手"CD4淋巴细胞。随着细胞数量下降，免疫系统的效率大打折扣，身体更容易受到疾病的影响。HIV通过受感染的血液和其他体液传播，例如可以通过性接触传播。

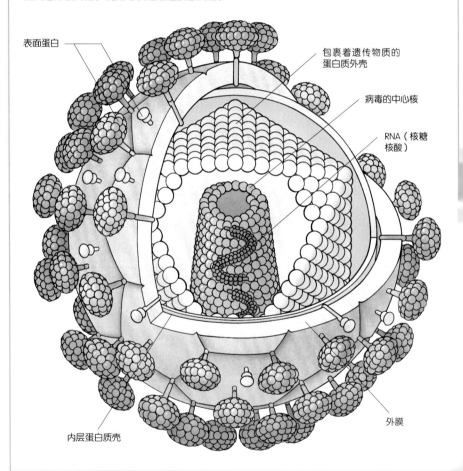

表面蛋白

包裹着遗传物质的蛋白质外壳

病毒的中心核

RNA（核糖核酸）

外膜

内层蛋白质壳

艾滋病的影响

　　许多感染艾滋病病毒的人多年来没有症状，被称为无症状携带者。在感染的后期阶段，他们的体重减轻，并出现盗汗、发烧和腹泻。如果艾滋病发展成熟（可潜伏长达14年），人们容易受到各种感染和某些恶性肿瘤的侵袭。

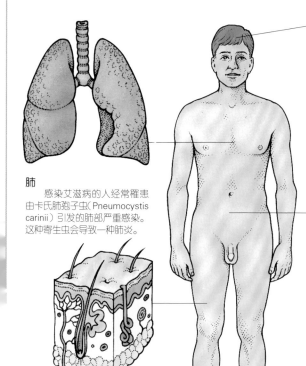

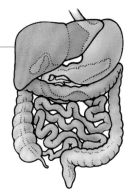

神经系统

　　HIV 感染会对大脑和神经系统产生影响，引起诸如精神障碍、视力障碍和瘫痪等症状。

肺

　　感染艾滋病的人经常罹患由卡氏肺孢子虫（Pneumocystis carinii）引发的肺部严重感染。这种寄生虫会导致一种肺炎。

皮肤

　　一种名叫卡波氏肉瘤的恶性肿瘤通常与艾滋病有关，这种恶性肿瘤的特征是出现蓝色或棕色的皮肤结节，有时也会影响内脏。

消化系统

　　持续性腹泻是与艾滋病相关的最常见的疾病之一，通常由胃肠道原虫感染引起。

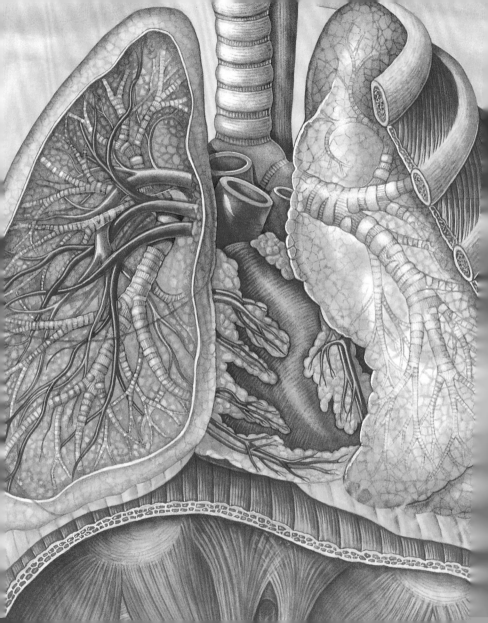

呼吸系统疾病

　　在呼吸过程中，很容易吸入病毒和细菌等微生物。这些微生物可能会引发某些仅对上呼吸道产生影响的轻度疾病，如普通感冒；或导致更严重的肺部疾病，如支气管炎或肺炎。还有一些可能会影响肺部的病症，比如过敏引起的组织炎症、吸入刺激性尘埃颗粒引起的损伤以及癌症。

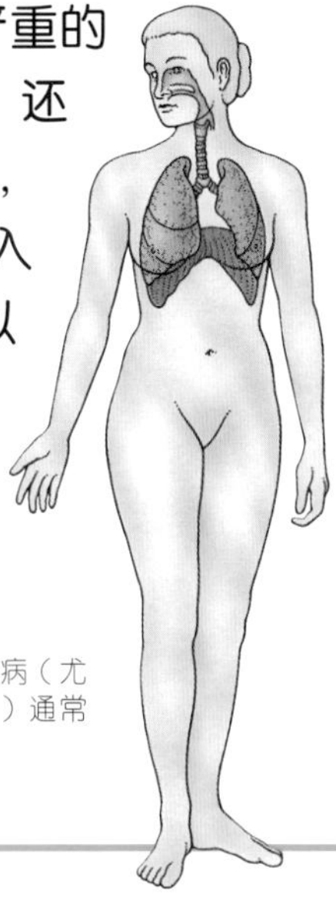

呼吸道疾病
　　呼吸道疾病（尤其是上呼吸道）通常由感染引起。

上呼吸道感染

上呼吸道感染会影响鼻窦、咽部和喉部，当吸入有病毒或被细菌污染的飞沫时，就会出现这种病症。感染通常会导致鼻子和喉部黏膜发炎、肿胀。

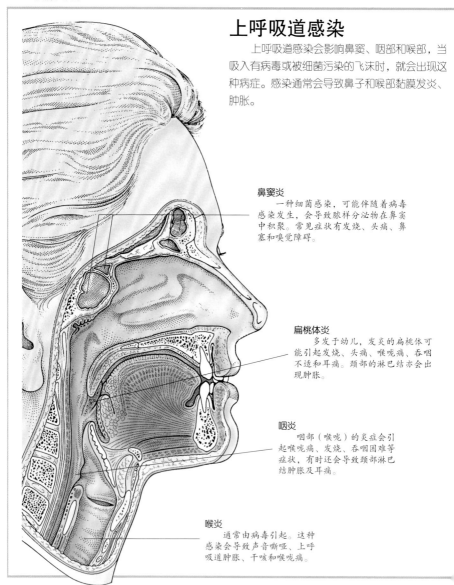

鼻窦炎

一种细菌感染，可能伴随着病毒感染发生，会导致脓样分泌物在鼻窦中积聚。常见症状有发烧、头痛、鼻塞和嗅觉障碍。

扁桃体炎

多发于幼儿，发炎的扁桃体可能引起发烧、头痛、喉咙痛、吞咽不适和耳痛。颈部的淋巴结亦会出现肿胀。

咽炎

咽部（喉咙）的炎症会引起喉咙痛、发烧、吞咽困难等症状，有时还会导致颈部淋巴结肿胀及耳痛。

喉炎

通常由病毒引起。这种感染会导致声音嘶哑、上呼吸道肿胀、干咳和喉咙痛。

普通感冒

大约有200种病毒可以引起普通感冒。咳嗽和打喷嚏产生的飞沫会让致病菌在人与人之间传播。这些病毒还可以通过人与人之间的接触或与受污染物体的接触传播。感冒的症状包括流鼻涕、喉咙痛、头痛和咳嗽，通常情况下，人体的免疫系统很快就会"打败"传染性的微生物。

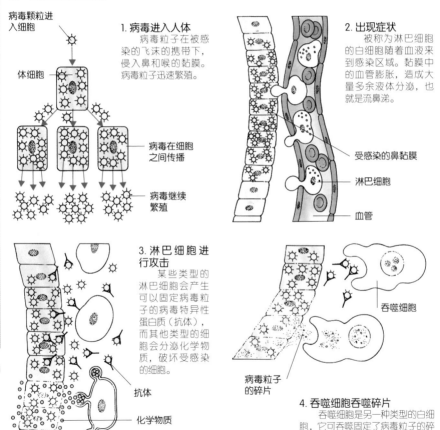

病毒颗粒进入细胞

体细胞

1. 病毒进入人体
病毒粒子在被感染的飞沫的携带下，侵入鼻和喉的黏膜。病毒粒子迅速繁殖。

病毒在细胞之间传播

病毒继续繁殖

2. 出现症状
被称为淋巴细胞的白细胞随着血液来到感染区域。黏膜中的血管膨胀，造成大量多余液体分泌，也就是流鼻涕。

受感染的鼻黏膜

淋巴细胞

血管

3. 淋巴细胞进行攻击
某些类型的淋巴细胞会产生可以固定病毒粒子的病毒特异性蛋白质（抗体），而其他类型的细胞会分泌化学物质，破坏受感染的细胞。

抗体

化学物质

吞噬细胞

病毒粒子的碎片

4. 吞噬细胞吞噬碎片
吞噬细胞是另一种类型的白细胞，它可吞噬固定了病毒粒子的碎片和受损细胞的碎片。感冒症状在不久后消退。

流行性感冒

　　流行性感冒通常被称为"流感"，这是一种由流感病毒引起的急性呼吸道感染，会导致发烧、发冷、肌肉疼痛、头痛、身体虚弱和咳嗽。流感病毒（其中一种类型如右图所示）具有3种主要毒株：A、B和C。一些病毒会改变它们的结构，使它们不能被免疫系统识别。如果新的毒株以这种方式出现，大多数人对其没有免疫力，可能会出现流行病。

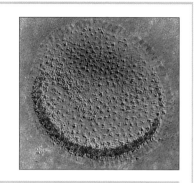

鼻窦炎

　　在眼睛和鼻子周围的颅骨中，有几个叫作鼻窦的充气腔。鼻窦黏膜的细菌感染（可能伴随病毒感染，如感冒）可能会引发一种被称为鼻窦炎的炎症。这种疾病会导致头痛、面部疼痛和压痛、鼻塞，有时还会流鼻涕。

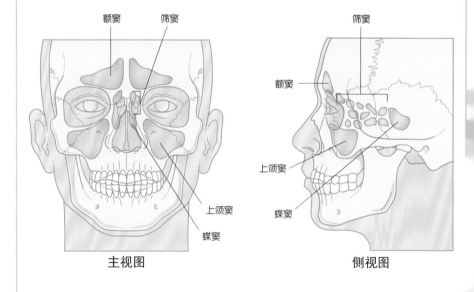

额窦　筛窦

上颌窦

蝶窦

主视图

筛窦

额窦

上颌窦

蝶窦

侧视图

急性支气管炎

急性支气管炎是连接气管（气道）和肺部的支气管出现的炎症，通常是流感等病毒感染的并发症，表现为支气管的内层或深层组织发炎或肿胀，使内腔缩小。大量黏液被分泌出来，引起咳痰，有时还会引发哮喘。

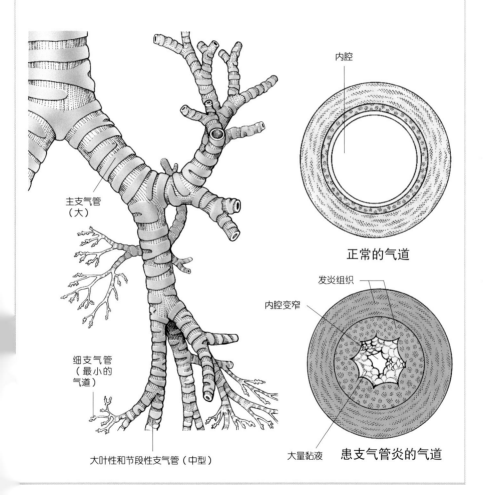

主支气管（大）

细支气管（最小的气道）

大叶性和节段性支气管（中型）

内腔

正常的气道

发炎组织

内腔变窄

大量黏液　　**患支气管炎的气道**

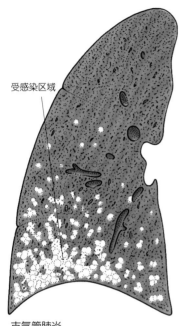

受感染区域

支气管肺炎
这种类型的肺炎常见于慢性病患者、老年人和儿童。上图中分散分布的白色区域是发炎的肺组织斑块。

肺炎

得肺炎时,最小的细支气管和肺泡组织区域会发炎。肺炎有2种主要病症:大叶性肺炎,感染肺的1个肺叶;支气管肺炎,在1个或2个肺叶中出现斑片状感染。肺炎通常是细菌感染的结果,但有时会由病毒引起,其症状包括咳嗽、呼吸困难、发热、关节疼痛和肌肉疼痛。

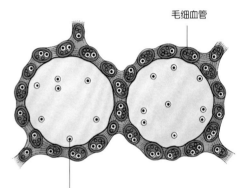

毛细血管

巨噬细胞

健康的肺泡
肺泡(肺中的微小气囊)含有被称为巨噬细胞的白细胞,它会吞噬呼吸时摄入的刺激物,但对感染性生物体的反应较慢。

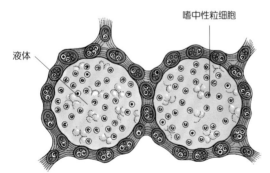

嗜中性粒细胞

液体

被感染的肺泡
感染引发肺泡壁毛细血管的变化,嗜中性粒细胞(另一种类型的白细胞)攻击入侵的生物体。液体也随之流入并积聚。

胸腔积液

胸腔积液是胸膜腔内部与肺外侧的双层膜之间，或胸膜之间积聚的大量液体。这种情况可能是由胸膜炎引起的，而胸膜炎通常由感染（如肺炎或肺结核）引发，有时也会由心力衰竭造成。大量胸腔积液可能会导致呼吸困难。

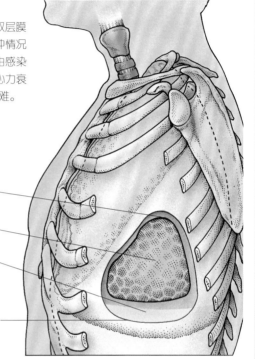

胸膜内膜（脏胸膜）
该膜层覆盖于肺的外部。

肺

胸腔积液
肺部疾病会导致胸膜层之间积聚大量液体。

胸膜外膜（壁胸膜）
衬在胸膜内面，膈上面和纵膈两侧的浆膜。

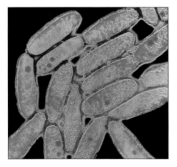

军团病

这种罕见感染首次发现于1976年，是一种肺炎（见第382页）。军团病是由嗜肺军团杆菌（如左图所示）引起的，它可在水冷空调系统和留滞水的管道系统中大量繁殖，引发的症状包括高烧、咳嗽、发冷、肌肉酸痛、意识模糊、严重头痛、腹痛和腹泻。相较于年轻人，老年人的患病风险更大。

肺动脉高压

　　肺动脉高压是向肺部输血的动脉出现异常高压。当通过肺部的血流遇到阻力时，这种病症就会出现，引发原因通常是血块堵塞动脉，或由疾病引起的肺组织瘢痕所导致。在这种病症中，心脏的右心室必须比平常更有力地泵血，这会致使心脏和动脉壁的肌肉增厚，血压升高，血流通过心脏传回肺部。

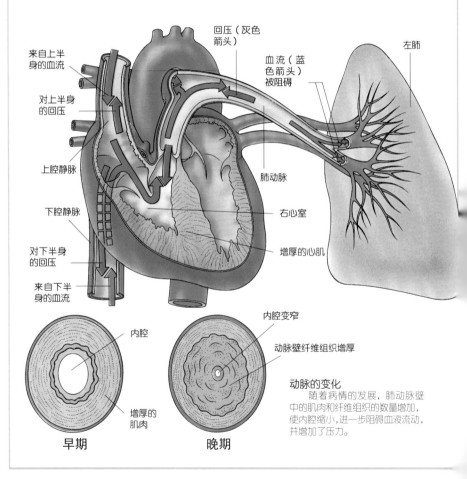

来自上半身的血流

对上半身的回压

上腔静脉

下腔静脉

对下半身的回压

来自下半身的血流

回压（灰色箭头）

血流（蓝色箭头）被阻碍

左肺

肺动脉

右心室

增厚的心肌

内腔

增厚的肌肉

早期

内腔变窄

动脉壁纤维组织增厚

晚期

动脉的变化

　　随着病情的发展，肺动脉壁中的肌肉和纤维组织的数量增加，使内腔缩小，进一步阻碍血液流动，并增加了压力。

气胸

　　气胸是指空气进入人体胸膜层之间的空间（胸膜是覆盖肺部外部和胸腔内部的双层膜）。从肺部或身体外部进入的空气会改变胸腔压力并导致肺部塌陷。这种情况可能是自发的，也可能由受伤导致，其常见症状是胸部疼痛和呼吸困难。

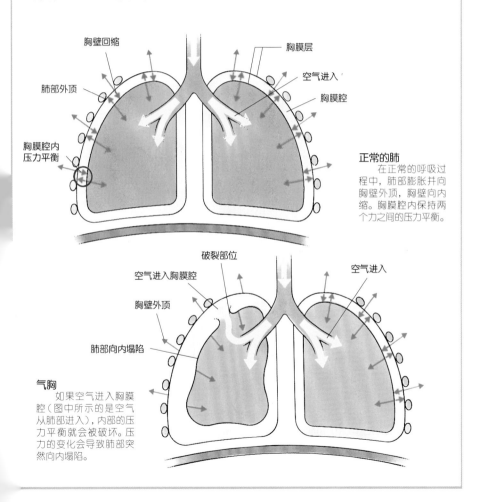

胸壁回缩

胸膜层

肺部外顶

空气进入

胸膜腔

胸膜腔内压力平衡

正常的肺

　　在正常的呼吸过程中，肺部膨胀并向胸壁外顶，胸壁向内缩。胸膜腔内保持两个力之间的压力平衡。

破裂部位

空气进入胸膜腔

空气进入

胸壁外顶

肺部向内塌陷

气胸

　　如果空气进入胸膜腔（图中所示的是空气从肺部进入），内部的压力平衡就会被破坏。压力的变化会导致肺部突然向内塌陷。

纤维性肺泡炎

纤维性肺泡炎也被称为特发性肺纤维化（IPF），它被认为是原因不明的自身免疫性疾病。在某些情况下，纤维性肺泡炎会伴随其他免疫性疾病出现，如类风湿性关节炎。纤维性肺泡炎通常影响2个肺的全部或部分，造成瘢痕（纤维化）及肺泡和肺部气囊增厚，其常见症状是严重的呼吸困难。

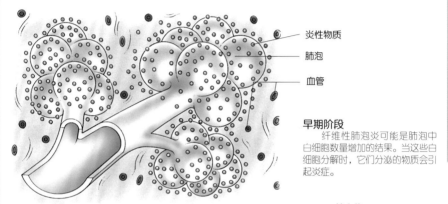

炎性物质
肺泡
血管

早期阶段

纤维性肺泡炎可能是肺泡中白细胞数量增加的结果。当这些白细胞分解时，它们分泌的物质会引起炎症。

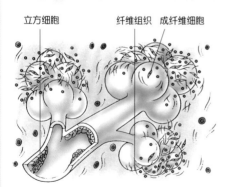

立方细胞　纤维组织　成纤维细胞

纤维组织的生长

炎症导致成纤维细胞产生纤维组织的过度生长。粗细胞取代了支气管中常见的细胞，限制氧气通过。

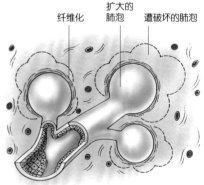

纤维化　扩大的肺泡　遭破坏的肺泡

后期阶段

形成瘢痕组织（纤维化），逐渐破坏肺泡壁。剩余的肺泡扩大。瘢痕组织可能会收缩，限制肺部扩张。

矽肺

矽肺是一种职业病，由吸入粉尘颗粒引起。这是一种由于二氧化硅粉尘（通常以石英的形式出现）刺激造成肺组织瘢痕（纤维化）的病症，采石场工人、石匠和陶工等都有患病风险。其症状包括呼吸困难等，也可能在数年内不明显现。

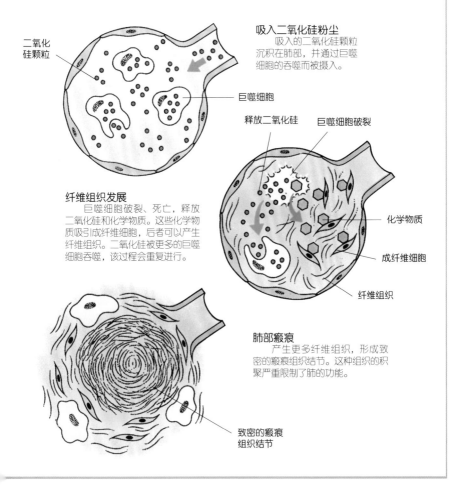

二氧化硅颗粒

吸入二氧化硅粉尘
吸入的二氧化硅颗粒沉积在肺部，并通过巨噬细胞的吞噬而被摄入。

巨噬细胞

释放二氧化硅　　**巨噬细胞破裂**

纤维组织发展
巨噬细胞破裂、死亡，释放二氧化硅和化学物质。这些化学物质吸引成纤维细胞，后者可以产生纤维组织。二氧化硅被更多的巨噬细胞吞噬，该过程会重复进行。

化学物质

成纤维细胞

纤维组织

肺部瘢痕
产生更多纤维组织，形成致密的瘢痕组织结节。这种组织的积聚严重限制了肺的功能。

致密的瘢痕组织结节

慢性支气管炎

慢性支气管炎是支气管（肺部气道）的持续性炎症。这种疾病可能是空气污染的结果，但最常见的发病原因是吸烟，吸烟会刺激支气管内壁产生大量黏液。慢性支气管炎的主要症状是逐渐恶化的痰性咳嗽，也可能出现声音嘶哑和呼吸困难。

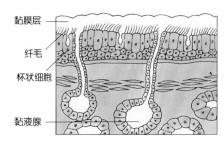

黏膜层
纤毛
杯状细胞
黏液腺

健康的支气管

在正常的气道内，由黏液腺和特殊细胞（杯状细胞）产生的黏液，通过纤毛向上移入喉部，然后被咳出或吞咽。

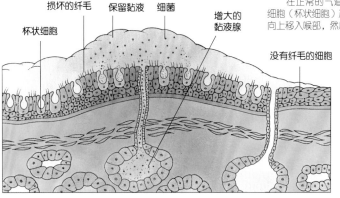

损坏的纤毛　保留黏液　细菌
杯状细胞
增大的黏液腺
没有纤毛的细胞

发炎的支气管

吸入刺激物会导致黏液腺增大并产生更多的黏液，纤毛被慢慢破坏。黏液不能被排出，并被细菌感染。

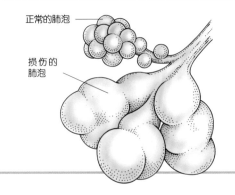

正常的肺泡
损伤的肺泡

肺气肿

患肺气肿时，肺部的肺泡因受到香烟烟雾或其他污染物的损害而变大，导致肺泡壁分解再合并，形成数量较少但体积较大的肺泡，减少了肺部气体交换的表面积。症状包括呼吸困难和咳嗽。

哮喘

　　哮喘是肺部气道的炎症和可逆性收缩，导致反复发作的呼吸困难、喘鸣，有时还会出现干咳。这种疾病可由对某些物质（如房屋灰尘或动物毛皮）的过敏反应触发，但某些类型的哮喘原因未知。哮喘通常始于童年。

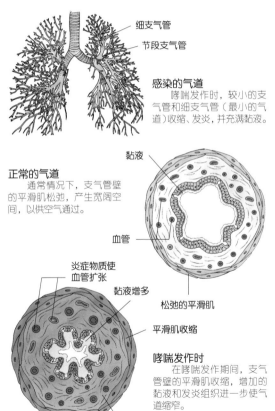

细支气管

节段支气管

感染的气道
哮喘发作时，较小的支气管和细支气管（最小的气道）收缩、发炎，并充满黏液。

黏液

正常的气道
　　通常情况下，支气管壁的平滑肌松弛，产生宽阔空间，以供空气通过。

血管

炎症物质使血管扩张

黏液增多

松弛的平滑肌

平滑肌收缩

哮喘发作时
　　在哮喘发作期间，支气管壁的平滑肌收缩，增加的黏液和发炎组织进一步使气道缩窄。

炎症和肿胀

治疗哮喘

　　过敏性哮喘主要由过敏反应中某些细胞（肥大细胞）释放的组胺等刺激性物质引起。治疗这种类型哮喘的一种方式是用肥大细胞稳定剂抑制组胺的产生。

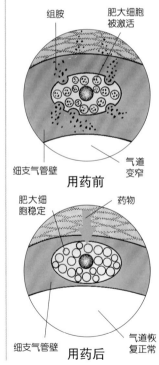

组胺　　**肥大细胞被激活**

细支气管壁　　**气道变窄**

用药前

肥大细胞稳定　　**药物**

细支气管壁　　**气道恢复正常**

用药后

肺癌

肺癌通常由吸入性刺激物导致肺部异常细胞生长而引发。罹患这种疾病的常见诱因之一是烟草的烟雾，因为这种烟雾中含有致癌物质。在大多数肺癌病例中，肿瘤出现在支气管内，可能引起咳嗽、疼痛和呼吸阻塞。

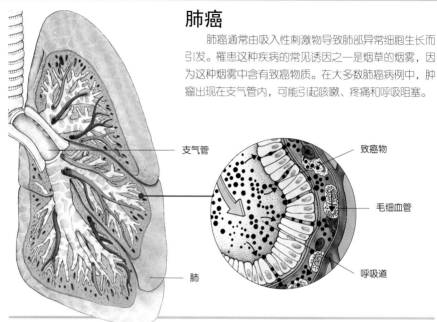

支气管

致癌物

毛细血管

肺

呼吸道

肺癌扩散

来自肺部肿瘤（原发性肿瘤）的细胞可能会扩散到身体的其他部位。如果恶性肿瘤在新部位发展（见图），则称为转移。转移到骨骼中可能导致疼痛和骨折，到脑中则可能引发头痛、呕吐、视乳头水肿等，到肝脏会引起体重减轻和恶心，到淋巴结中则会导致免疫系统受损。

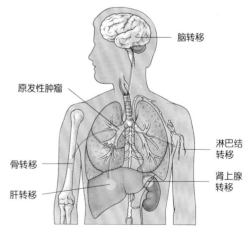

脑转移

原发性肿瘤

骨转移

肝转移

淋巴结转移

肾上腺转移

吸烟会对肺部造成何种损害

　　烟草燃烧时形成的焦油中含有许多不同的化学物质，并且具有强烈的致癌性。随着时间的推移，吸入气道的烟雾会使支气管壁内的细胞顶层变平，它们的纤毛也逐渐被破坏。下面各层基底细胞会迅速繁殖以取代受损细胞，其中一些新的基底细胞会发生癌变。

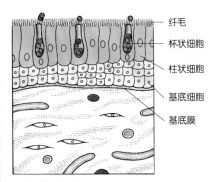

纤毛
杯状细胞
柱状细胞
基底细胞
基底膜

1. 健康的支气管

　　健康的支气管内排列着会产生润滑黏液的杯状细胞，和顶部有纤毛的柱状细胞。在这一层下面是基底细胞，其持续不断地替代受损的柱状细胞。

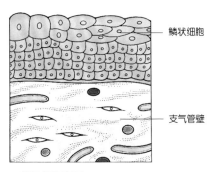

鳞状细胞

支气管壁

2. 柱状细胞变平

　　随着时间推移，吸入的烟雾不断损伤柱状细胞，使其变得扁平并逐渐失去纤毛，成为鳞状细胞。

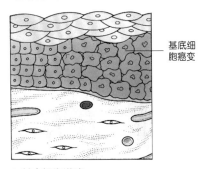

基底细胞癌变

3. 基底细胞增殖

　　为了替代受损的鳞状细胞，基底细胞开始加速繁殖。新生成的细胞中，有一些会发生癌变。

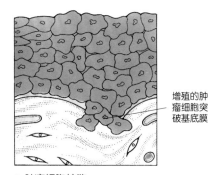

增殖的肿瘤细胞突破基底膜

4. 肿瘤细胞扩散

　　肿瘤细胞增殖，取代健康的细胞。肿瘤细胞可能会突破支气管内层的基膜，扩散到新的部位。

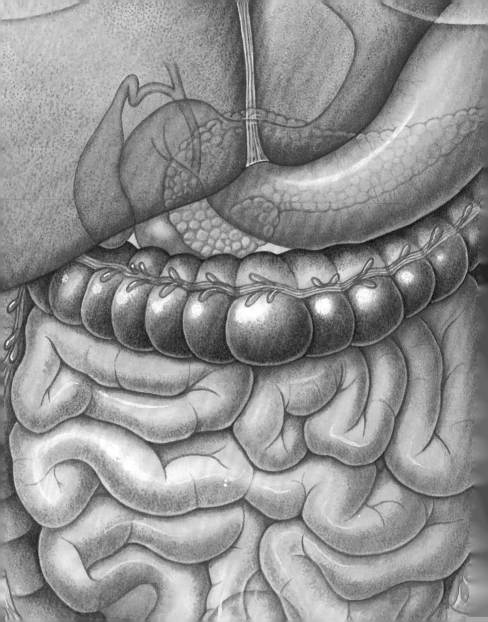

消化系统疾病

　　消化器官问题对所有年龄段个体行而言均十分常见。一些常见的胃肠紊乱与饮食有关，并可能因焦虑而加重。肝病可由病毒感染引起，但也是长期酗酒的常见后果。消化系统的任何部位都可能出现癌症。

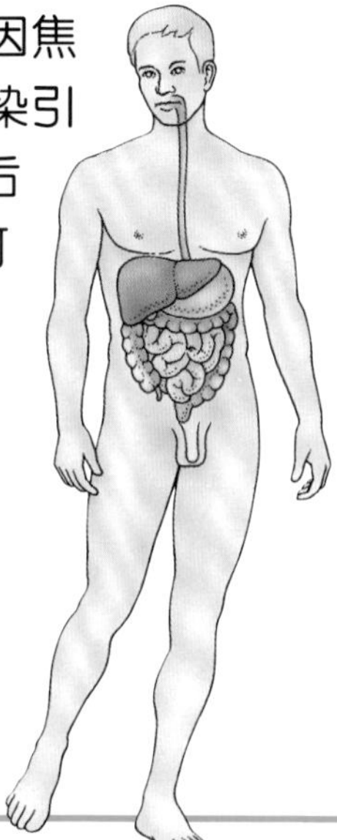

肠道疾病
　　若消化过程被肠道疾病破坏，可能会出现疼痛和腹泻等症状。

疝气

　　疝气指器官或组织膨出其正常占据的体腔。腹壁疝包含多种类型，下图展示了其中两个例子：食管裂孔滑动疝和食管旁裂孔疝。疝气多发于超重人群、中年人或老年人，其症状通常是胃酸反流，可能伴有疼痛。

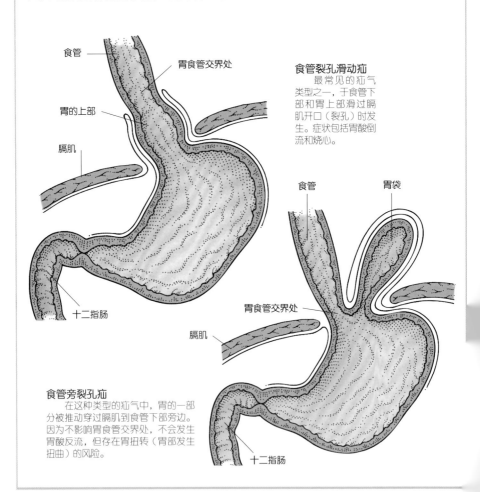

食管裂孔滑动疝

　　最常见的疝气类型之一，于食管下部和胃上部滑过膈肌开口（裂孔）时发生。症状包括胃酸倒流和烧心。

食管旁裂孔疝

　　在这种类型的疝气中，胃的一部分被推动穿过膈肌到食管下部旁边。因为不影响胃食管交界处，不会发生胃酸反流，但存在胃扭转（胃部发生扭曲）的风险。

消化性溃疡

　　消化性溃疡指的是胃或十二指肠黏膜组织被侵蚀。正常情况下，黏液、碳酸氢盐及其他分泌物可以保护消化道内膜免受酸性消化液侵损，但如果这种屏障被破坏，消化液则会损伤黏膜。消化性溃疡常与幽门螺杆菌感染有关，幽门螺杆菌能促进胃酸的分泌。

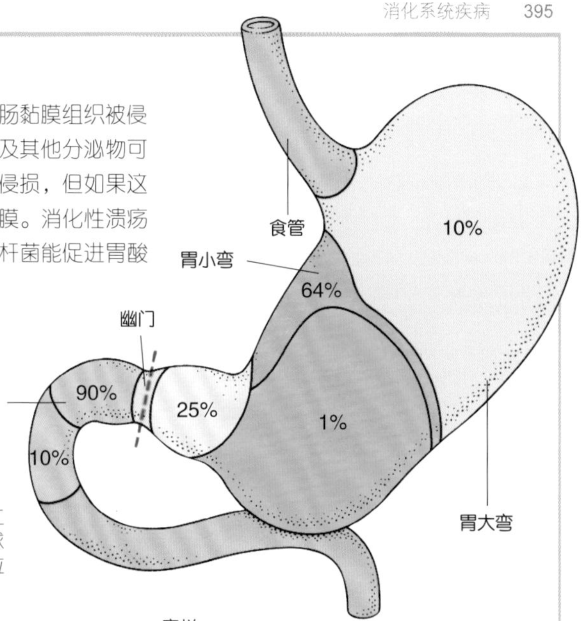

食管

胃小弯

10%

64%

幽门

十二指肠球部

90%

25%

1%

10%

胃大弯

消化性溃疡易发部位

　　消化性溃疡主要发生在十二指肠的第一部分，即十二指肠球部。右图的百分比显示特定部位发生溃疡的概率。

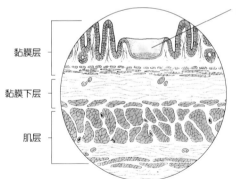

糜烂

保护屏障破裂时，胃酸会损伤内膜细胞。

黏膜层

黏膜下层

肌层

溃疡加深

　　溃疡是一种慢性疾病，它会持续向下延伸，使组织受损。

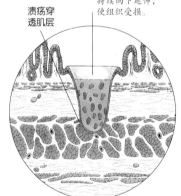

溃疡穿透肌层

消化性溃疡的发展

　　溃疡早期阶段（如上图），黏膜层被部分破坏，产生一种浅层损伤，被称为糜烂。随后，溃疡穿透其下方的整个黏膜和黏膜下层（如右图），并可能最终侵入或穿过肌层。

酒精性肝病

　　持续酗酒会导致肝损伤，并可能产生不可逆转的瘢痕组织（肝硬化）。起初，过量饮酒会导致肝细胞脂肪异常堆积，造成脂肪肝。酒精损伤有时还会引发炎症，造成酒精性肝炎。如果继续酗酒，上述两种情况都可能导致肝衰竭。酒精性肝病早期可能没有症状，但之后可能会出现恶心、不适、黄疸和体重减轻。

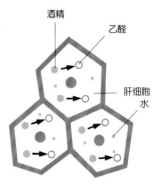

酒精

乙醛

肝细胞水

损伤如何发生

　　虽然有些酒精未经转变便排出体外，但大部分酒精被肝脏中的酶转化成了乙醛。酒精和乙醛对肝脏细胞都有毒害作用。

充满脂肪的细胞

受损组织

脂肪肝

　　肝细胞被脂肪粒浸润，导致肝脏肿大。

酒精性肝炎

　　乙醛的生成使肝细胞发炎、受损，进而损伤肝功能。

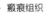

瘢痕组织

肝硬化

　　在肝硬化中，瘢痕组织分隔过度增生的细胞结节。在此阶段，肝损害是不可逆转的。

门脉高压

　　门脉高压是指由于肝脏血流受阻而引起的门静脉血压升高。在大多数情况下，梗阻是由酒精损伤形成的瘢痕组织（肝硬化）引起的。反压会引起食管下部和上腹部静脉扩张。静脉可能破裂，导致突然性大出血。

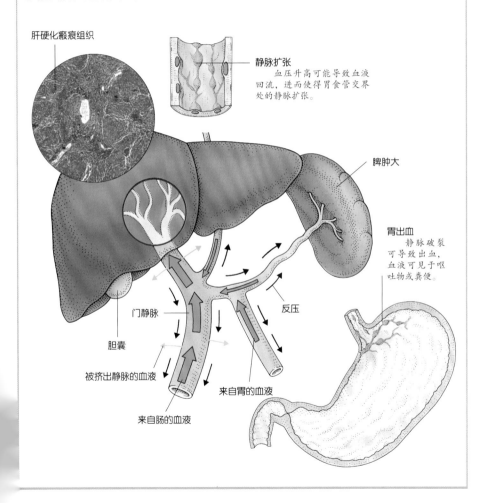

肝硬化瘢痕组织

静脉扩张
　　血压升高可能导致血液回流，进而使得胃食管交界处的静脉扩张。

脾肿大

胃出血
　　静脉破裂可导致出血，血液可见于呕吐物或粪便。

门静脉

反压

胆囊

被挤出静脉的血液

来自胃的血液

来自肠的血液

肝炎

　　肝炎即肝脏的炎症，其通常由甲型肝炎病毒、乙型肝炎病毒（如右图所示）或丙型肝炎病毒引起。病毒性肝炎通常病程较短。然而，炎症有时也会持续存在，且最终可能会导致形成瘢痕组织（肝硬化），尤其是丙肝病毒感染引发的肝炎。其他病因还包括药物不良反应、酒精中毒和细菌感染。

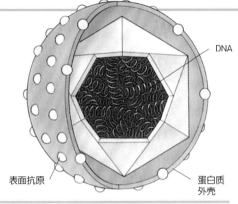

DNA

表面抗原

蛋白质外壳

肝

门静脉

肝脓肿

毛细血管

阿米巴原虫

阿米巴溃疡　　肠黏膜

肝脓肿

　　肝脓肿（或脓液积聚）可由细菌或阿米巴原虫（一种单细胞生物）感染引起。细菌可能来自其他受感染部位，比如阑尾；阿米巴原虫会通过被污染的食物或水传播，并且可以进入大肠，造成溃疡。它们可以从肠道扩散至肝脏，导致肝脏肿大、发热、疼痛、恶心和体重减轻。

阿米巴原虫

大肠

胰腺癌

胰腺癌患者的胰腺组织中的健康细胞会被形状不规则的恶性细胞群取代。这种癌症大多发生在胰头,尤其多发于壶腹,也就是胰管汇入十二指肠的部位。其主要症状是上腹部钝痛,并穿透至背部;其他症状包括食欲不振、体重减轻和黄疸。胰腺癌在老年人中最为常见。

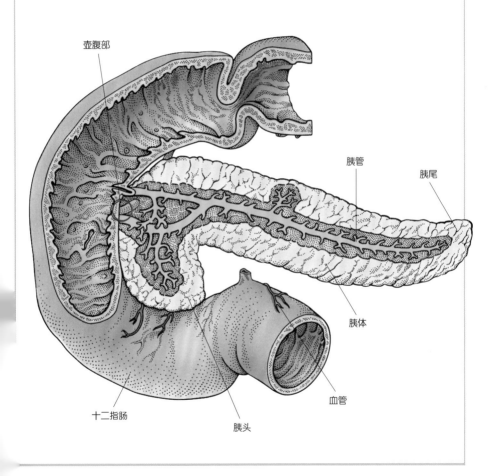

壶腹部

胰管

胰尾

胰体

血管

十二指肠

胰头

胆结石

胆结石是胆囊中形成的胆汁色素和胆固醇的固体堆积物。它们是由胆汁化学成分失衡引起的。来自胆囊的结石可能阻塞胆囊管或胆总管，或进入十二指肠。

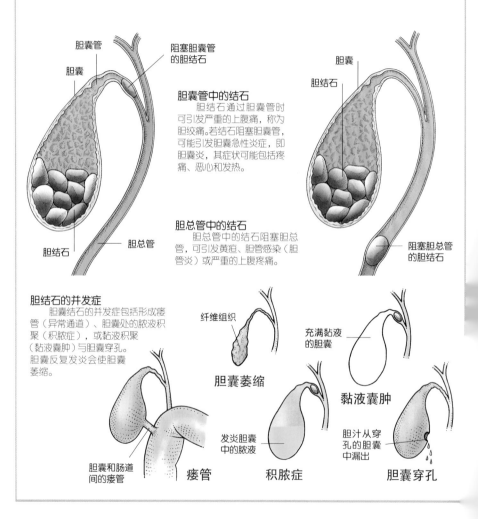

胆囊管

胆囊

阻塞胆囊管的胆结石

胆囊管中的结石

胆结石通过胆囊管时可引发严重的上腹痛，称为胆绞痛。若结石阻塞胆囊管，可能引发胆囊急性炎症，即胆囊炎，其症状可能包括疼痛、恶心和发热。

胆结石

胆总管

胆总管中的结石

胆总管中的结石阻塞胆总管，可引发黄疸、胆管感染（胆管炎）或严重的上腹疼痛。

胆囊

胆结石

阻塞胆总管的胆结石

胆结石的并发症

胆囊结石的并发症包括形成瘘管（异常通道）、胆囊处的脓液积聚（积脓症），或黏液积聚（黏液囊肿）与胆囊穿孔。胆囊反复发炎会使胆囊萎缩。

纤维组织

胆囊萎缩

充满黏液的胆囊

黏液囊肿

胆囊和肠道间的瘘管

瘘管

发炎胆囊中的脓液

积脓症

胆汁从穿孔的胆囊中漏出

胆囊穿孔

炎性肠病

炎性肠病包括溃疡性结肠炎和克罗恩病，两者均会导致慢性肠炎和溃疡。这些疾病起因不明，可能由免疫系统攻击自身组织引起，同时很可能有遗传倾向，其症状包括发热、直肠出血、腹痛和腹泻。

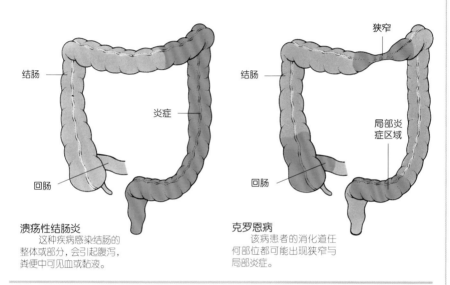

结肠　　　　　　　　　　　　　　　　　　　　　　　　　狭窄

炎症　　　　　　　　　　　　　　　　　　　　　　结肠

　　　　　　　　　　　　　　　　　　　　　　　局部炎症区域

回肠　　　　　　　　　　　　　　　　　　　　　回肠

溃疡性结肠炎
这种疾病感染结肠的整体或部分，会引起腹泻，粪便中可见血或黏液。

克罗恩病
该病患者的消化道任何部位都可能出现狭窄与局部炎症。

肠道易激综合征

这种慢性疾病是腹泻和间歇性便秘的组合，它可能引起大肠肌肉运动紊乱。肠道易激综合征（IBS）的病因不明，但可能会因应激而加重，并可能与特定食物过敏有关。肠道易激综合征的其他症状包括腹部绞痛、腹胀和黏液便。

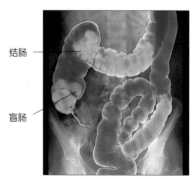

结肠

盲肠

肠梗阻

妨碍正常的消化和食物运动的肠道部分或全部梗阻，可能由多种疾病引起，其中最常见的是肠扭结和疝气——小肠部分在腹壁薄弱部位膨出。肠系膜梗塞较为罕见，其中血液供应丧失导致肠道部分坏死。

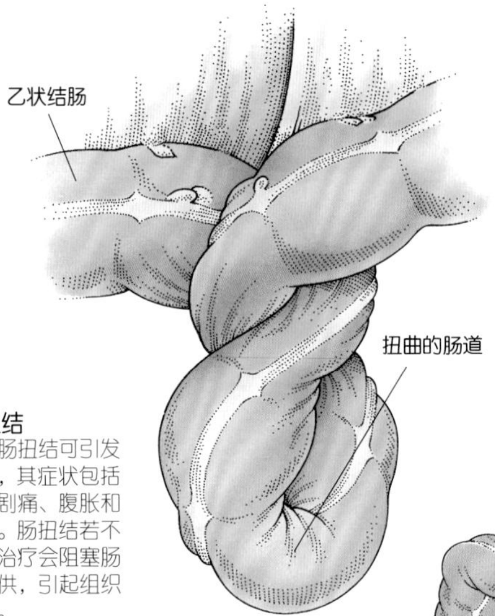

乙状结肠

扭曲的肠道

肠扭结

肠扭结可引发梗阻，其症状包括腹部剧痛、腹胀和呕吐。肠扭结若不进行治疗会阻塞肠道血供，引起组织坏死。

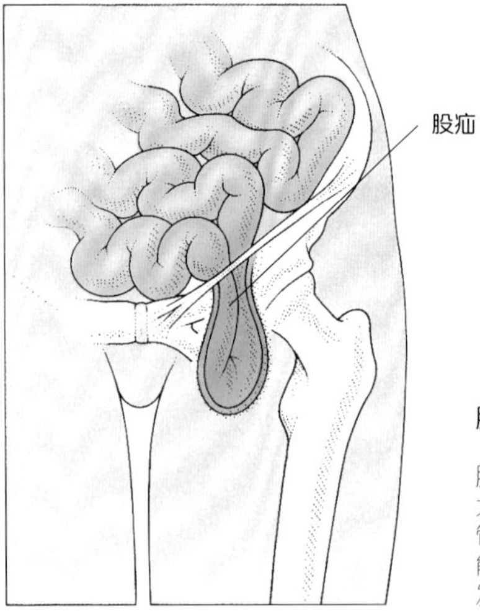

股疝

股疝

股疝患者的肠道通过腹部和大腿间狭窄的股管膨出。股疝可能出现嵌顿，引发梗阻和剧痛。

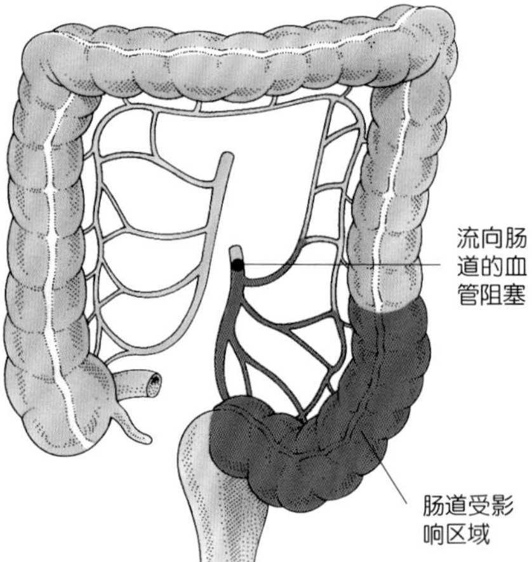

流向肠道的血管阻塞

肠道受影响区域

肠系膜梗阻

肠系膜梗阻病情严重，肠黏膜（肠系膜）血管阻塞切断了肠道的血液供应，导致组织坏死。

肠套叠

肠套叠指一段肠管套入肠腔内，形成管内管，这种情况最可能发生在回肠和盲肠的交界处。肠套叠较为罕见，且多发于非常年幼的儿童，其症状包括剧烈腹痛和红醋栗果冻样粪便。这类病症需要紧急治疗，因为肠套叠可能切断受影响区域血供，进而导致组织坏死。

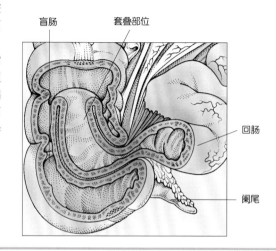

盲肠　　套叠部位

回肠

阑尾

阑尾炎

阑尾炎较为常见，尤其常见于儿童。这种疾病有时由阑尾（盲肠上突出的一段闭锁小管）阻塞或内膜溃疡引起。阑尾炎的主要症状包括右下腹急性疼痛和压痛，也可能出现低烧、恶心和呕吐。常见的治疗方式是手术。如果不及时治疗，发炎的阑尾可能会破裂，使得腹膜（腹膜腔内的黏膜）被细菌感染。

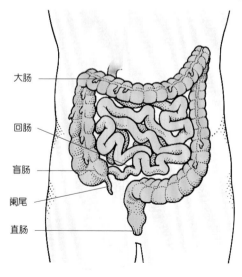

大肠

回肠

盲肠

阑尾

直肠

憩室疾病

憩室指肠壁上出现的"小袋"，憩室疾病包括憩室病和憩室炎。这种疾病最常影响结肠下部，在老年人中更为常见。症状包括腹痛和肿胀、腹泻、便秘、肠气和直肠出血，但这些症状不会一直持续。

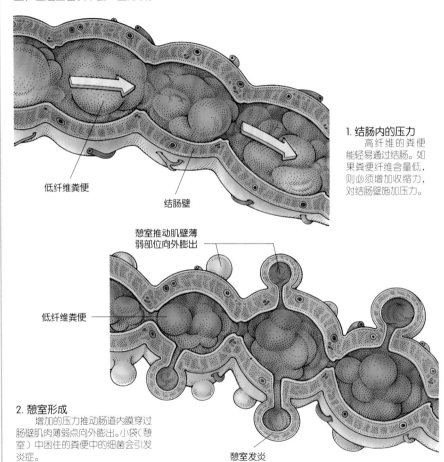

低纤维粪便

结肠壁

1. 结肠内的压力

高纤维的粪便能轻易通过结肠。如果粪便纤维含量低，则必须增加收缩力，对结肠壁施加压力。

憩室推动肌壁薄弱部位向外膨出

低纤维粪便

2. 憩室形成

增加的压力推动肠道内膜穿过肠壁肌肉薄弱点向外膨出。小袋（憩室）中困住的粪便中的细菌会引发炎症。

憩室发炎

结肠癌

结肠内的癌性生长通常首先在肠壁黏膜或内膜处形成息肉。恶性肿瘤可能会侵入肠壁或扩散至临近的淋巴结，然后扩散至远处的器官。结肠癌的症状包括血便、排便习惯改变和腹部疼痛。已知遗传因素会增加结肠癌患病风险，也有人认为这种疾病可能与膳食纤维摄入量低，以及摄入大量动物脂肪有关。

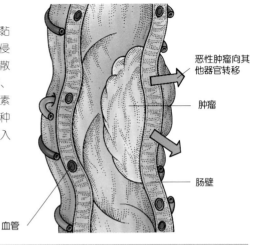

恶性肿瘤向其他器官转移

肿瘤

肠壁

血管

痔疮

痔疮，又称痔，指的是肛门内膜静脉肿胀（静脉曲张）。若静脉膨出肛门，称为外痔；若静脉出现在肛门上方的肛管中，则称为内痔。痔疮通常因便秘和竭力排便而导致，这种疾病通常会引发直肠出血、排便疼痛，以及肛门周围瘙痒。

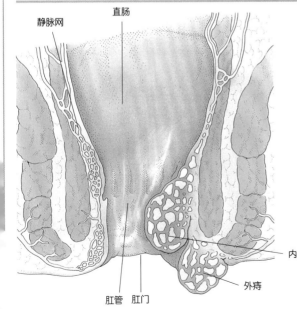

静脉网

直肠

肛管　肛门

内痔

外痔

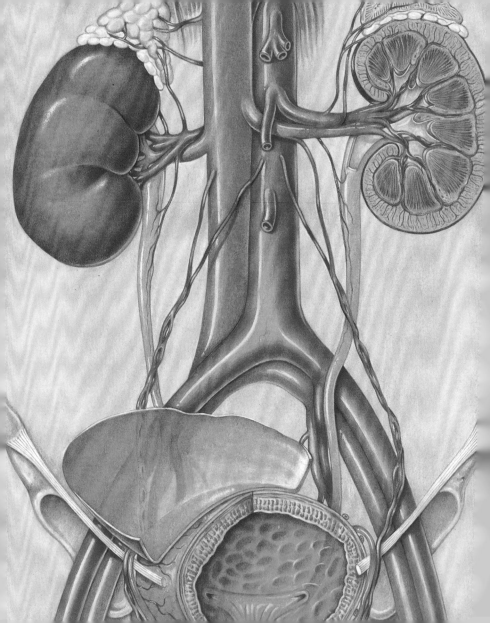

泌尿系统疾病

感染很容易通过泌尿道传播，有时会导致持续的、退化性的疾病。如果肾脏因疾病而受损，无法发挥从血液中过滤废物的功能，就可能会引发严重的疾病。尿失禁是泌尿系统最常见的症状之一，尤其常见于老年人。

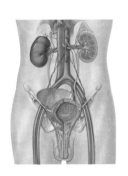

泌尿系统症状
背部或下腹部疼痛以及排尿频率改变，可能表明已患有某种泌尿系统疾病。

泌尿道疾病

　　泌尿道很容易被感染，尤其是女性的泌尿道，而且也易引发慢性病。每一种泌尿器官会患上对应的特定疾病，其中一些如下所示。然而，每个器官的特定疾病也可以影响泌尿系统其他部位。例如尿液排出受阻会产生反压，可能会损伤肾脏。

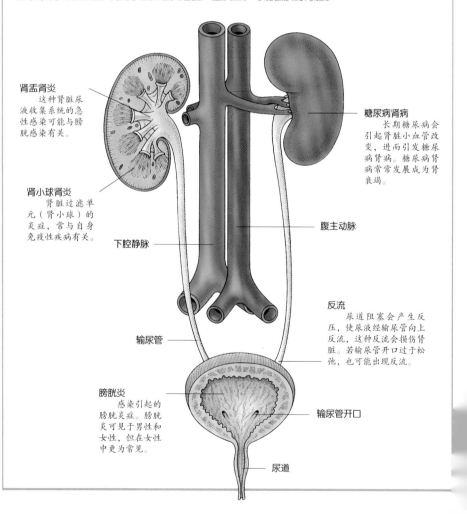

肾盂肾炎
　　这种肾脏尿液收集系统的急性感染可能与膀胱感染有关。

肾小球肾炎
　　肾脏过滤单元（肾小球）的炎症，常与自身免疫性疾病有关。

糖尿病肾病
　　长期糖尿病会引起肾脏小血管改变，进而引发糖尿病肾病。糖尿病肾病常常发展成为肾衰竭。

腹主动脉

下腔静脉

反流
　　尿道阻塞会产生反压，使尿液经输尿管向上反流，这种反流会损伤肾脏。若输尿管开口过于松弛，也可能出现反流。

输尿管

输尿管开口

膀胱炎
　　感染引起的膀胱炎症。膀胱炎可见于男性和女性，但在女性中更为常见。

尿道

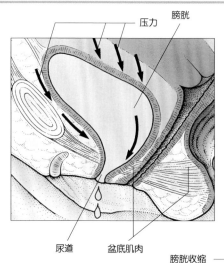

压力

膀胱

尿道

盆底肌肉

尿失禁

尿失禁指尿液非自主性排出。这种症状在女性中更为常见，主要是因为女性分娩后盆底肌肉没有恢复到生育前的状态，导致无力。在痴呆症的影响下，尿失禁尤其常见于老年人；此外，脑、脊髓损伤也可能造成失禁。

压力性尿失禁

盆底肌肉力量弱可能会导致在剧烈运动、笑或咳嗽时，有少量尿液溢出。

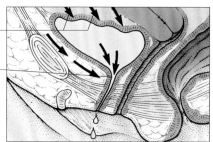

膀胱收缩

尿道

急迫性尿失禁

这种类型的尿失禁伴有急迫的尿意，有时由突然的运动引起。一旦排尿开始，膀胱便非自主收缩，直至尿液排空。

肾结石

尿液中的高浓度物质可能在肾的收集部位慢慢结晶，形成结石。这些可以引发剧烈疼痛的结石，有时也会形成于输尿管或膀胱。小结石可随尿液排出，不会引起注意，但大结石会损伤输尿管并阻塞尿流。

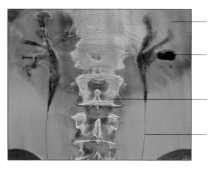

肾

肾结石

脊柱

输尿管

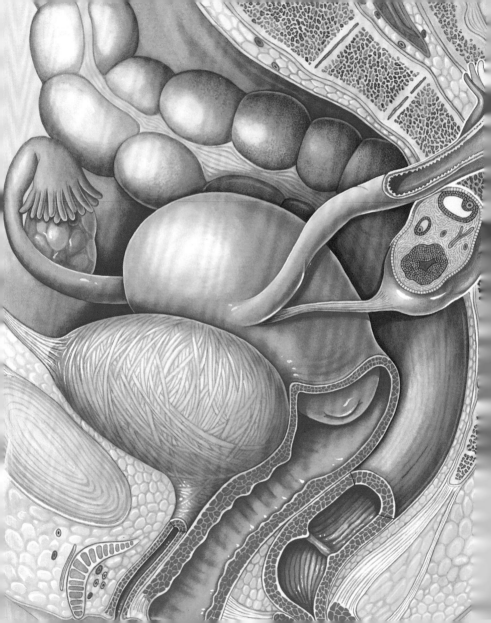

生殖系统疾病

有许多疾病可以影响男性和女性生殖系统，这些疾病包括性传播疾病、癌症以及子宫、卵巢和睾丸的非恶性增生。男女双方都有某些疾病可能导致不孕不育。对女性而言，轻微乳腺疾病的常见诱因是激素的变化。

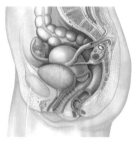

子宫疾病
除分娩并发症外，子宫的疾病还包括子宫肌瘤、脱垂、子宫内膜异位和癌症。

常见乳腺疾病

乳腺受雌性激素影响强烈，常见症状（如肿块和疼痛）往往与月经周期或妊娠期的激素变化有关。虽然所有乳腺肿块都应该让医生检查，但大多数类型的乳腺肿块为非恶性，很多甚至不需要治疗。乳腺癌的首发症状通常是无痛肿块，在9名女性中大概就有1名患有乳腺癌。

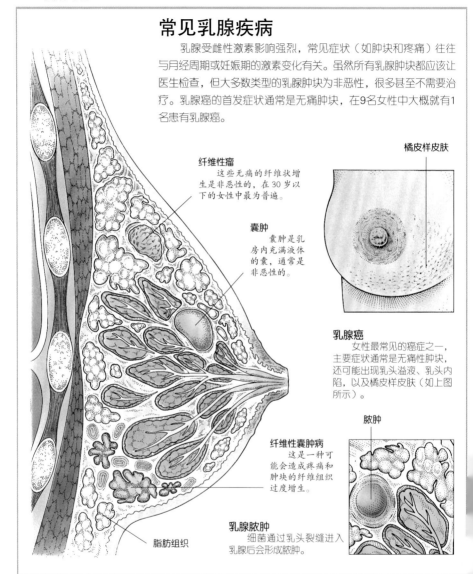

橘皮样皮肤

纤维性瘤
　　这些无痛的纤维状增生是非恶性的，在30岁以下的女性中最为普遍。

囊肿
　　囊肿是乳房内充满液体的囊，通常是非恶性的。

乳腺癌
　　女性最常见的癌症之一，主要症状通常是无痛性肿块，还可能出现乳头溢液、乳头内陷，以及橘皮样皮肤（如上图所示）。

脓肿

纤维性囊肿病
　　这是一种可能会造成疼痛和肿块的纤维组织过度增生。

乳腺脓肿
　　细菌通过乳头裂缝进入乳腺后会形成脓肿。

脂肪组织

子宫内膜异位

在这种疾病中，子宫内膜细胞经输卵管转移到盆腔的其他部位，并植入其他器官。异位的子宫内膜细胞在月经和性交过程中会引起出血和疼痛，并可能形成囊肿。右图显示的是一些可能患子宫内膜异位症的部位。子宫内膜的碎片很少传播到较远的部位，比如肺部。

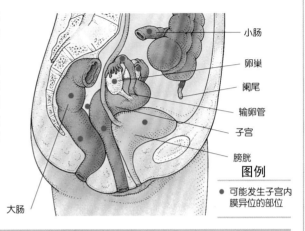

小肠

卵巢

阑尾

输卵管

子宫

膀胱

图例

● 可能发生子宫内膜异位的部位

大肠

子宫脱垂

子宫脱垂（移位）通常是因妊娠和分娩削弱了支持子宫的韧带。子宫从正常位置脱垂，有时会造成阴道扭曲，引起泌尿和肠道问题。若想解决这个问题，必要的方式是手术或插入环状子宫托。

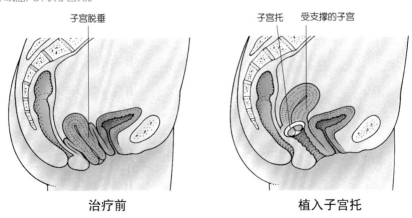

子宫脱垂

子宫托　受支撑的子宫

治疗前

植入子宫托

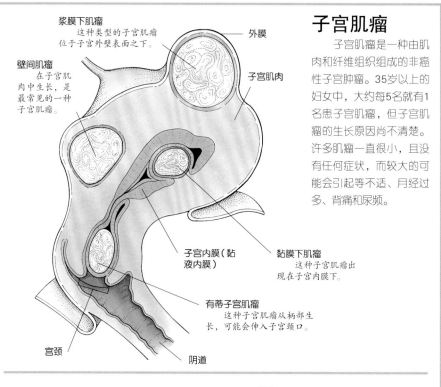

子宫肌瘤

子宫肌瘤是一种由肌肉和纤维组织组成的非癌性子宫肿瘤。35岁以上的妇女中，大约每5名就有1名患子宫肌瘤，但子宫肌瘤的生长原因尚不清楚。许多肌瘤一直很小，且没有任何症状，而较大的可能会引起等不适、月经过多、背痛和尿频。

浆膜下肌瘤 这种类型的子宫肌瘤位于子宫外壁表面之下。

壁间肌瘤 在子宫肌肉中生长，是最常见的一种子宫肌瘤。

外膜

子宫肌肉

子宫内膜（黏液内膜）

黏膜下肌瘤 这种子宫肌瘤出现在子宫内膜下。

有蒂子宫肌瘤 这种子宫肌瘤从柄部生长，可能会伸入子宫颈口。

宫颈

阴道

宫颈癌

宫颈癌是女性最常见的癌症之一，病因还不确定，但宫颈细胞的变化可能与引起生殖器疣的人乳头瘤病毒有关。宫颈癌早期阶段常常没有症状，之后可能会出现阴道出血。

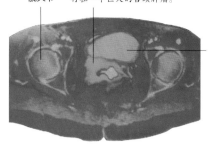

髋关节

肿瘤 骨盆的磁共振显示这里存在一个巨大的宫颈肿瘤。

膀胱

卵巢疾病

卵巢最常见的病症是出现1个或多个囊肿。这些充满液体的肿块可出现于任何年龄，偶尔可以长到非常大。大多数囊肿不是恶性的，也不会引起症状，囊肿扭曲等并发症较为罕见。有时，性激素失调会引发多个小囊肿。

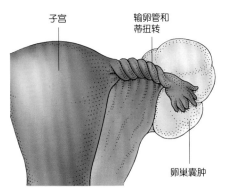

子宫　　输卵管和蒂扭转　　卵巢囊肿

蒂扭转
囊肿的柄或蒂可能会扭曲，切断血液供应，突发剧烈的腹痛。

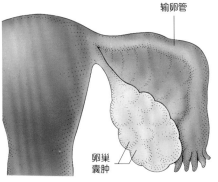

输卵管　　卵巢囊肿

多囊卵巢
激素失调可使卵巢中出现许多小囊肿。这种疾病是导致不孕的常见原因。

卵巢癌

卵巢癌是致死人数最多的女性生殖系统疾病。这主要是因为卵巢癌在仍可治愈的早期阶段很少被发现，其症状通常只在肿瘤侵袭、浸润、转移到其他器官时才会出现，可能包括腹痛和不适，以及阴道异常出血。右图显示了卵巢癌可能产生的部位，最常见的部位是卵巢表面的上皮组织层。

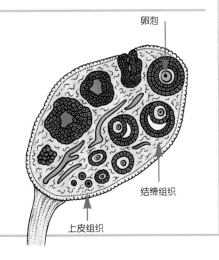

卵泡

结缔组织

上皮组织

睾丸疾病

睾丸疾病最常见的症状是肿胀，这可能是由于受伤、睾丸周围空间积液（睾丸鞘膜积液），或精液、血液积聚造成的。有些肿胀与发热有关，可能是由于感染。大多数肿胀是无痛、无害的，但都应该接受医生检查。只有很少的肿块是睾丸癌的征兆（如下所示）。

鞘膜积液
睾丸周围积聚的淡黄色液体造成的肿胀，这种病症通常多发于中年男性。

阴囊

睾丸

精索

睾丸癌

睾丸癌是一种罕见疾病，最有可能发生于40岁以下的人群，尤其是那些从小就有一个隐睾的人。该病的首发症状通常是出现硬而无痛的肿胀，在少数情况下伴有疼痛和炎症。左侧的图片①显示的是正常睾丸组织，图片②显示了细胞癌变时组织结构的变化。

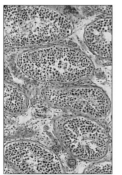

①正常组织

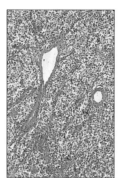

②异常组织

前列腺肥大

位于男性膀胱底部的前列腺围绕着尿道。在50岁以上的男性中，这种非恶性腺体肥大十分普遍。前列腺肥大可能引起尿道狭窄或扭曲，导致尿流减弱。由于膀胱不能完全排空，会出现尿频，且膀胱可能扩张。

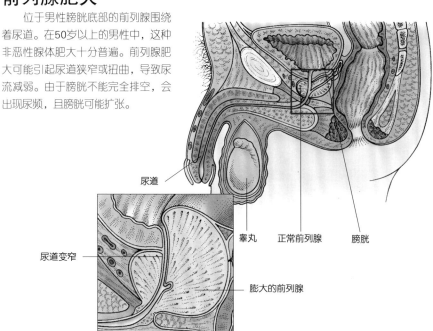

尿道

睾丸　正常前列腺　膀胱

尿道变窄

膨大的前列腺

前列腺癌

前列腺癌是前列腺的恶性增生。疾病的早期可能没有明显症状，但是随着肿瘤的生长，会引发尿道狭窄，导致排尿困难。前列腺癌会扩散到膀胱、输尿管（从肾脏延伸至膀胱的管道）、淋巴结和骨骼。

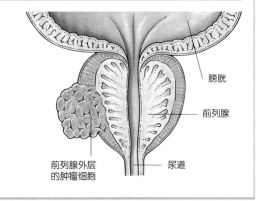

膀胱

前列腺

尿道

前列腺外层的肿瘤细胞

淋病

淋病是最常见的性传播传染病（性病）。这种疾病是由淋病奈瑟菌引起的，会感染男女尿道；它也会感染女性的子宫颈，并从子宫颈扩散到子宫、输卵管和卵巢。其症状包括阴茎或阴道出现异常分泌物，以及出现排尿疼痛现象。

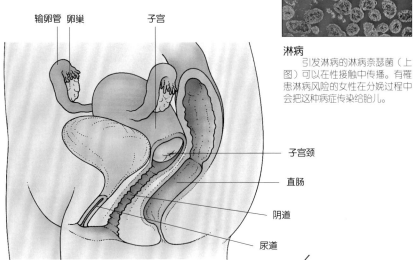

输卵管 卵巢 子宫

子宫颈

直肠

阴道

尿道

淋病

引发淋病的淋病奈瑟菌（上图）可以在性接触中传播。有罹患淋病风险的女性在分娩过程中会把这种病症传染给胎儿。

生殖器疱疹

这种被称为生殖器疱疹的常见性传播疾病（STI）是由单纯疱疹病毒引起的。该病常常复发，第一次发作最为严重。在生殖器疱疹发作期间，阴茎或阴道周围及子宫颈上会出现小疱疹，后溃被成糜烂成溃疡，有痛感。

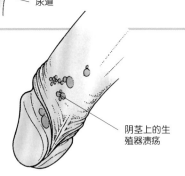

阴茎上的生殖器溃疡

盆腔炎

　　盆腔炎（PID）是女性生殖道感染导致的炎症，子宫颈、子宫、输卵管和卵巢都可能发炎。这种疾病通常由未经治疗的性病（如淋病，第418页）引发，其症状包括阴道分泌物异常、下腹痛、发热和性交时疼痛。如果不经治疗，盆腔炎会引起输卵管瘢痕化，导致不孕。

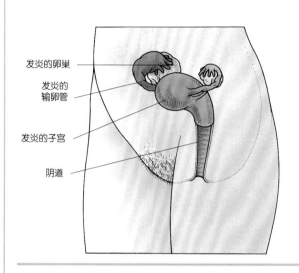

发炎的卵巢
发炎的输卵管
发炎的子宫
阴道

非淋菌性尿道炎

　　非淋菌性尿道炎，也称为非特异性尿道炎，它是一种尿道炎症，通常由除淋病（第418页）外的性传播疾病引起。患病女性的主要症状是阴道分泌物异常，男性则通常表现为阴茎分泌物异常和排尿疼痛。这种感染可能会扩散到附睾（睾丸内储存精子的螺旋管），引发阴囊内的疼痛和肿胀。

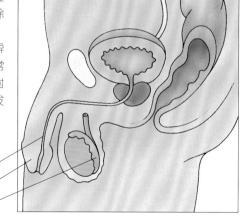

尿道
阴茎
附睾

不孕不育

大约每6对夫妇中就有1对因无法生育而寻求治疗。对女性而言，生育能力取决于从排卵到受精卵在子宫内着床的各个过程是否发生。男性的生育能力取决于健康精子的产生和传播。大约30岁之后，男女双方的生育率开始自然下降。男性和女性的各种各样的问题会对怀孕过程中的1个或多个阶段产生影响。

女性不孕的原因

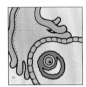

卵子释放
卵巢可能无法释放成熟卵子，也可能按照不规则的间隔释放卵子。其原因包括肥胖或过度消瘦导致的激素失衡，或者多囊卵巢综合征。

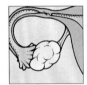

输卵管阻塞或受损
由于感染、子宫内膜异位或异位妊娠而导致的输卵管狭窄或阻塞，有时会阻止受精或受精卵着床。

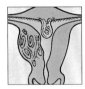

子宫异常
结构异常是罕见的不孕原因。可能是子宫从女性出生就有缺陷，或者是子宫肌瘤、外科手术或感染对子宫造成了损伤。

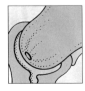

宫颈问题
激素不平衡可能会导致宫颈黏液黏稠，阻碍精子沿女性生殖道传播。宫颈损伤可能导致反复流产。

男性不育的原因

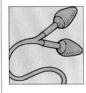

精子异常
男性不育最常见的原因是精子数量不足，也可能是精子畸形或无法迅速移动。这些问题可能是激素失调、药物影响或疾病的结果。

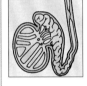

精子通过困难
精子必须穿过附睾中的管道系统及输精管才能与精液混合，准备射出。这些通道受阻可能是导致男性不育的原因。

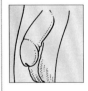

射精问题
脊髓疾病或药物可能会损伤神经反射。前列腺手术后，可能会引起逆向射精，精液进入膀胱，导致不育。

输卵管阻塞

输卵管阻塞是不孕的常见原因。只有当精子和卵子在输卵管相遇时，卵子才能受精。输卵管阻塞可能源于盆腔炎引起的瘢痕组织（第419页）。子宫内膜异位症（第413页），即子宫内膜碎片进入输卵管，也可能会导致瘢痕。

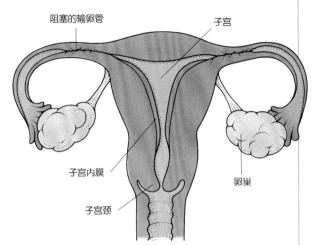

阻塞的输卵管

子宫

子宫内膜

卵巢

子宫颈

精子抗体

不孕不育有时是由于父母任意一方产生了精子抗体而引起。对女性而言，精子抗体可能形成于子宫入口处的宫颈黏液中，它会破坏精子或阻止精子沿生殖道向上游动。

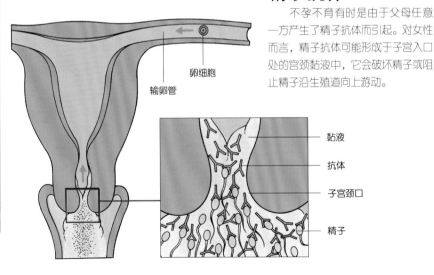

卵细胞

输卵管

黏液

抗体

子宫颈口

精子

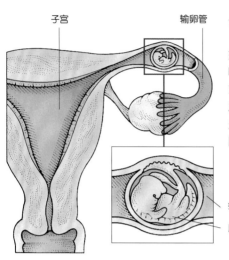

子宫　　　输卵管

输卵管

胚胎

异位妊娠

　　如果受精卵在子宫主腔外着床，此种妊娠被称为异位妊娠。这种情况产生的原因并不明确，但异位妊娠最常见于使用宫内避孕器，或有盆腔感染的女性。如果没有在很早的阶段发现异位妊娠，可能会造成输卵管破裂——这是一个危及生命的情况，会引起剧烈的疼痛和阴道流血。

流产

　　流产指胎儿在20孕周前娩出。有时，流产发生得很早，以至于该女性都不知道自己怀过孕。流产的原因有时并不明确，但常见的原因是胎儿染色体异常或发育缺陷。先兆性流产的首发症状是阴道流血过多，也可能出现背部或下腹绞痛。若子宫颈保持关闭，胎儿会保留在子宫内，妊娠可能继续。在将近三分之二的先兆性流产病例中，妊娠可以到达足月，且没有任何其他问题。

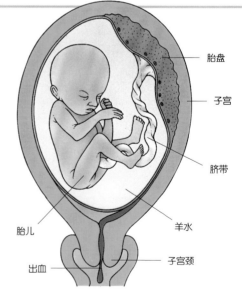

胎盘

子宫

脐带

羊水

胎儿

出血

子宫颈

胎盘问题

滋养胎儿的健康胎盘是正常妊娠和婴儿发育的必要条件。在妊娠早期，胎盘应在子宫壁上部发育。如果胎盘脱离子宫（胎盘早剥）或位置异常低（前置胎盘），则可能出现宫颈阻塞、出血或早产等问题。

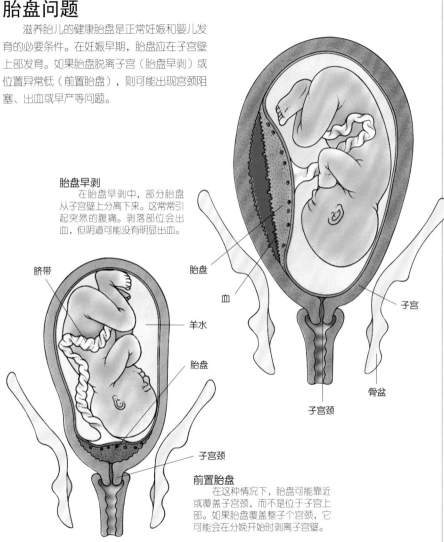

胎盘早剥

在胎盘早剥中，部分胎盘从子宫壁上分离下来。这常常引起突然的腹痛。剥落部位会出血，但阴道可能没有明显出血。

脐带

胎盘

羊水

血

胎盘

子宫

子宫颈

骨盆

子宫颈

前置胎盘

在这种情况下，胎盘可能靠近或覆盖子宫颈，而不是位于子宫上部。如果胎盘覆盖整个子宫颈，它可能会在分娩开始时剥离子宫壁。

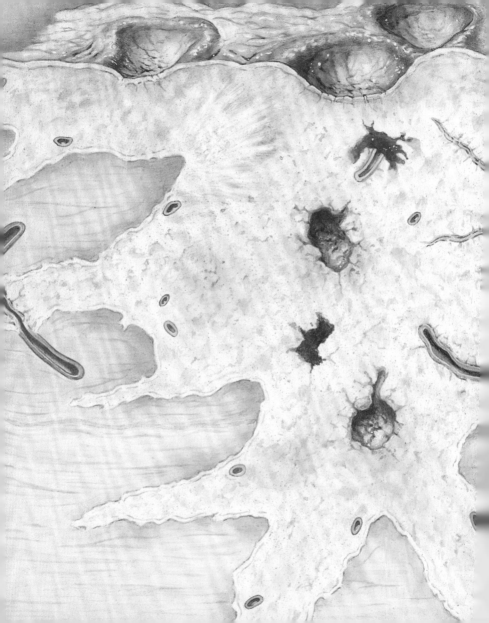

癌症

　　癌症是一种以细胞生长增殖异常为特征的疾病，可发生在身体任何部位。在大多数癌症中，肿瘤会在特定组织（如皮肤）中发展，也会在内脏器官（如肺或胃）内发展。癌细胞还可以从原发部位扩散到身体其他部位。

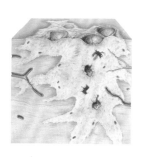

肿瘤
　　肿瘤细胞由大量形状不规则的细胞形成。

恶性肿瘤

　　恶性肿瘤是细胞异常增殖形成的新生物，能够侵入周围组织并转移到较远的部位。肿瘤最常形成于内脏器官，但也可在皮肤、肌肉或骨骼中出现。起源于上皮组织（如皮肤）的恶性肿瘤，称为癌；起源于结缔组织（如肌肉）的恶性肿瘤，称为肉瘤。

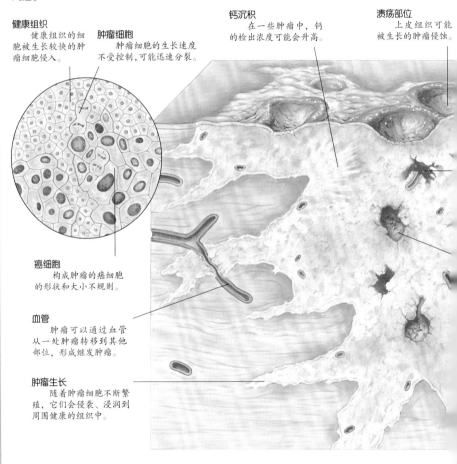

健康组织
　　健康组织的细胞被生长较快的肿瘤细胞侵入。

肿瘤细胞
　　肿瘤细胞的生长速度不受控制，可能迅速分裂。

钙沉积
　　在一些肿瘤中，钙的检出浓度可能会升高。

溃疡部位
　　上皮组织可能被生长的肿瘤侵蚀。

癌细胞
　　构成肿瘤的癌细胞的形状和大小不规则。

血管
　　肿瘤可以通过血管从一处肿瘤转移到其他部位，形成继发肿瘤。

肿瘤生长
　　随着肿瘤细胞不断繁殖，它们会侵袭、浸润到周围健康的组织中。

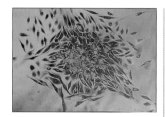

肿瘤细胞迁移

这些肿瘤细胞已经脱离肿瘤，可能从血管或淋巴管中转移到身体其他部位。

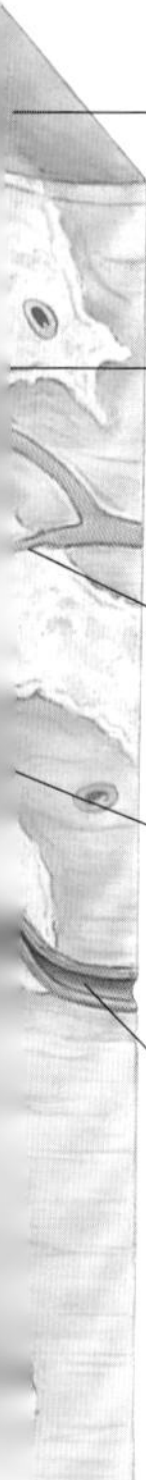

上皮层

肿瘤通常形成于上皮组织，如皮肤及内脏器官的内膜。

出血

增殖的肿瘤细胞有时会破坏血管壁，导致肿瘤内出血。

神经纤维

肿瘤可能影响神经纤维，引发疼痛。

坏死组织

如果肿瘤所获得的血液供应不能满足其生长需求，肿瘤中的组织就会坏死。

淋巴管

肿瘤细胞可以经由淋巴管扩散到身体其他部位。

正常细胞

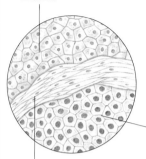

良性肿瘤

虽然良性肿瘤也可能长得很大，造成疼痛，甚至会对临近器官造成损伤，威胁生命，但它们不会侵入周围的组织，也不会扩散。

肿瘤细胞

良性肿瘤细胞的形状和大小规则。

纤维囊

良性肿瘤往往有坚硬的纤维壳（或囊）包裹。

良性肿瘤

良性肿瘤往往生长缓慢，但也可以长得很大。

上图放大区域

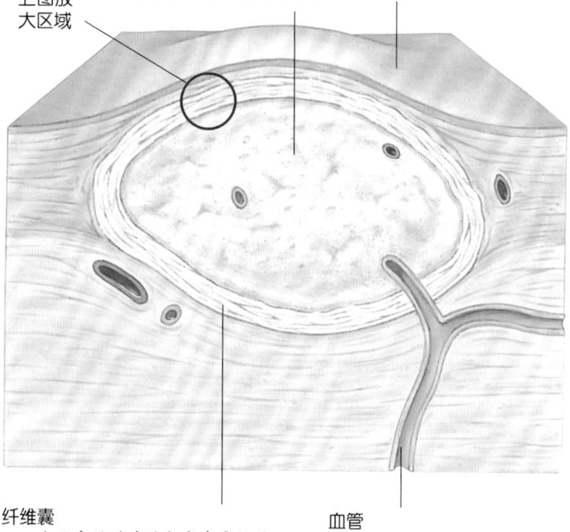

癌旁组织

良性肿瘤周围的组织虽然未被侵入，但也可能受损或变形。

纤维囊

由于良性肿瘤被包裹在囊状结构内，所以通常很容易被切除。

血管

被肿瘤吞噬的血管为该组织块提供氧气和营养物质。

恶性肿瘤如何发展

　　当某些控制细胞分裂和功能的基因受到化学或其他致癌物质的不可逆损伤时，恶性肿瘤就开始发展了。常见致癌因素包括烟草烟雾、石棉纤维和辐射。被称为致癌基因的受损基因通常会被修复；然而，如果它们反复暴露于致癌物中，随着时间推移，修复过程可能会失败。如果发生这种情况，受影响细胞的功能开始异常。

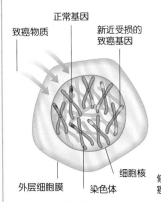

正常基因
致癌物质
新近受损的致癌基因
外层细胞膜
染色体
细胞核

1. 来自致癌物的损伤
　　致癌物进入细胞，破坏染色体上的基因。新近受损的致癌基因通常会被修复。

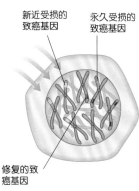

新近受损的致癌基因
永久受损的致癌基因
修复的致癌基因

2. 损伤积累
　　重复损伤的影响逐渐累积。随着时间的推移，一些致癌基因的损伤不能再修复。

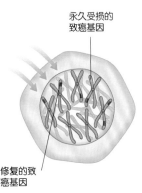

永久受损的致癌基因
修复的致癌基因

3. 细胞恶变
　　如果致癌基因不能被修复，细胞就不能正常发挥功能，最终变成肿瘤细胞。

肿瘤形成

　　当肿瘤细胞分裂时，受损的致癌基因会传递至子细胞。异常细胞迅速繁殖形成肿块。肿瘤的生长速度是通过肿瘤细胞数量翻倍所需的时间来测量的。可检出肿瘤的形成需要25次~30次翻倍。

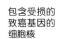

包含受损的致癌基因的细胞核

肿瘤细胞

受损的致癌基因在细胞分裂时传至子细胞

第一次翻倍

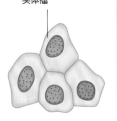

异常细胞增殖，最终形成实体瘤

第二次翻倍

恶性肿瘤的淋巴扩散

在被称为转移的过程中，肿瘤细胞可以通过淋巴管从原发部位扩散。肿瘤的生长可能会损伤附近的淋巴管，使得肿瘤细胞进入淋巴管并在淋巴液中传播。如果肿瘤细胞被困在淋巴结中，它可能会开始形成继发性肿瘤。

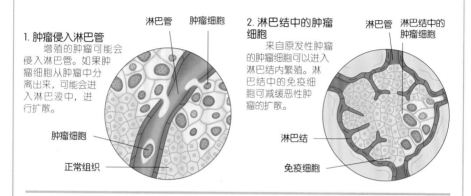

1. 肿瘤侵入淋巴管

增殖的肿瘤可能会侵入淋巴管。如果肿瘤细胞从肿瘤中分离出来，可能会进入淋巴液中，进行扩散。

淋巴管　肿瘤细胞

肿瘤细胞

正常组织

2. 淋巴结中的肿瘤细胞

来自原发性肿瘤的肿瘤细胞可以进入淋巴结内繁殖。淋巴结中的免疫细胞可减缓恶性肿瘤的扩散。

淋巴管　淋巴结中的肿瘤细胞

淋巴结

免疫细胞

恶性肿瘤的血行扩散

身体某一部位的肿瘤细胞可以经血流扩散至其他部位，尤其是血供丰富的区域，如脑、肝及骨骼。在这个被称为转移的过程中，肿瘤细胞从原发性肿瘤分离出来，并在其他部位形成继发性肿瘤。

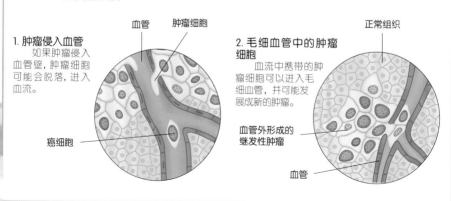

1. 肿瘤侵入血管

如果肿瘤侵入血管壁，肿瘤细胞可能会脱落，进入血流。

血管　肿瘤细胞

癌细胞

2. 毛细血管中的肿瘤细胞

血流中携带的肿瘤细胞可以进入毛细血管，并可能发展成新的肿瘤。

正常组织

血管外形成的继发性肿瘤

血管

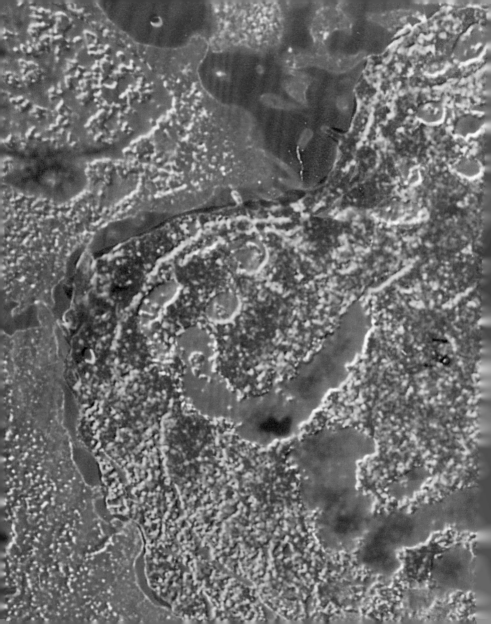

词汇表

词汇表

本词汇表简要介绍了常用的专业术语及其定义，提供了方便、快捷的术语查询。

A

阿尔茨海默病

一种因大脑中神经细胞减少而造成的进行性痴呆症，65 岁以上的人群中超过 10% 会受到这种疾病的影响。

艾滋病（获得性免疫功能缺陷综合征）

感染艾滋病毒（人体免疫缺陷病毒）后出现的一种综合征。艾滋病会通过性交或感染的血液进行传播，导致人体丧失对感染和某些恶性肿瘤的抵抗力。

艾滋病毒（人类免疫缺陷病毒）

这种病毒是艾滋病的病因，它破坏了免疫系统中的某些细胞，严重降低了免疫系统的效率。

B

白细胞

无色细胞，在机体免疫系统中起多种作用。

白血病

一种血液疾病，表现为骨髓中异常白细胞增殖，使其无法容纳健康细胞。

白质

大脑和脊髓中的区域，由神经纤维构成。参见灰质。

边缘系统

大脑的一部分，在机体的自主功能、情绪和嗅觉中起作用。

扁桃体

口腔的淋巴组织团，位于咽喉后侧，软腭两侧各一。扁桃体在儿童时期参与对感染的抵御。

表皮

皮肤的外层；其细胞呈扁平状，表面呈鳞状。

病毒

一种微小的感染性生物，能够入侵和破坏细胞，并在细胞内复制、繁殖。

C

肠易激综合征

反复腹痛、腹胀、间歇性腹泻或便秘。

肠蠕动

管状结构（如肠）肌壁协调的、连续的收缩和放松运送，从而将内容物沿管道运输。

痴呆

主要是脑部退行性疾病或向大脑供血的动脉狭窄导致心智能力和记忆的丧失。另见阿尔茨海默病。

出血

血液从血管中流出，出现这种情况通常是由于损伤。

垂体

一个悬挂在大脑下侧的、豌豆大小的腺体，可以分泌激素，以帮助控制身体中的许多其他腺体。

雌激素

一种雌性激素，主要产生于卵巢，刺激女性第二性征的发育并调节月经周期。

D

大脑

脑的最大部分，由两个半球组成。大脑中含有控制思想、性格、感官和自主运动的神经中枢。

胆道系统

由肝脏和胆囊的导管以及胆囊自身组成的胆管网络。

胆结石

胆囊中形成的胆汁色素和胆固醇的固体堆积物，大小不一。胆结石多发于女性。

胆囊

位于肝脏下方的梨形囊袋结构，体积较小，储存着肝细胞分泌的胆汁。

胆囊炎

胆囊的炎症通常由胆结石阻塞胆汁流出而引发。

胆汁

由肝脏产生的棕绿色液体，储存在胆囊中。胆汁有助于消化分解脂肪。

癫痫

大脑内某一特定区域或整个大脑的无规则放电。

动脉

一种有弹性的肌肉管壁，可将血液从心脏输送到身体的其他部位。

动脉瘤

血液流过血管壁的薄弱部分而引起的动脉扩张或膨出。

动脉粥样硬化

动脉的退行性疾病；在动脉中，脂肪物质形成的斑块会限制血液流动并形成血凝块。

窦房结

一簇特殊的肌细胞团，位于心脏右心房，是心脏的天然起搏器。

短暂性脑缺血发作

被称为"小卒中"，24 小时内会完全恢复，但预示着有发作卒中的风险。

多巴胺

参与控制身体运动的一种神经递质。多巴胺与治疗帕金森病的一种物质有关。

E

恶性

若无有效治疗，则易扩散并致死。另见**良性**。

恶性上皮肿瘤

一种表层（上皮）的恶性肿瘤，多发于皮肤、乳房、大肠、气管内膜、前列腺和子宫中。

恶性肿瘤

不受控制的细胞繁殖导致的局部生长，如果不经过治疗，会迅速扩散到身体的其他部位。

耳蜗

内耳中的螺旋结构，含有科尔蒂器。耳蜗将声音振动转换为神经冲动传递给大脑。

二尖瓣（僧帽瓣）

心脏左侧上部和下部腔室之间的瓣膜。

F

发热

口内测量体温大于37℃，直肠测量体温大于37.7℃。

房水

位于眼前房，是填充于角膜后部与虹膜和晶状体前部之间的眼睛前腔的液体。

肺动脉

将血液从心脏运输到肺进行复氧的动脉。

肺泡

肺中的微小气囊，呼吸时气体通过扩散作用在肺泡与血液间进出。

肺炎

单侧或双侧肺的小气道和肺泡的炎症。引发这种疾病的最常见原因是病毒或细菌感染，但也可能由其他微生物如真菌或原生动物引发。

风疹

较轻微的病毒性感染。如果孕妇在妊娠早期患有风疹，可能对胎儿造成严重伤害。

副交感神经系统

自主神经系统的两个分支之一，负责以减慢睡眠时的心率等手段维持并恢复能量。

腹膜

腹腔内壁的双层膜，覆盖腹部器官，并分泌液体，以减小器官间的摩擦。

腹膜炎

腹膜的炎症，可由细菌感染、胰酶、胆汁或化学物质引起。

G

肝炎

由病毒感染、酒精或毒素引发的肝脏发炎，其症状包括发热和黄疸。

肝硬化

瘢痕组织替代了健康的肝脏组织，导致肝脏变硬、功能受损。肝硬化可能由过度饮酒引起。

肝脏

右上腹的重要器官，具有重要的化学功能，包括处理肠道中的营养物质，糖、蛋白质和脂肪的合成，解毒，将废物转化为尿素。

干扰素

细胞产生的蛋白质物质，以防止病毒感染和某些恶性肿瘤进行扩散。

睾酮

睾丸分泌的主要性激素，肾上腺皮质和卵巢也会分泌少量睾酮。

睾丸

为男性性腺，悬浮于阴囊内，左右各一，生成精子。

膈肌

将胸部与腹部分开的圆顶状肌肉片；膈肌收缩时，圆顶变平，胸腔体积增加。

骨单位

呈圆筒状的单位，也叫哈弗斯系统，是硬骨的结构单元。

骨关节炎

一种退行性关节疾病，其特征是关节软骨覆盖的承重表面受损。

骨盆

和脊椎下部相连接的盆状骨环，并以关节与股骨连接。

骨髓

骨腔内的脂肪组织，可能是红色或黄色。红骨髓产生红细胞。

骨质疏松

由于骨吸收比重建更快而导致的骨质流失，表现为骨头变脆且容易骨折。

关节炎

一个或多个关节的炎症，会导致疼痛并限制运动。

冠状动脉

指环绕心脏并为心脏供血的动脉。

过敏原

对先前暴露于此物体的人造成过敏反应的物质。

H

海马体

大脑中有关学习和长期记忆的部分。

红细胞

红细胞呈双凹圆盘结构，体积较小，内含血红蛋白。每升血液中含有大约 5×10^{12} 个红细胞。

喉

气管顶部的结构，其中含有声带。

呼吸

通过呼吸，身体细胞可获得氧气，排出二氧化碳。

黄疸

因血液中胆汁色素沉积而导致的皮肤和眼白发黄，通常由肝脏疾病引发。

灰质

主要由神经元胞体构成的大脑和脊髓区域，与其投射纤维构成的白质相对。

回肠

小肠的最末端，主要完成营养成分的吸收。

会厌

位于喉口的软骨瓣，在吞咽时覆盖喉口，以防止食物或液体进入呼吸道。

J

肌腱

为胶原纤维组成的强韧带状结构，连接肌肉与骨，并传递肌肉收缩所产生的拉力。

肌腱炎

肌腱的炎症，通常由外伤导致，出现疼痛和压痛。

肌原纤维

肌细胞（肌纤维）内的圆柱形结构。每个肌原纤维都由薄的细丝组成，细丝运动产生肌肉收缩。

基底神经节

位于大脑深层的大量成对神经细胞体或细胞核，与运动控制有关。

基因

染色体的一部分，是遗传的基本单位。基因中含有生长和发育信息。

激素

从某些腺体和组织中释放出来的化学物质，作用于身体其他部位的受体。

急性

突然开始并持续很短时间的医疗状况。另见**慢性**。

脊柱

脊柱由 26 块圆柱状骨构成，这些圆柱状骨就是椎骨。椎骨分为 7 块颈椎、12 块胸椎、5 块腰椎，以及骶骨（由 5 块骶椎融合而成）和尾骨（由 4 块尾椎融合而成）。

继发性

形容由另一种疾病（即原发性疾病）导致，或紧随原发性疾病发生的

疾病。另见**原发性**。

减数分裂

精子和卵细胞形成的阶段，染色体物质被随机重新分配，染色体数量减少到 23 条，而不是其他体细胞中的 46 条。

腱鞘炎

腱鞘内层的炎症，通常由过度摩擦引发。

交感神经系统

自主神经系统的两个分系统之一，与副交感神经系统一起，它控制着腺体、器官和身体其他部分的许多不受意志支配的自主活动。

胶原质

一种存在于骨骼、肌腱、韧带和其他结缔组织中的重要结构蛋白。胶原纤维被聚扭成束。

角蛋白

一种硬蛋白，常见于头发、指甲和皮肤外层。

角膜

眼球前部的透明穹顶，是眼睛的主要聚焦透镜。

疖

发炎、充满脓液的皮肤部位，通常在受感染的毛囊内形成。

接合

关节或有缝部件连接的一种方式。

结肠

大肠的主要部分，从盲肠延伸至直肠。它的主要功能是通过吸收肠道内的水分来保存体内的水分。

静脉

将血液从身体器官和组织运输回心脏的薄壁血管。

绝经

是女性生殖期的终止，卵巢中的卵细胞不再发育，月经停止。

K

卡波氏肉瘤

一种缓慢生长的内皮细胞肿瘤，可发生在许多艾滋病患者，其特征是皮肤上有坚实的蓝棕色结节，会影响患者的内脏器官。

抗体

一种可溶性蛋白质，会附着在体内的有害微生物（如细菌）上，并破坏它们。

克罗恩病

一种胃肠道慢性炎症性疾病，可导致疼痛、发烧、腹泻和体重减轻。

括约肌

一种环形肌肉或壁厚的外层肌肉，环绕着身体的某些开口，比如胃和十二指肠间的出口。

L

阑尾
附着在大肠起始部分的蠕虫状结构，没有已知的有效功能。

类风湿性关节炎
会导致关节畸形，被认为是自身免疫性疾病。

良性
通常是温和的，一般不会扩散。另见**恶性**。

淋巴结
沿淋巴管成组出现的小而圆的腺体，其中含有白细胞，在抗感染方面起作用。

淋巴系统
由淋巴管道、淋巴组织和淋巴器官组成的一个网络系统。淋巴系统将多余的组织液回流到血液中，有助于对抗感染和肿瘤细胞。

淋巴细胞
一种小型白细胞，是人体免疫系统的重要组成部分。淋巴细胞可以抵抗病毒感染和恶性肿瘤。

流产
在胎儿成熟到足以在子宫外存活之前的自然的妊娠终止。

瘘
身体内部与皮肤表面之间，或 2 个内部器官之间的异常通道。

颅神经
脑和脑干发出的 12 对神经。包括控制嗅觉、视力、头和眼的运动、面部运动和感觉、听觉及味觉的神经。

卵子
即卵细胞，在卵巢中发育，如果受精则可能成为胚胎。

卵巢
位于子宫两侧的，产生卵子和雌性激素的结构。

M

脉搏
当血液挤过动脉时所产生的有节律的扩张和收缩。

慢性
持续性的医疗问题，通常会导致身体的长期恶化。另见**急性**。

毛细血管
一种连接最小动脉和最小静脉的微小血管。

酶
一种蛋白质，作为催化剂加速体内化学反应。

迷走神经
第 10 对颅神经。迷走神经参与调控自主神经功能，包括心搏和消化。

泌尿道
人体的废物处理系统，包括肾脏、输尿管、膀胱和尿道，产生尿液并排出体外。

免疫缺陷
由于艾滋病、抗癌治疗或衰老等原因导致的免疫系统功能衰竭。

N

囊肿
充满分泌液体或半固体物质的壁腔，通常为球形；某些类型的囊肿会出现在皮肤上。囊肿通常是良性的。

脑干
脑的下部，包含控制呼吸和心跳等重要功能的中心。

脑脊膜
环绕并保护脑部和脊髓的 3 层膜——软脑脊膜、蛛网膜和硬脑脊膜。

脑膜炎
脑脊膜的炎症，通常是病毒或细菌感染的结果。

内啡肽
体内产生的一种物质，可以减轻疼痛。

内环境稳态
机体保持内环境稳定，不随外部环境改变而改变的过程。

黏膜
柔软的皮肤状黏液分泌层，衬于人体中的管、腔（如呼吸道）的内壁。

尿液
淡黄色液体，由肾脏产生，通过输尿管、膀胱和尿道排出体外。

尿道
将尿液从膀胱向外界排出的管道，男性的尿道比女性的尿道长得多。

尿素
为蛋白质分解产生的废物，是尿液中的含氮成分。

脓液
在细菌感染部位形成的黄绿色液体。脓液中含有细菌、坏死的白细胞和受损的组织。

脓肿
含有脓液的壁腔，周围是发炎或坏死的组织。

P

帕金森病
一种进行性的神经系统疾病，其特征包括不自主震颤、动作缓慢、肌肉僵直，双足擦地而行，患者通常呈现弯腰的姿势。该疾病在患病晚期可能会影响智力。

排卵
每个月从卵巢内成熟的卵泡中释放出 1 个卵子的过程。这一过程通常发生在月经周期的中期。

膀胱炎
　　由感染引起的膀胱炎症，可导致尿频、尿痛，有时会引发尿失禁。

胚胎
　　从受精到孕期第8周时的婴儿。另见胎儿。

盆腔炎
　　一种女性生殖器官的持续性感染。它可能没有明显的原因，但往往继性传播疾病之后出现。

偏头痛
　　头皮和大脑的一些动脉收缩，然后再扩张的结果，通常发生在单侧。症状包括视觉障碍、恶心和剧烈头痛。

胼胝体
　　连接大脑两个半球的约2 000万根神经纤维组成的弧形宽带。

贫血
　　血液中血红蛋白数量减少的疾病。

Q

脐带
　　连接胎盘和胎儿的结构，从而提供胎儿与母体的免疫、营养和激素方面的联系。

气管
　　气管管腔衬以黏膜，并由软骨环支撑。

气胸
　　两层胸膜间的胸膜腔中存在空气，导致肺向内塌陷。

前列腺
　　男性膀胱底部的一个结构，负责分泌精液中的一些液体。

前列腺素
　　一种在身体中自然产生的脂肪酸，其作用与激素类似。

腔静脉
　　人体的两条大静脉，将血液注入右心房。

青光眼
　　眼内液体压力上升，如果不及时处理，会造成视神经损伤，可对视力造成永久性影响。

丘脑
　　位于大脑深处的灰质团，可接受并调节感觉信息。

R

染色体
　　一种存在于所有有核细胞内的线状结构，且携带关于躯体构造的遗传密码。正常人体细胞携带46条染色体。排列成23对。

韧带
　　一种由胶原蛋白、纤维、弹性蛋白构成的组织，主要在关节处支撑骨骼。

肉瘤
　　在结缔组织（如软骨）、肌肉、纤维组织或血管上产生的恶性肿瘤。

软骨
　　一种坚韧的纤维结缔组织。

S

杀伤性细胞
　　能够消灭受损的、被感染的或恶性细胞的白细胞。

神经
　　单个神经元（神经细胞）的丝状突起。神经可以在大脑和脊髓以及身体的其他部位传递电脉冲。

神经递质
　　一种从神经纤维中释放出来的化学物质，可以产生一条神经传递到另一条神经或肌肉的电"信息"。

神经胶质细胞
　　为神经元提供支持的一种细胞。

神经元
　　传递电脉冲的单个神经细胞。

肾单位
　　肾脏内一个的单位，由滤过囊和一系列小管组成。肾单位过滤血液中的废物，并根据需要重新吸收盐分和水。每个肾脏中包含约一百万个肾单位。

肾脏
　　腹腔后部的两个红棕色豆状结构，可以过滤血液、清除废物。

声带
　　位于喉部的薄膜结构，在空气通过时产生震动以发出声音。

十二指肠
　　小肠的第一部分，胃内容物从这里排入小肠。来自胆囊、肝脏和胰腺导管进入十二指肠。

食管
　　将食物向下运输的肌肉管。食管从咽部（喉）延伸到胃部。

食团
　　一种经过咀嚼的团状食物，可以吞咽并从胃中通过。

视神经
　　视神经从每只眼睛的视网膜延伸出来，并将视觉信息传至大脑。每条视神经由大约100万根神经纤维组成。

视网膜
　　位于眼球后壁的感光内膜，可将光学图像转换为神经冲动，并通过视神经传入大脑。

适应性调节
　　眼睛自行调整以注视近处或远处物体的过程。

室

可指心脏内下面的 2 个腔室，即心室；也指大脑中充满脑脊液的 4 个腔室，即脑室。

受精卵

卵子受精时产生的细胞。

舒张

心跳周期中，心室放松时为舒张期；与收缩期交替。

输精管

从睾丸运输精子的管道，有 2 条。输精管连接精囊（在精囊中精子和液体混合），在尿道顶部形成射精管。

输尿管

将尿液从肾脏输送至膀胱的管道，共 2 条。

栓子

血液中携带的血凝块、气泡、脂肪或肿瘤细胞等物质，可以导致动脉阻塞。

髓质

肾脏或肾上腺等器官的内部构成。髓质还指位于脊髓顶端上方、小脑前部的脑干部分。

T

胎儿

从受精后第 8 周直到出生时的婴儿。另见胚胎。

胎盘

妊娠期时子宫内形成的圆盘状器官。它通过脐带连接母亲和婴儿的血液供应。

瘫痪

由于神经或肌肉疾病导致的运动能力丧失（有时还伴随着感觉丧失）。

听小骨

中耳中的 3 个细小的骨头，分别称为锤骨、砧骨和镫骨，它们将振动从耳膜传递到内耳。

唾液

一种由唾液腺分泌，经导管进入口腔的水样液体，在咀嚼、味觉感受和消化过程中起辅助作用。

W

网状结构

遍及整个脑干的神经细胞网络，与对外界事件的注意力和警惕性有关。

胃肠道

含有口、咽、食管、胃和肠的肌性管道。

胃炎

指由感染、酗酒或食用刺激性食物等原因引起的胃壁炎症。

胃液

一种含有消化酶和盐酸的混合物，由胃壁细胞产生。

X

X 染色体

一种性染色体。女性的所有体细胞都含有两条 X 染色体。

细菌

一类单细胞微生物，有许多不同种类，只有少数会引起疾病。

下丘脑

位于大脑底部的一个小结构，神经系统与内分泌系统在这里相互作用。

纤维蛋白

一种由血纤维蛋白原转化而成的不溶性蛋白质，可以形成纤维网—血凝块形成的一个阶段。

线粒体

一类微观细胞器，为各种细胞功能提供能量，且含有遗传物质。

腺样体

喉咙上部背面两侧的一组淋巴组织，它们是身体免疫系统的一部分。

先天性疾病

指出生时就患有的疾病，可能是遗传的，也可能是因胎儿期或出生时的疾病或损伤而产生。

消化性溃疡

过量胃酸和消化酶对食管、胃或十二指肠黏膜的侵蚀。最常见的原因

是细菌感染。

小动脉

动脉的小终端分支，通向更小的毛细血管。

小脑

脑干后部的脑部区域。小脑与平衡和精细运动的控制相关。

哮喘

哮喘的特点是气管间歇地变窄，使呼吸变得间歇性困难。

心包

包裹心脏及从心脏发出的主要血管根部的坚韧、纤维状的双层囊包。

心动过缓

心率缓慢在运动员中是正常现象，但在其他人中出现的话，可能是疾病信号。

心房

心脏的两个薄壁上腔。

心肌

心脏肌肉，分布其中的纤维构成了一个能够自主收缩的网络。

心间隔缺损

心间隔上出现的异常开口，会导致血流在左右腔室互相渗漏。

心绞痛

胸部中央有疼痛感或紧绷感，通常由运动引起，主要的引发原因是心肌供血不足。

心律失常
由控制心脏收缩的电脉冲或通路异常引起的不规则心跳。

心缩期
这是心动周期中先收缩心房，再收缩心室的阶段。它与被称为舒张期的心脏舒张的阶段交替更迭。

心脏瓣膜
心脏的 4 个结构，只允许血液从一个方向通过房室腔。

新陈代谢
人体内发生的所有物理和化学过程的总和。

性激素
为类固醇物质，可促进身体性征发育。性激素也调控精子和卵子的生成，并调控月经周期。

胸
位于颈部和腹部间的躯干部分，内含心脏和肺。

胸膜
双层膜，内层覆盖在肺表面，外层充当胸腔内膜。胸膜液起润滑作用，故而两者之间可以运动。

嗅神经
嗅觉神经，从鼻直接延伸至大脑底部。

血红蛋白
充满红细胞并与氧结合的蛋白质，它将氧气从肺部输送到全身各个部位。

血浆
血液中去除所有细胞的液体部分。血浆中含有调节血液容量的蛋白质、盐和各种营养物质。

血凝块
血管受损时形成的由纤维蛋白、血小板和血细胞组成的网状物。

血栓
这种血块通常由血管内膜的损伤导致。

血小板
大细胞（巨核细胞）的碎片，在血液中大量存在，是凝血所必需的物质。

血友病
一种由于缺乏特定血蛋白而导致的遗传性出血疾病。

血肿
由于血管破裂而造成的血液积聚，这种现象可在身体任何部位发生。

Y

Y 染色体
一种性染色体，对男性性征发育至关重要。男性的体细胞中含有一条 Y 染色体和一条 X 染色体。

咽
位于鼻子和嘴巴后部，通向食管的通道。由鼻咽、口咽和喉咽组成。

胰腺
位于胃部后方的腺体，可分泌消化酶，也会分泌调节血糖水平的激素。

胰腺炎
胰腺的炎症，会引起上腹部剧烈疼痛。

异位妊娠
受精卵在子宫主腔外着床，通常着床于输卵管内。

阴道
连通子宫和外生殖器的肌性管道，富有弹性。

银屑病
一种常见的皮肤病，病因不明，其特征为皮肤发红、呈鳞片状、发炎。

有丝分裂
大多数体细胞的分裂过程。在这个过程中，1 个细胞产生 2 个子细胞，每个子细胞都有与母细胞完全相同的遗传组成。

原发性
描述一种起源于受影响器官或组织的疾病术语。另见继发性。

孕酮
由卵巢和胎盘分泌的雌性激素。孕酮促使子宫内膜为接收和植入受精卵做准备。

运动皮层
大脑半球表面发起自主运动的部位。它可以被映射到与身体特定部位相连的各个区域。

运动神经元
把神经冲动传递给肌肉以产生运动的一种神经元（神经细胞）。

运动神经元病
一种罕见的疾病，表现为运动神经元遭受渐进性破坏，导致运动功能丧失。

Z

真皮
皮肤的内层，由结缔组织组成，包含各种结构，如血管、神经纤维、毛囊和汗腺。

支气管
从气管通向肺部，并分成更小的细支气管的气道。

支气管树
肺部的气管和气管分支系统，由逐渐变小的支气管和细支气管组成。

支气管炎
支气管内层的炎症，会导致咳嗽，并产生大量的痰。

痣
皮肤上扁平、凸起和/或有毛的先天性缺陷、胎记、生长或色素斑。

痔疮

肛门（外痔）或直肠下端（内痔）的静脉发生曲张，形成静脉团。

中耳炎

中耳腔发炎，常由鼻或咽喉扩散出的细菌或病毒感染引发。

中枢神经系统

位于脑和脊髓，中枢神经系统接收并分析感官数据，然后做出反应。

肿瘤

良性或恶性的组织肿胀，尤其指由不受控制的细胞增殖所导致的异常细胞团。

周围神经系统

从大脑和脊髓中散开，并将它们与身体的其他部分连接起来的全部神经及其覆盖物。该系统由*颅神经*和脊神经组成。

轴突

神经细胞中向胞体传导神经冲动的长纤维状突起。许多轴突束会形成神经。

主动脉

身体的中央动脉，也是最大的动脉，起于心脏的左心室，并向除肺动脉外的其他所有动脉供应富氧血液。

主动脉瓣

主动脉瓣由 3 个半月瓣组成，使血液能从心脏的左心室流出，并防止血液回流。

转移

疾病，尤其是恶性肿瘤，从原发地点向其他部位扩散或转移，疾病过程继续。

子宫

女性生殖系统的中空肌性器官，胎儿在此处发育。

子宫肌瘤

子宫肌瘤是生长在子宫壁上的良性肿瘤，为纤维和肌性组织，多发于 35 岁以上的女性。子宫肌瘤通常多发，会引起不适。

自身免疫性疾病

由免疫系统缺陷引起的一种疾病，对机体自身的组织和器官产生免疫反应。

自主神经系统

神经系统中控制无意识功能（如心律）的部分，分为两部分：交感神经和副交感神经。